Mathias Freund

Praktikum der mikroskopischen Hämatologie

Mathias Freund

Praktikum der mikroskopischen Hämatologie

Begründet von Fritz Heckner †

11., völlig überarbeitete Auflage

ELSEVIER

Zuschriften und Kritik an:
Elsevier GmbH, Urban & Fischer Verlag, Hackerbrücke 6, 80335 München

Autor
Prof. Dr. med. Mathias Freund
Abteilung Hämatologie und Onkologie
Medizinische Fakultät der Universität Rostock
Ernst-Heydemann-Straße 6, 18057 Rostock

Begründer des Buches
Prof. Dr. med. Fritz Heckner †
Ehemaliger Chefarzt der medizinischen Abteilung
Stadtkrankenhaus Einbeck bei Göttingen

Wichtiger Hinweis für den Benutzer
Die Erkenntnisse in der Medizin unterliegen laufendem Wandel durch Forschung und klinische Erfahrungen. Der Autor dieses Werkes hat große Sorgfalt darauf verwendet, dass die in diesem Werk gemachten therapeutischen Angaben dem derzeitigen Wissensstand entsprechen. Das entbindet den Nutzer dieses Werkes aber nicht von der Verpflichtung, anhand weiterer schriftlicher Informationsquellen zu überprüfen, ob die dort gemachten Angaben von denen in diesem Buch abweichen und seine Verordnung in eigener Verantwortung zu treffen.

Wie allgemein üblich wurden Warenzeichen bzw. Namen (z.B. bei Pharmapräparaten) nicht besonders gekennzeichnet.

Bibliografische Information der Deutschen Nationalbibliothek
Die Deutsche Nationalbibliothek verzeichnet diese Publikation in der Deutschen Nationalbibliografie; detaillierte bibliografische Daten sind im Internet über http://www.d-nb.de abrufbar.

17 18 19 20 9 8 7 6

Planung und Lektorat: Christiane Tietze, München
Redaktion: Adriane Andreas, München
Herstellung: Hildegard Graf, München; klartext, Heidelberg
Satz: abavo GmbH, Buchloe/Deutschland; TnQ, Chennai/Indien
Druck und Bindung: Drukarnia Dimograf Sp. z o. o., Bielsko-Biała/Polen
Zeichnungen: Gerda Raichle, Ulm
Fotos: Mathias Freund, Fritz Heckner
Umschlaggestaltung: SpieszDesign, Büro für Gestaltung, Neu-Ulm
Titelfotografie: Mathias Freund, Rostock

ISBN Print 978-3-437-45039-6
ISBN e-Book 978-3-437-59368-0
Aktuelle Informationen finden Sie im Internet unter **www.elsevier.de**

Vorwort zur 11. Auflage

Trotz der Technisierung unserer Welt gibt es in der hämatologischen Diagnostik einige Dinge, die durch Maschinen nicht zu leisten sind. Die morphologische Diagnostik von Blutbild und Knochenmark gehört definitiv zu diesen Dingen. Sicherlich haben wir heute wichtige und unverzichtbare weitere Hilfsmittel für die Diagnose wie die Durchflusszytometrie, Zytogenetik, FISH, Molekularbiologie, Genexpressionsanalysen. Doch der Einstieg in die Diagnostik vieler hämatologischer Erkrankungen ist und bleibt die Morphologie.

Warum ist der Zugang zur Morphologie der normalen und pathologischen Hämatopoese für den Lernenden so schwierig? Weil er lernen muss, aus vielen Details den abstrahierten Idealtyp der gesuchten Zellen zu extrahieren und dabei vor seinem inneren Auge rekonstruieren muss, welches innere Band verschiedene Ausprägungen und Reifungsstufen dieser Zellen verbindet. Es ist eine Fähigkeit, die nur durch andauernde Übung und Anschauung, nicht durch umfangreiche Texte erworben wird.

Fritz Heckner war in seinen Mußestunden Sänger. Vielleicht ist seine innere Ruhe und Ausgeglichenheit der fruchtbare Boden gewesen, auf der seine außerordentlichen Fähigkeiten in der Morphologie wachsen konnten. Mit seinem „Praktikum der mikroskopischen Hämatologie“ hat er ein Werk hinterlassen, dass mit seinem überschaubaren Umfang und seinen qualitativ hochwertigen Abbildungen das Erlernen der hämatologischen Morphologie ganz praktisch fördert und damit diese Fähigkeit zum Wohle der Patienten weitertragen hilft.

Mit der 11. völlig neu überarbeiteten Auflage wurden die notwendigen Neuerungen eingeführt. An einigen Stellen sind neue Abbildungen hinzugekommen. Es wurde außerdem versucht, das Verständnis für die dargestellten Erkrankungen durch kurze einführende Texte zu erleichtern. Ebenso wurde auf die Darstellung der aktuellen Diagnosekriterien geachtet. Bei allen diesen notwendigen Ergänzungen und Aktualisierungen wurde versucht, den übersichtlichen Umfang des Buches zu erhalten. Denn das Buch soll weiter ein „Praktikum“ sein, das dem Anfänger das Lernen erleichtert und die Freude an der Morphologie weckt. Dies ist das Vermächtnis von Fritz Heckner.

Rostock, im Mai 2008
Prof. Dr. med. Mathias Freund

Wichtiger Hinweis

Für diagnostische und eventuelle therapeutische Angaben in diesem Buch wird keine Gewähr und Haftung übernommen. Die Angaben und Empfehlungen entbinden die verantwortliche Ärztin/den verantwortlichen Arzt nicht davon, die notwendige Diagnostik, Indikationen, Kontraindikationen und Dosierungen für Therapieempfehlungen im Einzelfall zu überprüfen!

Aus dem Vorwort zur 1. Auflage

Die Forschritte auf allen Teilgebieten der Hämatologie haben diese Disziplin der inneren Medizin zu einem Spezialfach von großer klinischer Bedeutung werden lassen. Obwohl sich bereits verschiedene neue Einzelzweige der Hämatologie mit klar umrissenen Aufgabenbereichen gebildet haben, so bleibt die nährende Wurzel dieses stattlichen Baumes doch die alltägliche klinische Diagnostik, die zur Grundlage der Therapie wird. Die Erkennung der Blutkrankheiten findet in der ärztlichen Sprechstunde, am Krankenbett und im Laboratorium statt. Eine beachtliche Anzahl ausgezeichneter Lehrbücher vermittelt umfangreiches Wissen über die Krankheiten des Blutes und seiner Bildungsstätten, und mit Recht darf man annehmen, dass der Studierende und der interessierte Arzt alle für die Diagnostik und Therapie erforderlichen Kenntnisse aus diesem reichhaltigen Schrifttum erwerben könne. So mag die Herausgabe des vorliegenden Leitfadens zunächst nicht ausreichend begründet erscheinen. Indessen hat eine langjährige eigene Erfahrung in der hämatologischen Ausbildung und Beratung von Studenten, technischen Assistentinnen und Ärzten ergeben, dass die Problematik der Erkennung von Blutkrankheiten immer wieder am Mikroskop offenbar wird. Die weit fortgeschrittene Mechanisierung der Medizin hat es bis heute nicht vermocht, die richtige Deutung und exakte Unterscheidung von Blut- und Knochenmarkszellen durch ein zuverlässiges Registriergerät, das die entscheidende Mitwirkung des Untersuchers entbehrlich macht, zu ermöglichen. Bei der überwiegenden Mehrzahl der Blutkrankheiten muss die Diagnose im Mikroskop gestellt werden.

Grundlage von Bild und Text des vorliegenden Leitfadens ist eine 20-jährige Beschäftigung mit der klinischen Hämatologie, davon fast 17 Jahre an der Medizinischen Universitätsklinik Göttingen bei meinem verehrten Lehrer, Professor Rudolf Schoen, dem ich diese Monographie in Dankbarkeit widme.

Einbeck, im Januar 1965
Fritz Heckner

Inhaltsverzeichnis

KAPITEL

1 Vorbemerkungen und Techniken

In der Routinediagnostik erfolgt heute die Leukozytendifferenzierung durch **Zellzählmaschinen**. Die Unterscheidung der Zellen erfolgt dabei je nach Typ der Maschine auf der Grundlage von Eigenschaften wie Größe, optische Streuung, Impedanz, teils auch durch zytochemische Anfärbung. Wenn es um die Erkennung pathologischer Zellen geht, ist jedoch die Aussagekraft dieser Art der Differenzierung meist auf Warnhinweise begrenzt. Die Leukozytendifferenzierung auf Grundlage von Bilderkennungssystemen ist in der Praxis wenig verbreitet.

Die **mikroskopische morphologische Beurteilung** von Blutausstrichen und Knochenmarkpräparaten ist daher nach wie vor die Basis der hämatologischen Diagnostik. Eine Ergänzung der Morphologie ist die Darstellung von charakteristischen Enzymen und anderen Zellbestandteilen mittels Zytochemie. Allerdings hat die praktische Bedeutung der Zytochemie durch konkurrierende Methoden erheblich abgenommen und ist in vielen Teilen nur noch als historisch anzusehen.

Die zweite Standsäule der hämatologischen Diagnostik ist die **immunologische Charakterisierung** der Zellen. Überragende Bedeutung hat hier die Durchflusszytometrie, die die synchrone Darstellung von mehreren Antigenen auf einer Zelle erlaubt. Mit multiparametrischen Messungen lassen sich Zellpopulationen genau charakterisieren. Ein weiteres Verfahren ist die Immunzytologie und Immunhistologie. Hier werden Antigene von Zellen in Ausstrichen und histologischen Schnitten durch Antikörper angefärbt. Die Stärke dieser Verfahren ist die Zuordnung der Expression bestimmter Antigene und Proteine zu Einzelzellen bei erhaltenem morphologischen Zusammenhang. In der Praxis werden immunzytologische Untersuchungen an Ausstrichpräparaten nur noch selten und unter speziellen Fragestellungen durchgeführt. In der Histologie gehören sie zur Routine.

Die dritte Standsäule der Diagnostik hämatologischer Erkrankungen ist die **Zytogenetik und Molekularbiologie.** In diesem Gebiet fanden wichtige methodische Entwicklungen statt: Etabliert für die Routine sind Fluoreszenz-in-situ-Hybridisierung (FISH) und Polymerase-Ketten-Reaktion (Polymerase chain reaction, PCR). Auf der Grenze zur Routine sind Methoden zur Beurteilung des Zugewinns oder Verlustes von genetischem Material (Comparative genomic hybridisation, CGH) und die Genexpressionsanalyse mittels Chip-Technologie.

Alle aufgeführten Methoden wirken bei der Einteilung und Diagnose hämatologischer Erkrankungen zusammen (➤ Tab. 1.1). Das vorliegende Buch fokussiert sich auf die Morphologie der Zellen von Blut und Knochenmark.

Da Immunologie, Molekularbiologie und Zytogenetik für die Diagnose und Einteilung einiger Erkrankungen essentiell geworden sind, wird der Bezug zu diesen Untersuchungsmethoden in geeigneter Form hergestellt. Wo klinische Parameter essentiell in die Diagnostik und Abgrenzung der dargestellten Erkrankungen eingehen, wird auch dieser Bezug hergestellt.

1.1 Herstellen der Präparate

Die Herstellung von qualitativ hochwertigen Ausstrichpräparaten ist unmittelbare Voraussetzung für eine aussagefähige morphologische Diagnostik. Dies gilt besonders für die Knochenmarkzytologie. Nur eine genügend lange Praxis vermittelt die erforderlichen technischen Fertigkeiten. In der Folge werden einige Hinweise zur Methodik gegeben.

In der Praxis werden in der Regel Objektträger mit mattiertem Abschnitt für die Beschriftung verwendet. Eine eindeutige Kennzeichnung (Name,

Tab. 1.1 Methoden zur Diagnose und Einteilung hämatologischer Erkrankungen

Klinische Kriterien
Morphologie
Panoptische Färbung (Pappenheim) Zytochemie (Peroxidase, Berliner-Blau-Färbung u. a.)
Immunologie und Oberflächenmarker
Durchflusszytometrie Immunzytologie Immunhistologie
Zytogenetik und Molekularbiologie
Konventionelle Tumorzytogenetik Fluroreszenz-in-situ-Hybridisierung (FISH) Kombinationen aus Zytogenetik und FISH (z. B. Chromosome Painting) Polymerase-Ketten-Reaktion (PCR), qualitativ und quantitativ Genexpressionsanalyse mit Chip-Technologie (Gene Arrays) Comparative Genomic Hybridisation (CGH)

Vorname, Geburtsdatum und Entnahmedatum oder Labor-Nr. mit Bezug auf diese Angaben in Laborbuch oder EDV) muss sichergestellt sein.

1.1.1 Blutausstriche

Bei der Anfertigung von Blutausstrichen ist darauf zu achten, dass nur ⅔ bis ¾ des Objektträgers vom Ausstrich eingenommen werden. Für den Ausstrich eignen sich lange Deckgläschen (24 × 50 mm) am besten (➤ Abb. 1.1). Die Schichtdicke der Ausstriche muss im letzten Drittel so beschaffen sein, dass die Erythrozyten teils isoliert nebeneinander und teils in kleinen Geldrollenfragmenten zusammen liegen. Ausstrichpräparate von zu großer Schichtdicke machen eine Analyse zellulärer Feinstrukturen unmöglich, da die Zellen nicht genügend ausgebreitet werden.

1.1.2 Leukozytenkonzentrat

Bei Leukopenie kann die Herstellung eines Leukozytenkonzentrats sinnvoll sein. So kann auch eine geringe Anzahl pathologischer Zellen für die Morphologie oder die Durchführung von Spezialfärbungen dargestellt werden.

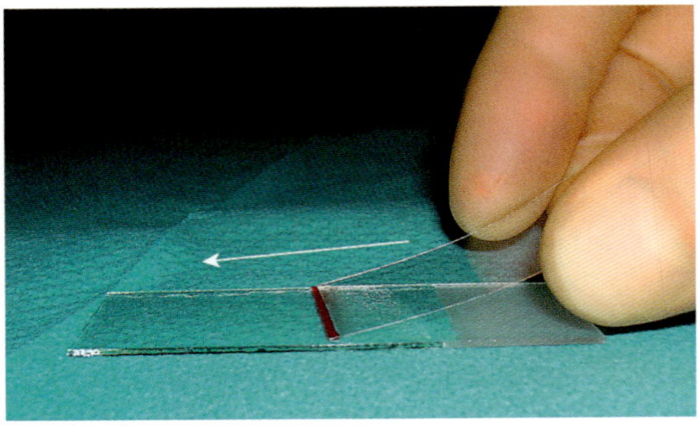

Abb. 1.1 Herstellen eines Blutausstrichs

Vorgehen: 1 Teil Gel (Plasmagel/Braun, Melsungen), 4 Teile Blut. 15 Minuten bei 37 °C im Brutschrank stehen lassen, davon ca. 7 Minuten schräg (45°) und ca. 7 Minuten senkrecht (➤ Abb. 1.2 a). Der jetzt entstandene Überstand ist leukozytenreich. Er wird abgehebert (➤ Abb. 1.2 b) und bei 1200 U/min (etwa 500 G) ca. 5 Minuten leicht zentrifugiert. Überstand abgießen, Bodensatz aufschütteln und Ausstriche anfertigen.

Achtung: Bitte auf die Erhaltung der Sterilität achten! Im Plasmagel vorhandene Bakterien können beim Konzentrationsvorgang bei 37 °C in Granulozyten und/oder Monozyten phagozytiert werden und auf diese Weise Fehldeutungen provozieren.

1.1.3 Knochenmarkzytologie

Knochenmarkpunktate können wie Blut ausgestrichen werden (➤ Abb. 1.4) oder es können Knochenmarkquetschpräparate hergestellt werden (➤ Abb. 1.6).

Es wird eine Antikoagulation des Knochenmarks durch Vorlage von 1–2 ml EDTA 2,0% in H_2O pro injectione in einer 20-ml-Spritze empfohlen. Nach der Aspiration lässt man das mit EDTA versetzte Knochenmarkaspirat aus der Spritze tropfenweise über einen Objektträger in eine kleine Petrischale oder ein ähnliches Gefäß laufen. Es setzen sich die Markbröckel ab (➤ Abb. 1.3). Sie können zusammen mit etwas Markblut mit einem Deckglas für die Ausstriche oder Quetschpräparate aufgenommen werden.

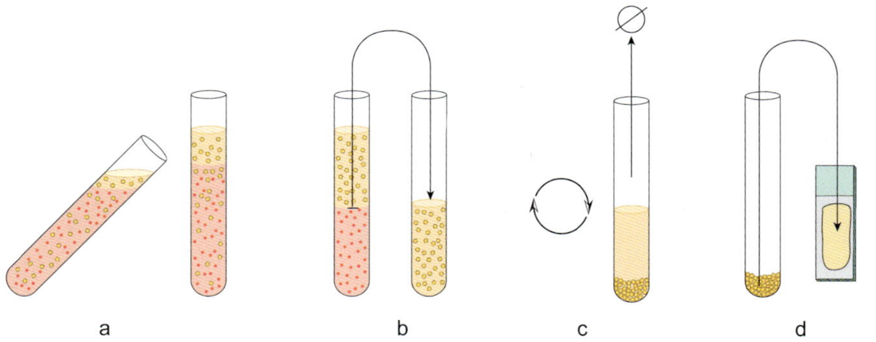

Abb. 1.2 Schematische Darstellung der Herstellung eines Leukozytenpräparats.

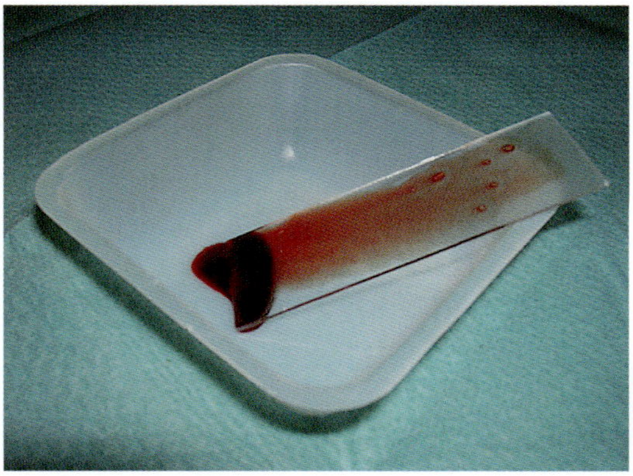

Abb. 1.3 Knochenmarkaspirat für die Gewinnung von Markbröckeln ablaufen lassen – sichtbar sind die Markbröckel auf dem Objektträger.

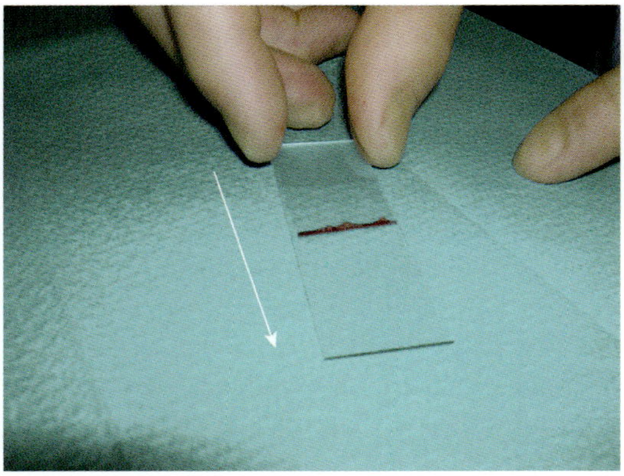

Abb. 1.4 Herstellen eines Knochenmarkausstrichpräparats

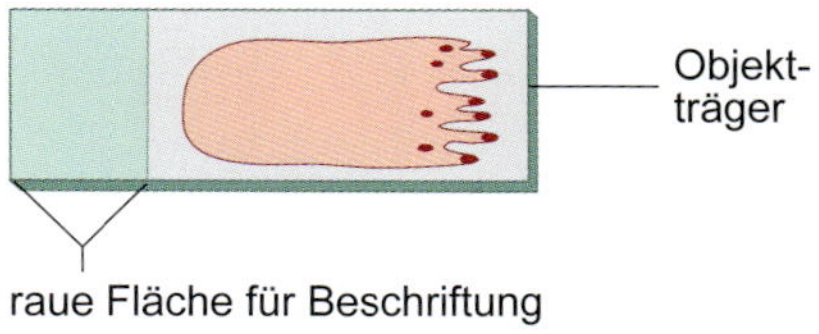

Abb 1.5 Schematische Morphologie eines Knochenmarkausstrichpräparats

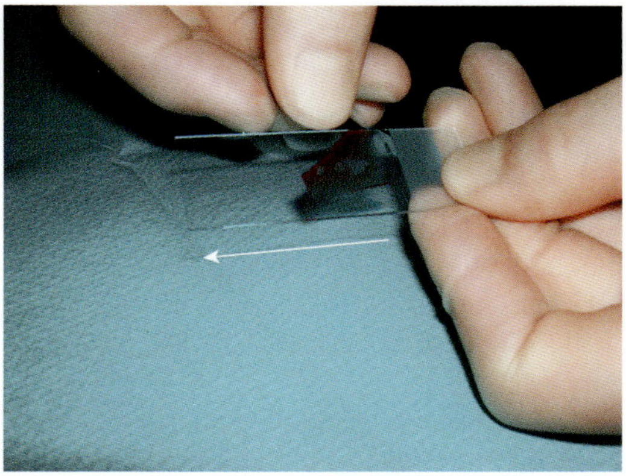

Abb. 1.6 Herstellen eines Knochenmarkquetschpräparates

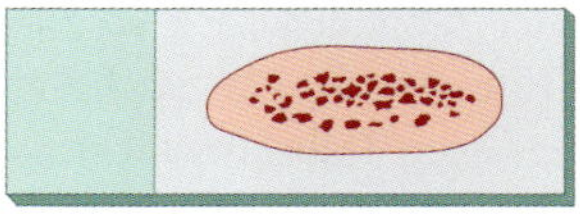

Abb. 1.7 Schematische Morphologie eines Knochenmarkquetschpräparats

Tab. 1.2 Vergleich der diagnostischen Wertigkeit der Knochenmarkzytologie und -histologie an 300 Fällen (histologische Untersuchungen: Prof. Lennert, Kiel; Prof. Burkhardt, München).

Diagnose	Zytologie	Histologie
Anämien (generell)	+++	selten
aplastische Anämie	+	++
Panmyelopathie	+	++
Myelodysplasie	++	(+)/+(F?)*
akute Leukose	+++	selten (F?)
CML	+	+
Polycythaemia vera	+	++
megakaryozytäre Myelose, Myelofibrose	+/∅	+++
NHL: CLL HCL	+ (+)	+ ++
übrige Formen	+/++	++
Plasmozytom	+++	+ (F)
M. Hodgkin	∅ (+)	+
Karzinommetastasen	+	++
Zytochemie: Fe	+	+
übrige Reaktionen	+++	selten

* F = Fehlerquelle

Ausstrichpräparate werden wie Blutausstriche hergestellt (➤ Abb. 1.4). Die Markbröckel liegen in der Ausstrichfahne (➤ Abb. 1.5). Vorteil ist, dass die Gefahr des Zerquetschens der Zellen gering ist. Nachteil ist, dass in der Schleppe der Markbröckel weniger kernhaltige Zellen für die Beurteilung zur Verfügung stehen.

Quetschpräparate lassen sich mit verschiedenen Methoden herstellen. Das Quetschen der Bröckel muss zur Schonung der Zellen äußerst vorsichtig geschehen. Es kann mit Hilfe eines zweiten Objektträgers, der unter sanftem Druck langsam über den ersten Objektträger in der Längsrichtung hinweg gezogen wird, erfolgen. Dabei breitet sich das Bröckelmaterial in dünner Schicht aus.

Schonender, aber schwieriger ist die Herstellung der Quetschpräparate mit einem großen Deckgläschen. Dabei wird das Gläschen wie ein Spachtel eingesetzt, um die Markbröckel auf dem Objektträger auszustreichen (➤ Abb. 1.6). Es ist darauf zu achten, dass in Ausstrichpräparaten von Knochenmarkpunktaten genügend dünne Stellen vorhanden sind, die infolge gleichmäßiger Verteilung unversehrter und möglichst nahe zusammenliegender Zellelemente eine einwandfreie Beurteilung ermöglichen. Bei optimaler Technik haben Quetschpräparate den Vorteil, dass eine große Fläche mit kernhaltigen Zellen zwischen den Markbröckeln für die Beurteilung zur Verfügung steht (➤ Abb. 1.7). Nachteil ist die Gefahr von Quetschartefakten.

1.1.4 Zytologie versus Histologie

In der Knochenmarkzytologie ist die morphologische Beurteilung der einzelnen Zellen gut möglich (➤ Abb. 2.1 und ➤ Abb. 2.2). Demgegenüber liegt die Stärke der Histologie in der Darstellung der Knochenmarkstruktur, von Faserbildung und in der Erkennung von fokalen Veränderungen wie Tumorzellinfiltraten oder Granulomen. Vergleichende zytologische und histologische Untersuchungen ergeben die in nebenstehender Tabelle (➤ Tab. 1.2) dargestellten Schwerpunkte für die beiden Untersuchungsmethoden, wobei als Regel gelten sollte, dass in allen Zweifelsfällen einer kombinierten zytologischen und histologischen Untersuchung und bei trockener Markaspiration der histologischen Diagnostik stets der Vorzug zu geben ist.

1.2 Übersicht über die Färbemethoden

Für die morphologische Beurteilung von Blut- und Knochenmarkpräparaten wird eine **panoptische Färbung nach Pappenheim** vorgenommen (➤ Kap. 7.1).

Neben der panoptischen Färbung nach Pappenheim stehen weitere Spezialfärbungen und zytochemische Reaktionen zur Verfügung. Spezialfärbungen beruhen auf dem Nachweis von speziellen Substanzen in den Zellen (Beispiel: Nachweis von Eisen mit der Berliner-Blau-Färbung). Zytochemische Reaktionen nutzen in den Zellen vorhandene Enzyme, um farblose Substrate in Farbstoffe zu überführen (Beispiel: Peroxidase). Die letzteren Reaktionen sind davon abhängig, dass die entsprechenden Enzyme

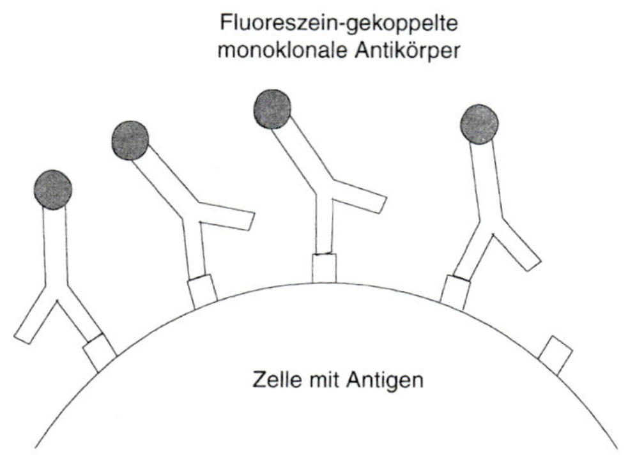

Abb. 1.8 Prinzip der Immunzytologie mit Fluoreszein-gekoppelten monoklonalen Antikörpern

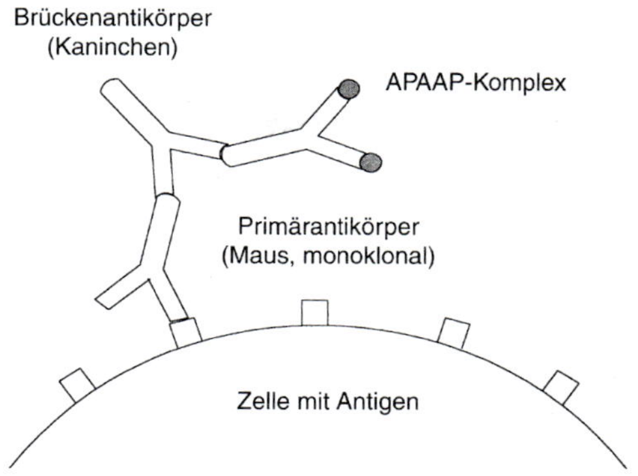

Abb. 1.9 Prinzip der Immunzytologie mit immunzytochemischen Methoden (APAAP-Reaktion).

noch nicht degradiert sind, und sind daher an bei Raumtemperatur gelagerten Präparaten nur eine gewisse Zeit durchführbar. Durch konkurrierende Verfahren wie die Durchflusszytometrie haben nur noch wenige **zytochemische Färbungen** eine Bedeutung: Es sind vor allem die Peroxidase-Reaktion zur Identifizierung myeloischer Leukämien und die Berliner-Blau-Färbung auf Eisen bei myelodysplastischen Syndromen.

Mit **immunzytologischen Methoden** zur Untersuchung können Oberflächenantigene, zytoplasmatische Antigene und Kern-Antigene dargestellt werden. Sie wurden durch die Entwicklung monoklonaler Antikörper möglich. Die Vielzahl der gegen hämatopoetische und lymphatische Zellen hergestellten monoklonalen Antikörper hat eine einheitliche internationale Nomenklatur erforderlich gemacht, die auf den „International Workshops on Human Leukocyte Differentiation Antigens" entwickelt und jetzt unter der Bezeichnung „Human Cell Differentiation Molecules" fortgeführt wird. Monoklonale Antikörper mit ähnlicher serologischer Reaktivität, die dasselbe Antigen, jedoch nicht notwendigerweise dasselbe Epitop eines Antigens erkennen, wurden einem so genannten Differenzierungscluster (cluster of differentiation – CD) zugeordnet und fortlaufend nummeriert. Eine ausführliche Liste mit weitgehenden Verweisen findet sich im Internet (http://www.hlda8.org).

Die Reaktion der spezifischen monoklonalen Antikörper (Primärantikörper) wird auf verschiedene Weise sichtbar bzw. messbar gemacht: Die primären Antikörper können direkt mit fluoreszierenden Farbstoffen gekoppelt werden (➤ Abb. 1.8). Das Ergebnis der Reaktion kann unter einem Fluoreszenzmikroskop betrachtet werden. Nachteil dieser Methode ist, dass die Morphologie nur durch Phasenkontrast beurteilt werden kann. Des Weiteren bleichen die Präparate schnell aus und können damit nicht archiviert werden.

Eine weitere Methode zur Visualisierung der Reaktion der Primärantikörper ist die APAAP-Reaktion (Alkaline-phosphatase and mouse monoclonal Anti-alkaline-phosphatase). Dabei wird an den Primär-Antikörper über einen Anti-Maus-Ig-Antikörper (Brückenantikörper) eine an einen monoklonalen Maus-Antikörper gekoppelte alkalische Phosphatase gebunden, die dann ein Substrat zu einer leuchtend roten Färbung umsetzen kann (➤ Abb. 1.9).

Die Durchführung von immunzytologischen Untersuchungen setzt intakte Oberflächenstrukturen der Zellen voraus. Objektträger, die immunzytologisch untersucht werden sollen, müssen daher nach dem Trocknen an der Luft möglichst rasch, jedoch spätestens innerhalb von 24 Stunden, verarbeitet oder eingefroren werden. Das Einfrieren geschieht nach Verpacken der Objektträger in Aluminiumfolie. Vor der Durchführung der immunzytologischen Untersuchungen werden die Objektträger in der Verpackung aufgetaut.

1.3 Vorgehen bei der Mikroskopie

1.3.1 Blutausstriche

Die mikroskopische Betrachtung eines Blutausstrichs erfolgt zunächst mit den Objektiven 10 × und 40 × bei Okular 10 ×, um eine schnelle Übersicht bezüglich Quantität und Qualität der Zellen im Präparat zu erhalten und ggf. seltene Ereignisse zu erfassen. Die eigentliche Differenzierung des Blutausstriches findet mit Hilfe der Ölimmersion mit Objektiven 60 × bis 100 × statt. Man durchmustert mäanderförmig das letzte Drittel des Ausstrichpräparates, lässt jedoch die Endausläufer unberücksichtigt, da hier weiße Zellelemente in z. T. lädiertem Zustand artifiziell angereichert sind, wodurch falsche Zählergebnisse entstehen können. Andererseits kann in diesem Bereich, ebenso auch in den Randpartien, gezielt nach pathologischen Zellen gesucht werden. Kernschatten oder artifiziell zerstörte Zellen werden bei der Differenzierung nicht eingerechnet (eine mögliche Ausnahme besteht bei der CLL – hier gibt es die Überlegung, die Kernschatten in die Differenzierung einzubeziehen). Bei der Beurteilung der Erythrozytenmorphologie ist zu berücksichtigen, dass in allzu dünnen oder dicken Ausstrichstellen die Gestalt der roten Blutkörperchen artifiziell verändert wird.

Wichtig ist, quasi nach einer Checkliste schematisch vorzugehen, um nichts zu übersehen:

- **Erythrozyten:** Färbung? Größe in Relation zu den Lymphozyten? Morphologie? (z. B. Kugelzellen, Einschlüsse – Malaria, Fragmentozyten etc.)
- **Thrombozyten:** Zahl in Relation zu den Erythrozyten? Aggregate? Normale Größe? Riesenthrombozyten? etc.
- **Kernhaltige Zellen:** Zahl? Zusammensetzung? Dysplasiezeichen der Neutrophilen? reaktive Veränderungen der Lymphozyten? Pathologische Zellen? Kernhaltige rote Vorstufen?

Bei der Beurteilung der quantitativen Zusammensetzung der Leukozyten sollte man sich der erheblichen statistischen Variation bei der üblichen Auszählung von 100 Zellen bewusst sein. Das 95%-Konfidenzintervall für einen Anteil von 5% an 100 ausgewerteten Zellen liegt zwischen 0,64% und 9,36%.

1.3.2 Knochenmarkpräparate

Knochenmarkpräparate sollten ebenfalls zunächst in geringer Vergrößerung durchmustert werden, um einen allgemeinen Überblick über das Zellbild zu erhalten und lokalisierte Veränderungen (Tumorzellnester, Granulome) nicht zu übersehen. Auffällige Befunde klärt man jeweils mit der Ölimmersion bei 60- bis 100-facher Vergrößerung. Ihre Verwendung dominiert im zweiten Teil der Untersuchung. Nur eine solche kombinierte Analyse des Markpunktates kann Anspruch auf Vollständigkeit erheben. Die anfängliche Durchmusterung des Präparates mit geringer Vergrößerung erleichtert auch das Auffinden der Stellen im Präparat, an denen die Zellen gut beurteilbar sind. Ideal sind nahe an den Markbröckeln liegende, repräsentative Bereiche, in denen die Zellen gut ausgebreitet und angefärbt und ohne Quetschartefakte sind. Nicht intakte Zellen (Kernschatten, angequetschte oder mit anderen Artefakten versehene Zellen) werden bei der Auswertung nicht eingerechnet. Ein erhöhter Anteil an solchen Artefakten sollte jedoch bei der Befundung konstatiert werden, da er die Beurteilbarkeit des Präparates einschränkt.

Auch bei der Befundung des Knochenmarks ist es wichtig, die verschiedenen Fragestellungen systematisch durchzugehen und sie entsprechend im Befund zu dokumentieren:

- **Übersicht:** Zellularität? Artefakte? Tumorzellnester? Weitere Besonderheiten?
- **Megakaryozyten:** qualitativ und quantitativ
- **Erythropoese:** Anteil an den kernhaltigen Zellen und Ausreifung, dysplastische Veränderungen, Reifungsstörungen?
- **Granulopoese:** Normale Ausdifferenzierung? Vermehrung von Blasten, Linksverschiebung? Dysplasiezeichen oder Reifungsstörungen?
- **Besonderheiten:**
  - Eosinophilie? Mastzellen?
  - Plasmazellen? Lymphozyten?
  - pathologische Zellen?

Eine regelhafte Erstellung von quantitativen Myelogrammen wird in den wenigsten Laboren durchgeführt. Bei der in der Routine zu bewältigenden begrenzten Zellzahl von 200 bis 500 ist die Aussagekraft wegen der statistischen Variation nur mäßig.

So liegt das 95%-Konfidenzintervall für einen Anteil von 5% an 500 ausgewerteten Zellen zwischen 3,05% und 6,95%. In die Remissionsbeurteilung oder die Diagnose einer akuten Leukämie geht jedoch der Blastenanteil ein. In diesem Fall ist es natürlich sinnvoll, die Blasten gezielt in Relation zu einer möglichst großen Zellzahl zu zählen.

Abschließend sei noch darauf hingewiesen, dass es für jeden hämatologisch Interessierten außerordentlich wertvoll ist, sich eine Sammlung von Muster-Präparaten aufzubauen. Weitere Möglichkeiten ergeben sich aus der heute gut verfügbaren photographischen Dokumentation mittels digitaler Technik.

1.3.3 Leitsätze zur hämatologisch-mikroskopischen Diagnostik

LEITSÄTZE

Ein Diagnose ist nicht möglich ohne
- optimale Ausstriche
- die anfängliche Durchmusterung der Präparate mit geringer Vergrößerung
- die systematische Beurteilung aller Zellreihen
- die Synopse von Blut- und Knochenmarkuntersuchungen.

KAPITEL

2 Schautafel zu den wichtigsten Zellstrukturen

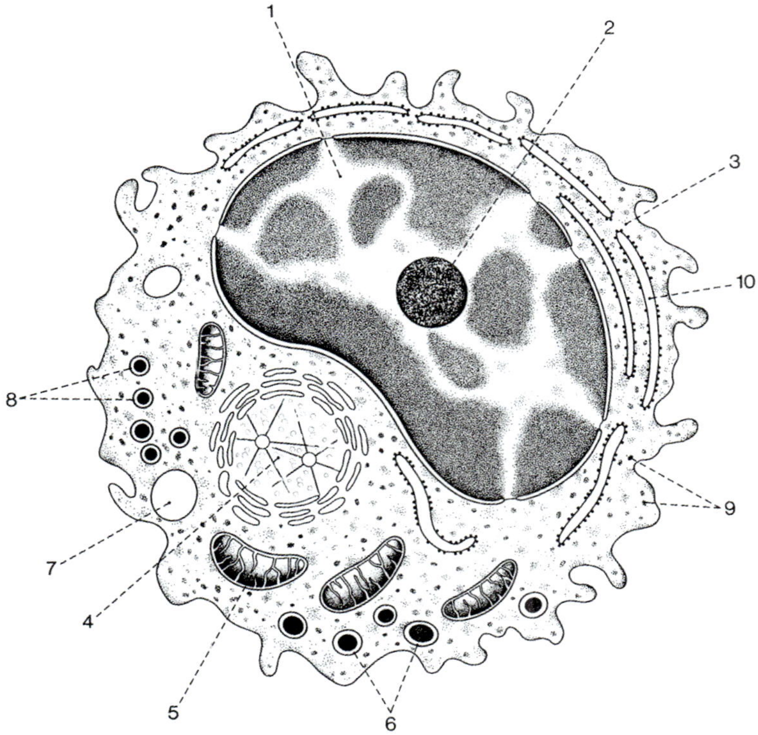

Abb. 2.1 Schematische, elektronenoptische Darstellung von Organellen in Zellen der blutbildenden Gewebe:

1 Zellkern (Nukleus), DNS-haltig, Träger der Chromosomen
2 Kernkörperchen (Nukleolus), RNS-haltig
3 Zytoplasma, RNS-haltig durch (9)
4 Golgi-Komplex mit Zentriolen
5 Mitochondrien
6 spezifische Granulationen (neutrophil, basophil, eosinophil)
7 Vakuole
8 Lysosomen (z. B. azurophile Granulation)
9 Polyribosomen, RNS- Träger (lichtmikroskopisch nur durch Plasmabasophilie erkennbar)
10 endoplasmatisches Retikulum (nur selten als diskrete streifige Aufhellung im Zytoplasma licht-optisch zu erfassen, z. B. in Plasmazellen)

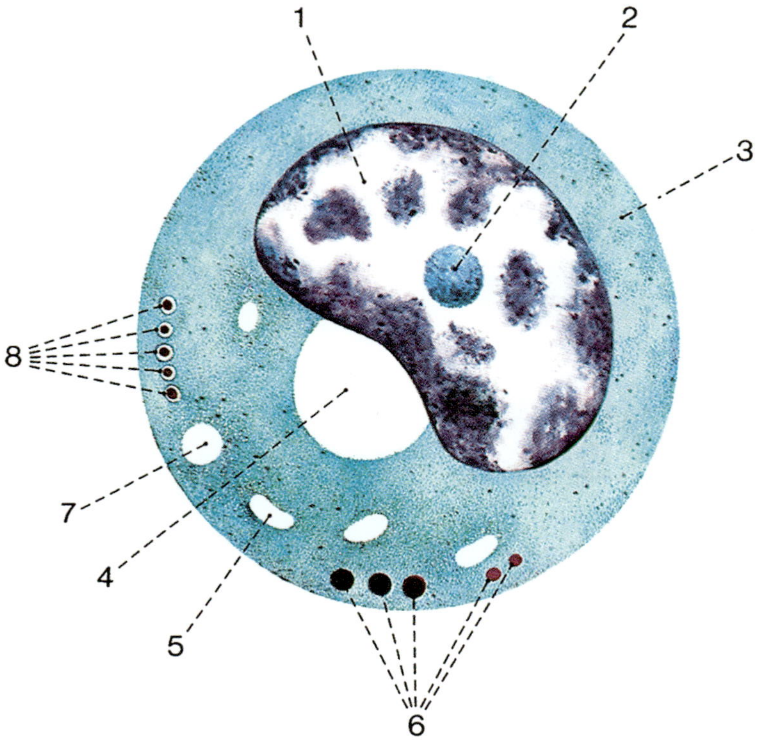

Abb. 2.2 Schematisiertes Zellmodell wie ➤ Abb. 2.1. Fixiert und panoptisch gefärbt, Lichtmikroskop, Ölimmersion 1000 × (Bezifferung wie in Abb. 2.1).

1–3 mit Elektronenmikroskopie weitgehend identisch
4 perinukleäre Aufhellung (Zentrosphäre)
5 feinste Aufhellungen im Zytoplasma (lipoidhaltige Mitochondrien, durch Alkoholfixierung gelöst!)
6 durch panoptische Färbung noch differenziertere Darstellung als im Elektronenmikroskop
7 auch lichtmikroskopisch Vakuole (meist Fetttropfen)
8 feinste rotviolette Granula

KAPITEL

3 Normale Morphologie und Zusammensetzung der Blut- und Knochenmarkzellen

3.1 Das Stammzellmodell in der Hämatopoese

Die Hämatopoese leitet sich von pluripotenten hämatopoetischen Stammzellen ab (➤ Abb. 3.1). Sie besitzten die Fähigkeit zur Selbstreduplikation und zur Differenzierung. Progenitoren verschiedener Reife entstehen durch asymmetrische Zellteilungen, aus denen je eine neue Stammzelle und ein Progenitor resultiert. Dieser Prozess ist nach der heutigen Vorstellung stochastisch, zufällig. Stammzellen und Progenitoren sind morphologisch nicht zu erkennen. Schließlich erfolgt die Differenzierung in die verschiedenen reifen Zellen des peripheren Blutes. Zytokine und Wachstumsfaktoren fördern die Ausreifung bzw. verhindern die Apoptose spezifischer Zellreihen. Nicht benötigte, aus dem stochastischen Prozess entstehende Zellen fallen der Apoptose anheim.

Lymphoide Vorläufer entstehen ebenfalls aus der pluripotenten hämatopoetischen Stammzelle. Die Differenzierung der B-Zellen von den Pro-B-Zellen in die Pre-B-Zellen erfolgt im Lymphknoten. Sie ist von einer somatischen Hypermutation der variablen Regionen der Immunglobulin-Gene begleitet. Nach

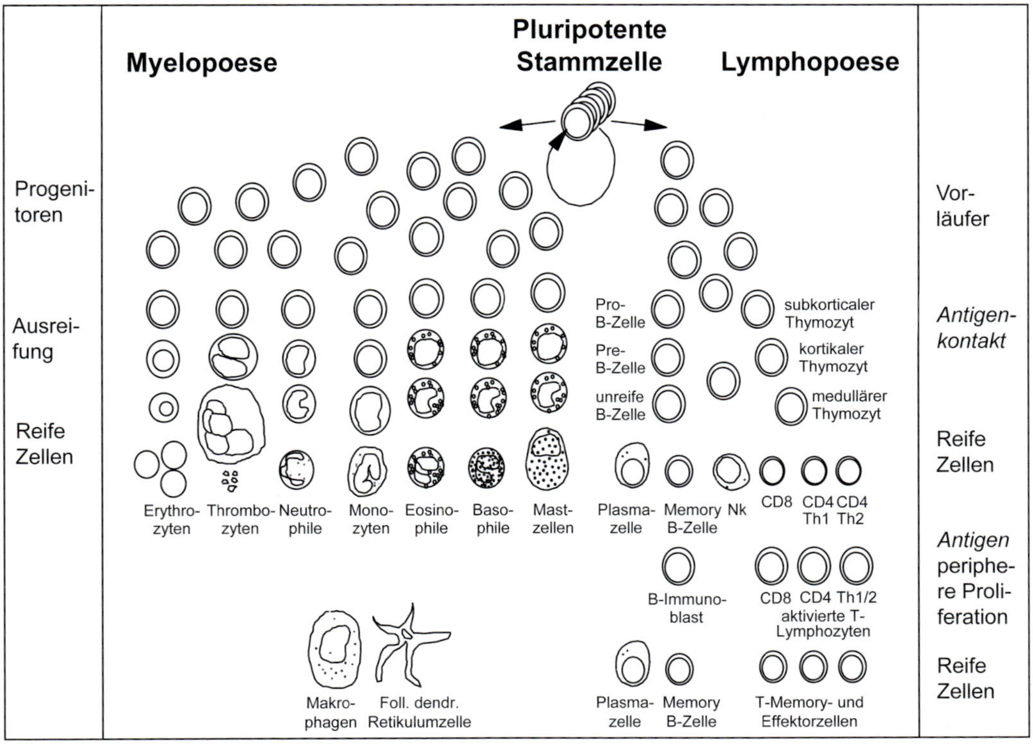

Abb. 3.1 Schematisiertes Stammzellmodell und Differenzierung von Hämatopoese und Lymphopoese

Antigenkontakt in Gegenwart von kostimulatorischen Signalen, vermittelt durch die follikulären dendritischen Retikulumzellen im Keimzentrum, proliferieren und differenzieren die B-Zellen zu Plasmazellen oder Memory-B-Zellen. Zellen ohne Kontakt zu einem passenden Antigen fallen der Apoptose anheim.

Eine den B-Zellen entsprechende Reifung mit T-Zell-Rezeptor-Gen-Rearrangement, Expansion und Selektion durchlaufen die T-Zellen im Thymus. Nach Antigenkontakt in der Peripherie werden T-Zellen ebenfalls aktiviert und können polyklonal expandieren. Zytotoxische Zellen sind CD8+. Die CD4+ Helfer-Zellen teilen sich auf zwei Populationen auf: Th1-Zellen sezernieren IFN-γ und IL-2. Sie aktivieren Makrophagen und zytotoxische T-Zellen. Th2-Zellen sezernieren IL-4, IL-5 und IL-6. Sie aktivieren B-Zellen zur Antikörpersekretion. Reife lymphatische Zellen können nach Antigenkontakt aktiviert werden und polyklonal expandieren. Dies unterscheidet sie prinzipiell von den Zellen der Myelopoese.

3.2 Normalwerte im peripheren Blut und Emfehlungen für die Verwendung von Maßeinheiten

Leider erfolgt die Darstellung der Messergebnisse in der Zellzählung in Deutschland aufgrund von historischen Gegebenheiten nicht einheitlich. Für das Hb wird in den alten Bundesländern meist die traditionelle Angabe in g/dl, in den neuen Bundesländern die Angabe in mmol/l entsprechend den SI-abgeleiteten Einheiten benutzt. Für die Zellzahl der Leukozyten erfolgen die Angaben entsprechend in Zellen/µl oder in Gpt/l.

Der Arbeitskreis (AK) Laboratorium der Deutschen Gesellschaft für Hämatologie und Onkologie hat 1998 eine Empfehlung zur Vereinheitlichung der Darstellung gegeben (➤ Tab. 3.1 a) ❶. Die entsprechenden Einheiten sind in der aufgeführten Tabelle durch Beispiele illustriert (➤ Tab. 3.1 b). Die Darstellungen in diesem Buch richten sich nach den Empfehlungen der Fachgesellschaft.

Tab. 3.1a Empfehlungen des AK Laboratorium der DGHO zu einheitlichen Maßeinheiten

Kenngröße	Einheit
Hämoglobin	g/l
Erythrozyten	Zellzahl/pl
MCV	fl
Hämatokrit	l/l
MCH	pg
MCHC	g/l
Leukozyten	Zellzahl/µl
Neutrophile Granulozyten	Zellzahl/µl und %
Eosinophile Granulozyten	Zellzahl/µl und %
Basophile Granulozyten	Zellzahl/µl und %
Monozyten	Zellzahl/µl und %
Lymphozyten	Zellzahl/µl und %
Thrombozyten	Zellzahl/nl
MPV	fl
Retikulozyten	Zellzahl/nl und %
Normoblasten	Zellzahl ad 100 Leukozyten

Tab. 3.1b Anwendung der Empfehlungen auf ausgewählte Beispiele für Normalwerte (Alters-, Geschlechts- und ethnische Spezifik wurde nicht berücksichtigt).

Kenngröße	Beispiel für Normalwerte (Einheit und %)	
Hämoglobin	160 g/l	
Erythrozyten	4,5/pl	
MCV	90 fl	
Hämatokrit	0,40 l/l	
MCH	30 pg	
MCHC	350 g/l	
Leukozyten	7500/µl	
Neutrophile Granulozyten	6000/µl	60%
Eosinophile Granulozyten	350/µl	4%
Basophile Granulozyten	100/µl	1%
Monozyten	400/µl	7%
Lymphozyten	2000/µl	28%
Thrombozyten	250/nl	
MPV	9,0 fl	
Retikulozyten	40/nl	1,0%

Tab. 3.2 SI-Vorsätze zur Darstellung sehr großer und sehr kleiner Werte

Faktor	Vorsatz	Zeichen
10^{18}	Exa	E
10^{15}	Peta	P
10^{12}	Tera	T
10^{9}	Giga	G
10^{6}	Mega	M
10^{3}	Kilo	K
10^{2}	Hekto	H
10^{1}	Deka	Da
10^{-1}	Dezi	d
10^{-2}	Zenti	c
10^{-3}	Milli	m
10^{-6}	Mikro	μ
10^{-9}	Nano	n
10^{-12}	Piko	p
10^{-15}	Femto	f
10^{-18}	Atto	a

Tab. 3.3 Normalwerte des peripheren Blutbildes (angepasst nach Wintrobe ❷)

Kenngröße	Männer	Frauen
Leukozytenzahl	3 800–10 600/μl	3 600–11 000/μl
Hämoglobin	130–180 g/l	120–160 g/l
Erythrozytenzahl	4,4–5,9/pl	3,8–5,2/pl
MCV	80–100 fl	80–100 fl
MCH	26–34 pg	26–34 pg
Thrombozytenzahl	150–440/nl	150–440/nl
Retikulozytenzahl	0,8–2,5% 18–158/nl	0,8–4,0% 18–158/nl

Um die Darstellung sehr großer und sehr kleiner Werte einer speziellen physikalischen Größe zu vereinfachen, ist es allgemein üblich, so genannte „Vorsätze" für dezimale Vielfache oder Teile einer Einheit zu verwenden (➤ Tab. 3.2).

Die Etablierung von Normalwerten für die hämatologischen Parameter des peripheren Blutes muss streng genommen in jedem Labor neu erfolgen. Dies ist jedoch sehr aufwändig. In der Praxis werden oft auch Normalwerte entsprechend der Literatur verwendet (➤ Tab. 3.3).

3.3 Erythropoese

3.3.1 Entwicklung der roten Blutzellen im Knochenmark

Proerythroblast (➤ Abb. 3.2 a–c): unreifste und damit größte Zelle der Erythropoese. Kern rund, dunkelviolett, dichtgefügte gleichmäßige Chromatinstruktur, drei bis fünf nur undeutlich hervortretende Nukleolen. Zytoplasma kornblumenblau mit fleck- oder sichelförmigen Aufhellungsbezirken, die der Golgi-Zone und lipoidhaltigen Mitochondrien entsprechen. Empfindlichkeit gegenüber mechanischen Läsionen bedingt Neigung zu Plasmaausstülpungen („Öhrchen").

Normoblast, basophil (➤ Abb. 3.2 a, b, d): Der Zelldurchmesser nimmt im Vergleich zum Proerythroblasten ab. Der Kern ist rund, ohne erkennbare Nucleoli. Spezifische Kondensation und Felderung des Chromatin mit starken Kontrasten (helle Furchen zwischen dunkelvioletten Chromatinschollen), nicht ganz zu Recht auch als „Radspeichenstruktur" bezeichnet. Zytoplasma von mittelstarker Basophilie.

Normoblast, polychromatisch (➤ Abb. 3.2 a, e): Zelldurchmesser weiter abnehmend. Farbton des Zytoplasmas blaugrauviolett (Mischfarbe entsteht durch progressive Hämoglobinisierung = beginnende Oxyphilie). Der Kern wird gegenüber dem basophilen Normoblasten kompakter, zeigt zunehmend eine spezifische Felderung.

Normoblast, orthochromatisch (oxyphil) (➤ Abb. 3.2 a, f): In dieser Zellklasse weitere Reduktion der Kerngröße. Parallel gehende Verdichtung (Pyknose) des Kernchromatins bis zum Stadium eines homogen schwarz gefärbten Restkernes. Zytoplasma graugelblichrot, am äußeren Rand oft unscharf begrenzt. Stadium der kompletten Hämoglobinisierung.

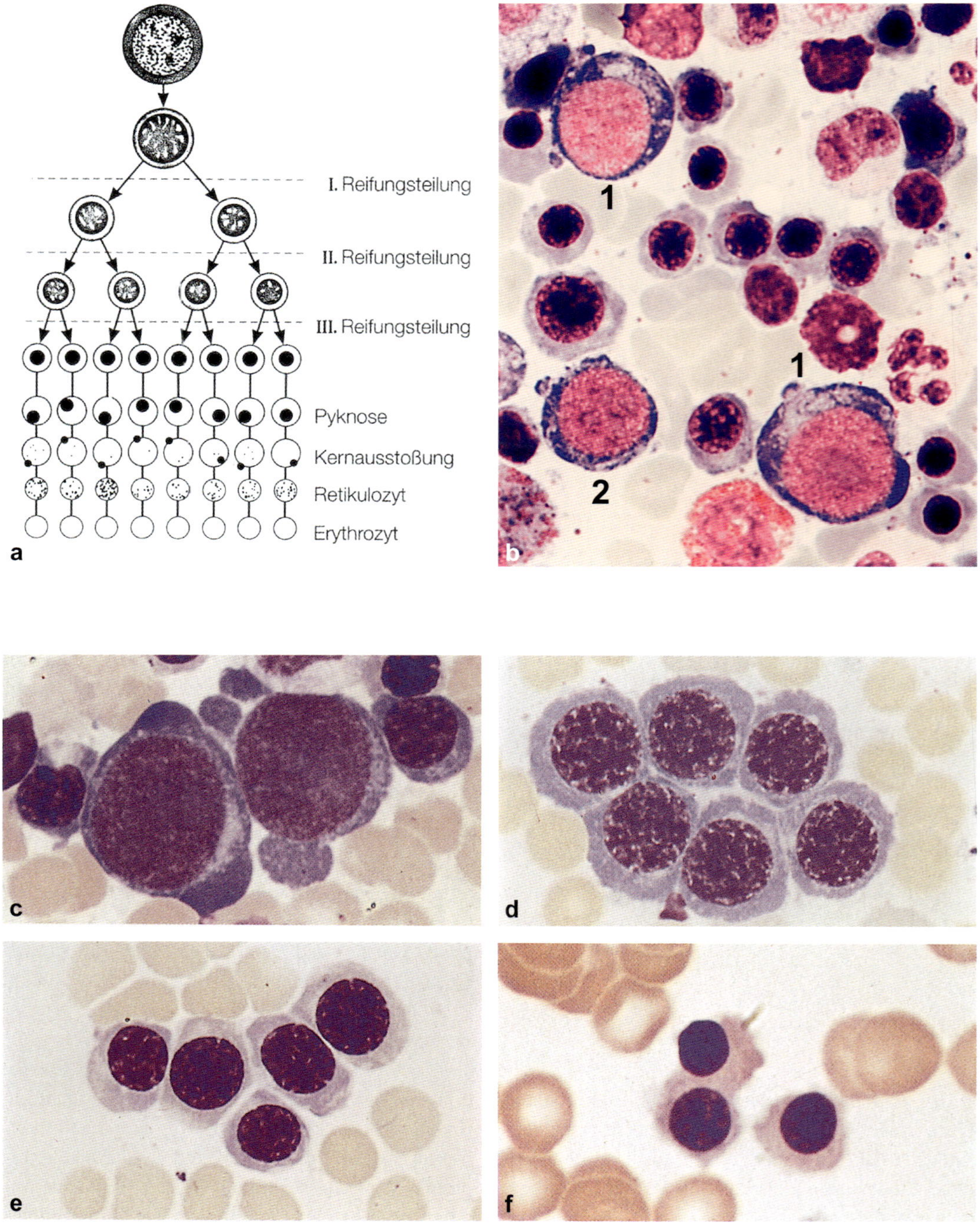

Abb. 3.2 Erythropoese

a) Schematisierte Entwicklung der erythropoetischen Zellelemente: Reifungsteilung und Ausdifferenzierung

b) Proerythroblasten (1) und ein sehr unreifer basophiler Normoblast (2) mit beginnender Kondensation des Chromatin

c) Proerythroblasten mit typischen Plasmaausstülpungen

d) Basophile Normoblasten

e) Polychromatische Normoblasten

f) Orthochromatische Normoblasten, z. T. mit beginnender Kernpyknose.

3.3.2 Rote Blutzellen in der Peripherie

Innenstrukturen der Erythrozyten

Retikulozyt (➢ Abb. 3.3 a): Charakterisiert durch die Substantia granulofilamentosa oder reticulofilamentosa = körnige oder fädige bzw. netzförmige Innenstruktur, nur nach Vitalfärbung mit Brillantkresylblau sichtbar. Farbwerte: Erythrozyt zart grünblau, Substantia reticulofilamentosa schwarzblau.

Morphologische Äquivalente des Retikulozyten

Polychromasie (➢ Abb. 3.3 b): Leicht-violette Tingierung einzelner Erythrozyten bei Färbung nach Pappenheim, der Darstellung einer feinsten basophilen Punktierung entsprechend. Somit gleichfalls ein regeneratorisches Phänomen. Polychromatische Erythrozyten sind oft größer als Normozyten; ihre Membran ist vielfach eingestülpt oder gefältelt.

Basophile Tüpfelung (➢ Abb. 3.3 c): Diffus in der Zelle verteilte, feinste schwarzblaue Tüpfelung, nur bei konventioneller Pappenheim-Färbung zu er-

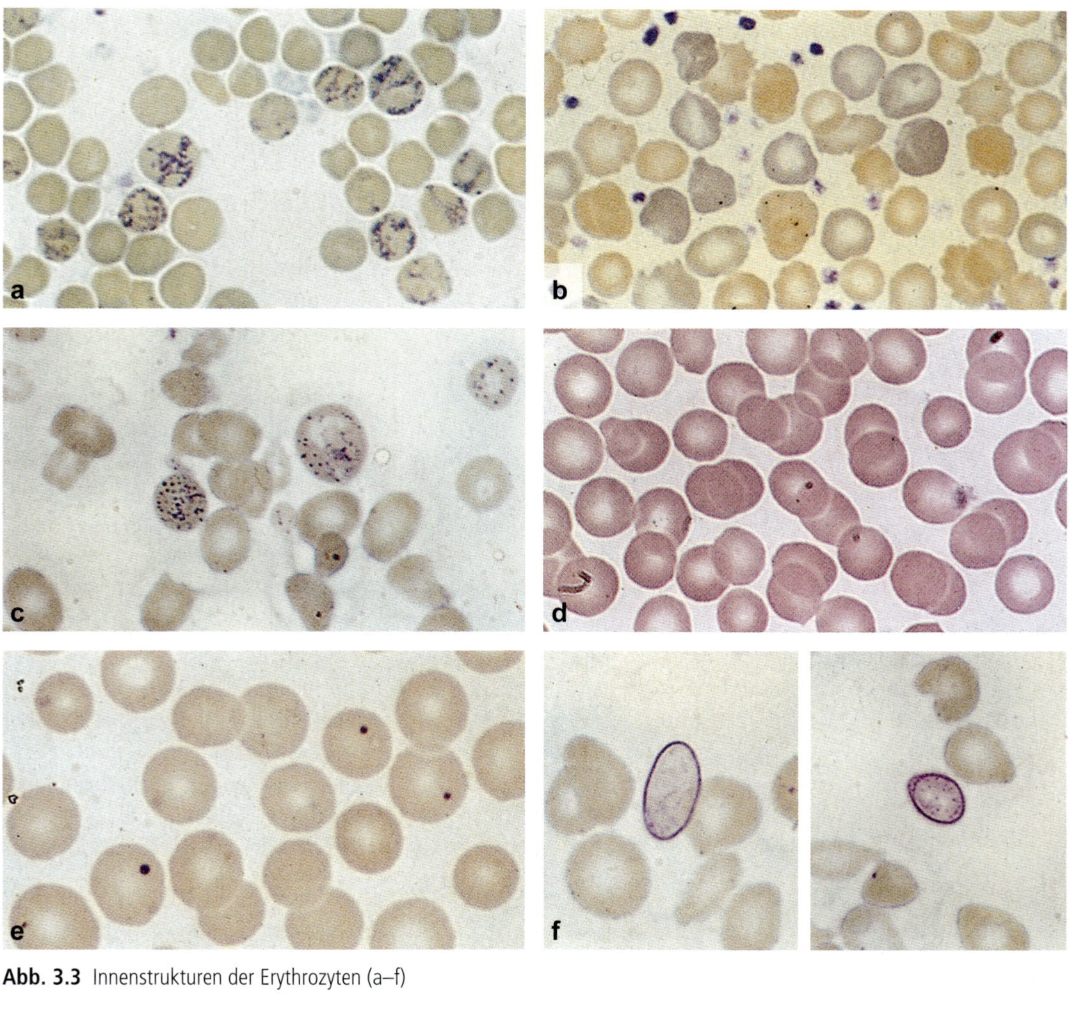

Abb. 3.3 Innenstrukturen der Erythrozyten (a–f)

kennen. Basophil getüpfelte Erythrozyten sind im Normalblut kaum sichtbar. Vermehrtes Auftreten geht stets mit Retikulozytose parallel und ist Ausdruck einer verstärkten Regeneration der Erythropoese oder Hb-Synthesestörung (hämolytische Anämien, Bleivergiftung). Die basophile Tüpfelung entspricht RNS-haltigen aggregierten Ribosomen und entsteht als Trocknungsprodukt des Blutausstriches.

Das Endprodukt der Erythropoese

Erythrozyt (Normozyt) (➤ Abb. 3.3 d): Rötlich-gelblich gefärbte Scheiben von nahezu gleicher Größe und ohne Innenstrukturen (Durchmesser 7–8 µm). Zentrale Aufhellung infolge bikonkaver Scheibenform.

Weitere Innenstrukturen in Erythrozyten

Jolly-Körper (Howell-Jolly-Körperchen, ➤ Abb. 3.3 e): DNS-haltige Kernreste in Erythrozyten. Zeichen für fehlende Milzfunktion, da diese Zellen normalerweise in der Milz eliminiert werden.

Cabot-Ringe (➤ Abb. 3.3 f): Pathologische, schleifenförmige Einschlüsse in Erythrozyten bei Dyserythropoese oder extramedullärer Blutbildung. Die Veränderung wurde 1905 zuerst von dem Amerikaner Richard Clark Cabot beschrieben. Er deutete sie als Überbleibsel von Kernmembranen oder der Mikrotubuli nach der Zellteilung.

Siderozyten Sie enthalten Eisengranula, sichtbar in der Berliner-Blau-Färbung (eisenhaltige Mitochondrien), meist in Retikulozyten nachweisbar. Ohne wesentliche diagnostische Bedeutung.

3.3.3 Leitsätze zur Erythropoese

LEITSÄTZE

- Zellen der Erythropoese und insbesondere ihre Zellkerne sind stets rund!
- Zytoplasma basophil = Anwesenheit von Ribonukleinsäure (RNS) = Zeichen der Unreife bzw. mangelhafter Hämoglobinisierung!
- Zytoplasma oxyphil = Anwesenheit von Hämoglobin = Zeichen der Reife!
- Zytoplasma der kernhaltigen Erythrozytenvorstufen ist frei von spezifischer Granulation.
- Substantia reticulofilamentosa, basophile Tüpfelung der Erythrozyten und Polychromasie sind Ausdruck einer regeneratorischen bzw. pseudoregeneratorischen Erythropoese oder einer Hb-Synthesestörung.
- Kernhaltige rote Zellelemente sind kein physiologischer Bestandteil des peripheren Blutes!

3.4 Granulopoese und Monozytopoese

3.4.1 Neutrophile Granulopoese

Myeloblast (➤ Abb. 3.4 a–d): Unreifste Zellform der Granulopoese, nur spärlich im Knochenmark vertreten. Zelldurchmesser wenig geringer als der des Proerythroblasten. Uneinheitliche Zellform, Kern häufig oval und an einer Seite leicht eingebuchtet, Chromatin feinfädig-engmaschig transparent. Zwei bis fünf meist deutlich sichtbare Nukleoli, die konfluieren können. Zytoplasma schmal, mittelstark bis schwach basophil. Wenig ausgeprägte perinukleäre Aufhellungszone. Einige wenige beginnende Granula können vorhanden sein.

Promyelozyt (➤ Abb. 3.5 a–c, ➤ Abb. 3.6 a–b): Nächst reife Zellform der Granulopoese nach dem Myeloblasten. Größenzunahme gegenüber dem Myeloblasten. Der Kern ist rundlich ovalär, etwas ekzentrisch liegend mit feinem Chromatin mit beginnender Kondensation. Nucleoli sind noch sichtbar. Im Zytoplasma entwickeln sich verstärkt Azurgranula.

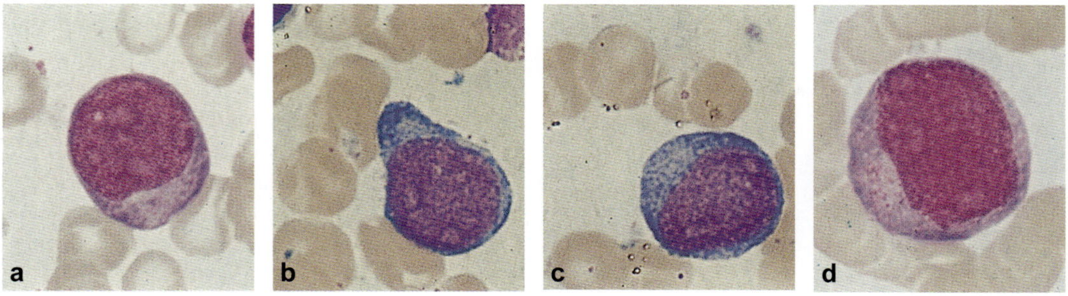

Abb. 3.4 Myeloblasten aus normalem Knochenmark (a–d)

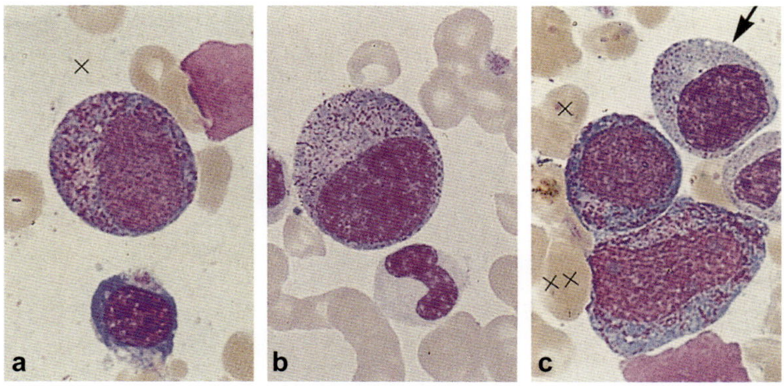

Abb. 3.5 Promyelozyten (a–c)
c) Leicht gequetschter Promyelozyt (xx), zum Vergleich ein neutrophiler Myelozyt (→).

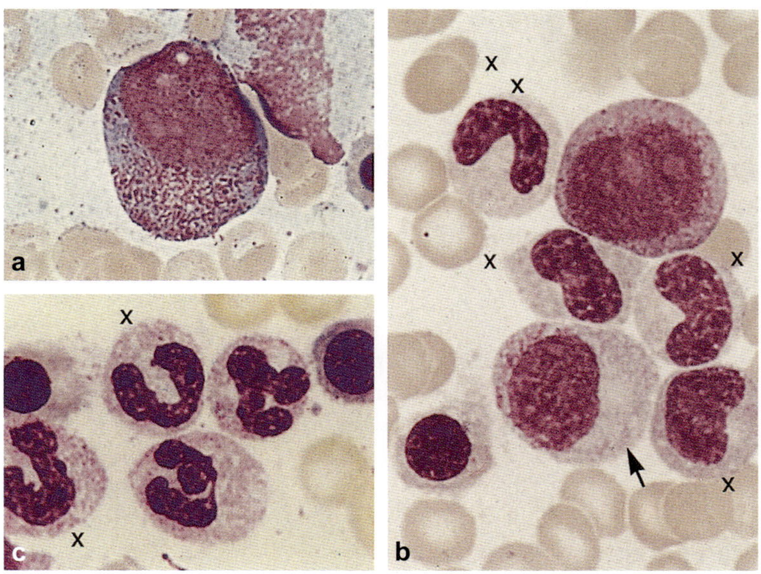

Abb. 3.6 Entwicklungsstufen der neutrophilen Granulozyten
a) Promyelozyt
b) Promyelozyt oben rechts, neutrophiler Myelozyt (→), drei neutrophile Metamyelozyten (x), ein Stabkerniger (xx) und ein Normoblast links unten
c) Zwei neutrophile Stabkernige (x) und zwei Segmentkernige.

Neutrophiler Myelozyt (erstes Auftreten der spezifischen Granulation, ➤ Abb. 3.5 c, ➤ Abb. 3.6 b): Weitere Verringerung des Zelldurchmessers und der Kerngröße. Chromatinstruktur beginnend grobschollig, Nukleolen nur noch selten sichtbar. Zytoplasma zart graubraun oder rosabraun, nicht mehr basophil. Feinste bräunlich-violette (= reife neutrophile) Granula treten an die Stelle der azurophilen Granulation. Markanter heller Fleck im Bereich der stärker vertieften Kernbucht (Zentrosphäre, siehe auch ➤ Abb. 2.2, Ziffer 4).

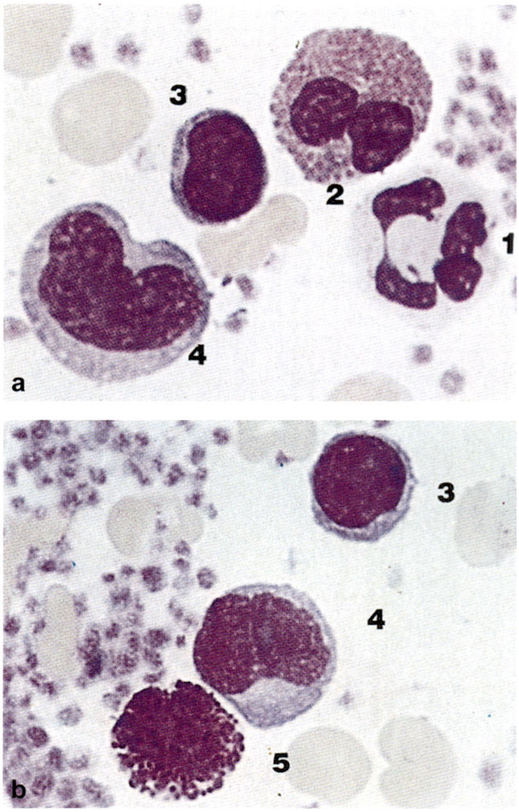

Abb. 3.7 Normale Zellelemente im Blutausstrich
a) Granulozyt (1), Eosinophiler (2), Lymphozyt (3), Monozyt (4) b) Lymphozyt (3), Monozyt (4), Basophiler (5), daneben zahlreiche Thrombozyten

Ende der Reifeteilungen – weitere Zellentwicklung durch Kernreifung

Neutrophiler Metamyelozyt (jugendlicher, ➤ Abb. 3.6 b): Zellkern zur typischen plumpen Bohnen- oder Nierenform umgebildet. Chromatin grobschollig. Zytoplasma wie neutrophiler Myelozyt ohne Zentrosphäre.

Stadium der physiologischen Zellemigration in das periphere Blut

Neutrophiler stabkerniger Granulozyt (➤ Abb. 3.6 b–c): Verschmälerung der Kerngestalt, Ausbildung von C- oder S-förmigen Kernformen ohne erkennbare Schnürfurchen (Bandform). Weitere Vergröberung der Chromatinschollen. Zytoplasma wie Metamyelozyt.

Neutrophiler segmentkerniger Granulozyt (➤ Abb. 3.6 c, ➤ Abb. 3.7): Der Kern der Zellen ist segmentiert mit fadenartigen Verbindungen zwischen den Segmenten. Abgrenzung gegenüber dem Stabkernigen: Die Verbindung an der Segmentierung ist dünner als ⅓ der beiderseits befindlichen dicksten Stelle des Kerns. Überwiegend werden drei bis vier Segmente gefunden; aktuelle zytodiagnostische Kriterien siehe Leitsätze ➤ Kap. 3.4.4. Kernchromatin und Zytoplasma wie stabkerniger Granulozyt.

3.4.2 Entwicklung eosinophiler Granulozyten

Die Eosinophilen sind unter physiologischen Bedingungen im Knochenmark frühestens ab der Stufe der Promyelozyten abzugrenzen.

Eosinophiler Promyelozyt (➤ Abb. 3.8 a): Selten; typische Zelleigenschaften eines Promyelozyten, jedoch zusätzlich Einlagerung von eosinophilen Granula im Zytoplasma, die je nach Anzahl die azurophile Granulation überdecken. In Abhängigkeit von der Färbung (pH-Wert der wässrigen Giemsa-Lösung) erscheinen die eosinophilen Granula als schwarzgraue, graubraune, rostfarbene oder ziegelrote kleine Kugeln, die gelegentlich auch den Zellkern überlagern. Schwarzgraue Granula sind unreifer als rötlich gefärbte und werden deshalb nur in den Vorstufen der eosinophilen Leukozyten angetroffen.

Eosinophiler Myelozyt (➤ Abb. 3.8 b): Häufiger; Kern und Kern-Plasma-Relation wie beim neutrophilen Myelozyten. Zytoplasma erfüllt von eosinophilen Granula, die vorwiegend rotbraune oder rötliche Farbtöne aufweisen. Nicht von Granula bedeckte Zytoplasmaanteile lassen eine milde Basophilie erkennen.

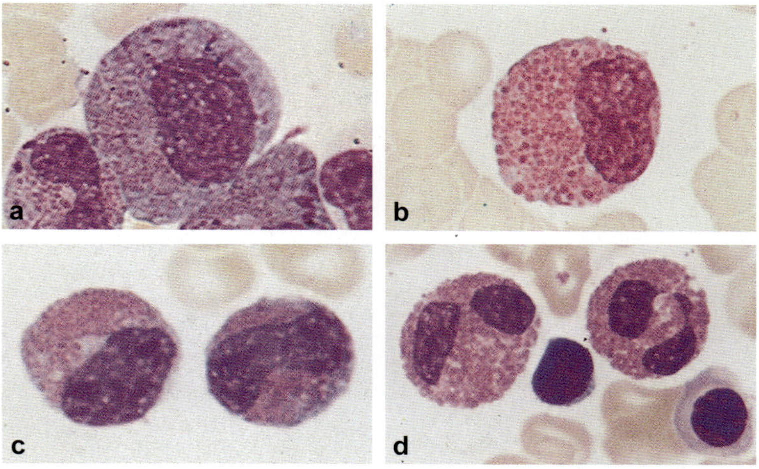

Abb. 3.8 Entwicklung der eosinophilen Leukozyten
a) Eosinophiler Promyelozyt
b) Eosinophiler Myelozyt (Färbung mit schwach saurem Aqua dest.)
c) Zwei eosinophile Metamyelozyten
d) Zwei eosinophile Leukozyten.

Eosinophiler Metamyelozyt (➤ Abb. 3.8 c) und

Eosinophiler stabkerniger Leukozyt Infolge schneller Kernreifung sind diese beiden Zellklassen selten. Morphologisch entsprechen sie den äquivalenten Formen der neutrophilen Reihe, jedoch ausgestattet mit reifen eosinophilen Granula.

Eosinophiler segmentkerniger Leukozyt (➤ Abb. 3.8 d, ➤ Abb. 3.7): Reifste Zellform der eosinophilen Granulopoese, zur Emigration in das periphere Blut befähigt. Kern überwiegend mit zwei Segmenten (Brillenform) mit feinfädiger Segmentbrücke. Chromatin grobschollig. Zytoplasma meist vollständig von reifen eosinophilen Granula erfüllt, deren Kaliber unterschiedlich sein kann. Grundfarbe des Zytoplasmas hell-basophil, nur in granulafreien Bezirken erkennbar.

3.4.3 Entwicklung basophiler Granulozyten und Gewebsmastzellen

Basophiler Myelozyt Die basophilen Granulozyten sind in der Regel erst ab der Stufe der Myelozyten abgrenzbar. Der Zellkern ist rundlich, im Zytoplasma finden sich die charakteristischen groben basophilen Granula.

Basophiler Granulozyt (➤ Abb. 3.7, ➤ Abb. 3.9 a–d): Zellform mit spärlichen Reifezeichen. Kern meist nur an mehreren Stellen eingebuchtet (Kleeblattform), sonst plump segmentiert. Chromatin mäßig gefleckt, nicht ausgesprochen grobschollig. Zytoplasma relativ schmal, mit intensiv basophilen Granula locker durchsetzt, die gern einen kranzförmigen Randsaum bilden. Grundfarbe des Zytoplasmas blassblau-blassrosa. Nicht selten Vakuolen als Äquivalent eluierter Granula. Kern von spezifischer Granulation teilweise überdeckt.

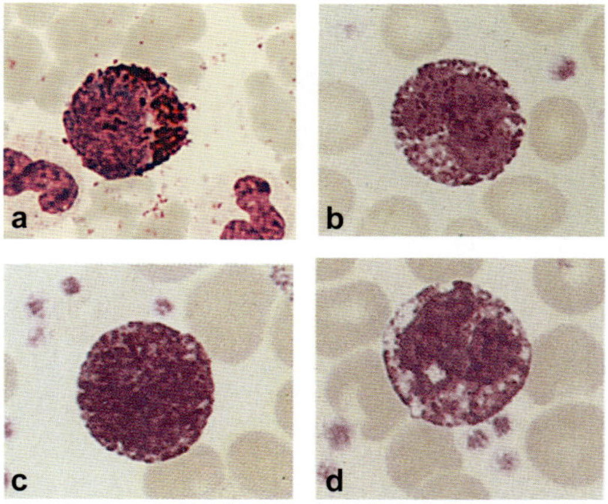

Abb. 3.9 Entwicklung der basophilen Leukozyten
a) Basophiler Myelozyt
b) Basophiler Leukozyt
c) Basophiler Leukozyt
d) Basophiler Leukozyt, z. T. degranuliert.

Gewebsmastzelle (➤ Abb. 3.10 a–c): Mastzellen stammen aus Vorläuferzellen des Knochenmarks, die bereits in unreifem Zustand in das Blut ausgeschwemmt werden. In Ausstrichpräparaten von nor-

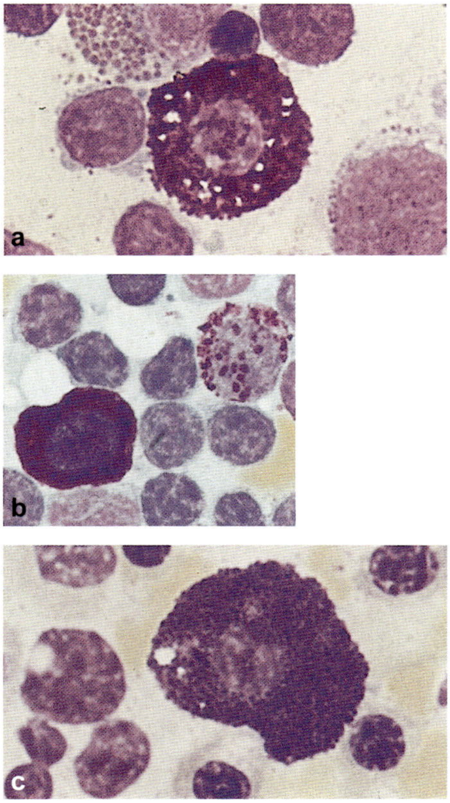

Abb. 3.10 Gewebsmastzellen
a) Gewebsmastzelle
b) Gewebsmastzelle und Basophiler nebeneinander
c) Gewebsmastzelle.

malem Knochenmark nur selten anzutreffende Zellart; bei bestimmten Krankheitsbildern (z. B. M. Waldenström) stärker hervortretend. Kern rund, meist weitgehend von Plasmagranulation überdeckt, helldunkelviolett, wenig strukturiert und zentral angeordnet. Nukleolen nicht sicher erkennbar. Zytoplasma rund oder polygonal, von kleinen schwarz-blauen bzw. schwarz-violetten Granula erfüllt, die infolge außerordentlich dichter Lagerung kaum noch voneinander abgrenzbar sind. Diese Granula überlagern häufig den Zellkern; bei Übersichtsbetrachtung von Markausstrichen verursachen sie den Eindruck homogen schwarzer Elemente. Sehr selten kommen granulafreie Gewebsmastzellen vor, deren Zytoplasma einen rosa Farbton aufweist. Die Gewebsmastzellen enthalten Heparin, Serotonin und Histamin.

3.4.4 Leitsätze zur Granulopoese

LEITSÄTZE

- Der Myeloblast ist die einzige Zelle der weißen Reihe weitgehend ohne Granulation; er ist die unreifste morphologisch definierbare Zelle der Granulopoese. In einigen Blasten können erste wenige azurophile Granula erkennbar sein.
- Es gibt vier verschiedene Granulationsformen in folgender Verteilung:
  - Azurophile Granulation: Myeloblasten und Promyelozyten
  - Neutrophile Granulation: neutrophile Myelozyten, Metamyelozyten, Stabkernige und Segmentkernige
  - Eosinophile Granulation: eosinophile Promyelozyten, Myelozyten, Metamyelozyten, Stabkernige und Segmentkernige
  - Basophile Granulation: basophile Promyelozyten, Myelozyten und Leukozyten.
- Die Kernform wechselt mit fortschreitender Zellentwicklung, die Kerndifferenzierung nimmt von den Neutrophilen bis zu den Basophilen sukzessiv ab.
- Morphologische Definition der neutrophilen Zellformen:
  - Neutrophiler Myelozyt (My): Neutrophiler Granulozyt mit reifem Plasma und einem runden oder ovalen Kern. Das Verhältnis der Achsen eines ovalen Kerns darf nicht mehr als 1 : 2 betragen.
  - Neutrophiler Metamyelozyt (Meta; Synonym: Jugendlicher): Neutrophiler Granulozyt mit reifem Plasma und nierenförmigem Kern. Die Einbuchtung des Kerns darf nicht tiefer sein als die Hälfte der kürzeren Achse des zu einem Oval ergänzten Kerns.
  - Neutrophiler stabkerniger Granulozyt (Stab): neutrophiler Granulozyt mit reifem Plasma und einem hufeisen- oder S-förmigen Kern. Der Kern weist eine klar erkennbare Bandform auf. Der Durchmesser der dünnsten Stelle des Kerns muss mehr als ⅓ des Durchmessers der beiderseits befindlichen jeweils dicksten Stelle des Kerns betragen.
  - Neutrophiler segmentkerniger Granulozyt (Seg; Synonym: Polymorphkerniger): Neutrophiler Granulozyt mit reifem Plasma und einem Kern, der mehr oder weniger deutlich zwei oder (meistens) drei bis fünf Segmente aufweist, oder mit einem Kern, der den oben genannten Definitionen des Myelozyten, Metamyelozyten bzw. Stabkernigen nicht entspricht.
- Physiologische Leukozytenformel des peripheren Blutes:
  - Leukozyten gesamt 4000–9000 µl
  - Basophile Leukozyten: 0–1% (absolut: 0–90 µl)
  - Eosinophile Leukozyten: 1–4% (absolut: 40–360/µl)

- Neutrophile Stabkernige: 0–4% (absolut: 0–360/µl)
- Neutrophile Segmentkernige: 50–70% (absolut: 2000–6300/µl)
- Monozyten: 2–8% (absolut: 80–720/µl)
- Lymphozyten: 25–45% (absolut: 1000–4050/µl)

Das Auftreten anderweitiger Zellformen der weißen Reihe im Blutausstrich muss als pathologisch gelten!

3.4.5 Entwicklung von Monozyten und Makrophagen

Monoblast (➤ Abb. 3.11 a): Im normalen Knochenmark meist nicht sicher vom Myeloblasten abzugrenzen; manchmal Einkerbungen im Kern.

Promonozyt (➤ Abb. 3.11 b–c): Große Zellform mit gewissen promyelozytären Eigenschaften, nur im Knochenmark mit etwa 3% Anteil anzutreffen. Kern rundlich mit einseitiger, manchmal unregelmäßiger Einbuchtung, Chromatin locker, beginnend grobfädig. Vereinzelte Nukleolen sichtbar. Weites, hell-basophiles Zytoplasma mit kleiner Zentrosphäre, selten azurgranuliert. Fließende Übergänge zur nachfolgenden Zellklasse. Eine sichere Abgrenzung von Promonozyten im normalen Knochenmark wäre nur durch Zytochemie (unspezifische Esterase, ➤ Abb. 4.2 c–d) oder Immunzytologie möglich, ist praktisch jedoch nicht bedeutsam.

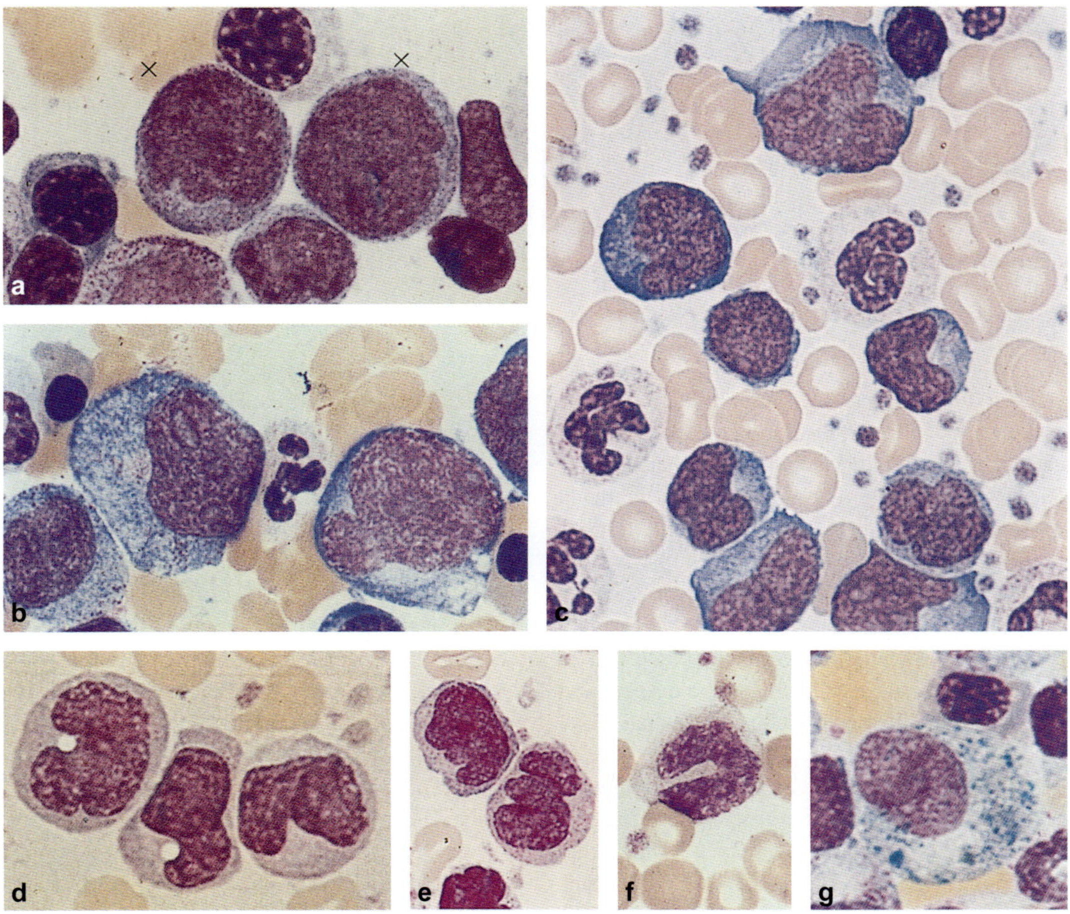

Abb. 3.11 Entwicklung der Monozyten
a) Monoblasten (x), sehr selten nachweisbar (Knochenmark)
b) Promonozyten (Knochenmark)
c) Monozytopoese (Zellnest mit verschiedenen Reifungsstufen im normalen Knochenmark)
d, e, f) verschiedene Monozytenformen im peripheren Blut g) Makrophage im Knochenmark.

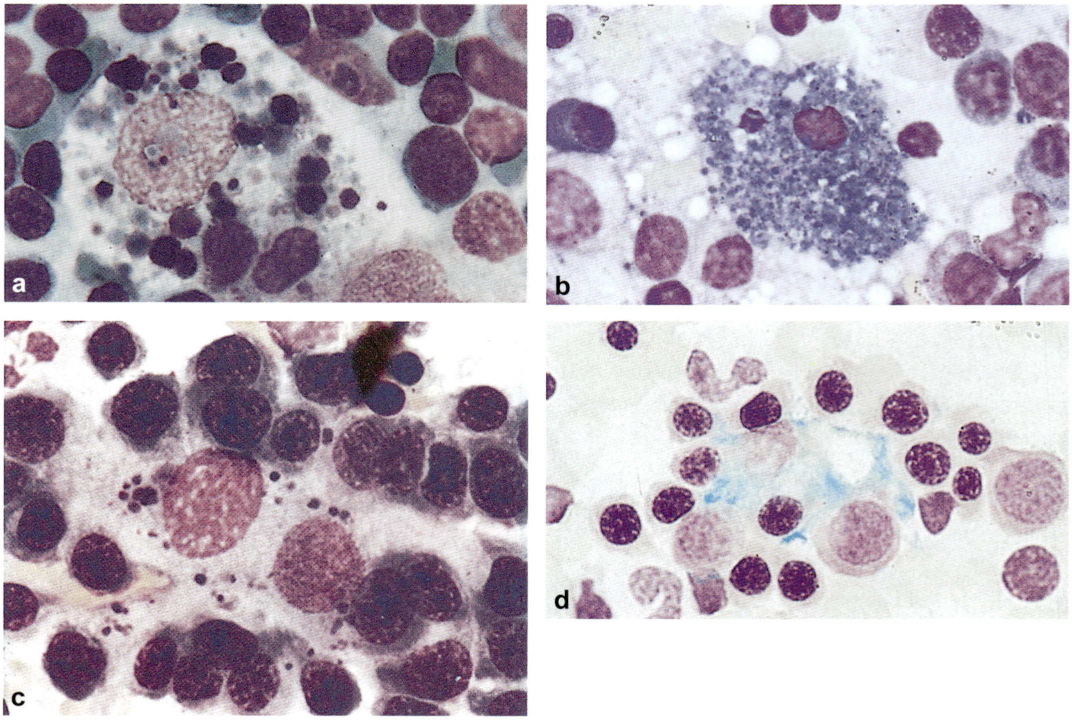

Abb. 3.12 Makrophagen
a, b) Makrophagen im Knochenmark mit Pinozytose und Phagozytose
c, d) Makrophagen in Erythropoeseinseln des Knochenmarks,
d) Angefärbtes Eisen mit Berliner-Blau-Färbung.

Monozyt (➤ Abb. 3.7, ➤ Abb. 3.11 d–f): Größte Zelle des peripheren Blutes. Großer, charakteristisch gelappter, vielgestaltiger Kern, häufig auch wurst- oder bohnenförmig. Chromatin locker, grobfädig mit einzelnen Verdichtungen, insgesamt transparent. Kleine Nukleolen erkennbar. Zytoplasma charakteristischerweise schiefergrau-blau mit staubförmig feinen Granula, gelegentlich auch hell-basophil tingiert. Monozyten zirkulieren nur kurze Zeit im Blut und wandern dann in die Gewebe aus, wo sie zu Makrophagen differenzieren, so in der Lunge (Alveolarmakrophagen), Leber (Kupffer-Zellen) oder im ZNS (Glia), Knochenmark und weiteren Geweben.

Monozyten sind auch die Vorläufer für eine Untergruppe der antigenpräsentierenden dendritischen Retikulumzellen. Diese finden sich in den Keimzentren der Lymphknoten, haben rundlich ovaläre Zellkerne und ein weit verzweigtes geflechtartiges Zytoplasma, mit dem sie mit den Lymphozyten Kontakt aufnehmen. Durch die Struktur des Zytoplasmas sind sie im histologischen Schnitt nur mit immunhistologischer Anfärbung erkennbar.

Makrophage Die Makrophagen entstehen als Gewebsform der Blutmonozyten. Ihre wesentlichen Leistungen sind Phagozytose und Pinozytose (➤ Abb. 3.11 g, ➤ Abb. 3.12 a–b). Makrophagen spielen durch die Präsentation von Antigenen eine wichtige Rolle bei der Immunantwort.

Makrophagen spielen auch eine Rolle im Eisenstoffwechsel. Die Vorläufer der Erythropoese übernehmen in den Erythropoeseinseln des Knochenmarks von Makrophagen Ferritinmoleküle durch Vesikelbildung und nachfolgende Inkorporation (➤ Abb. 3.12 c–d).

Die Morphologie der Makrophagen ist vielgestaltig und weitgehend vom gespeicherten Material abhängig. Häufig kommen größere Exemplare mit unterschiedlichsten Plasmaeinschlüssen vor (Kern- und Zelltrümmer ➤ Abb. 3.12 a; Pigmente ➤ Abb. 3.12 b;

Abbauprodukte des normalen und krankhaften Stoffwechsels, z. B. Fettspeicherzellen).

3.5 Thrombopoese

3.5.1 Entwicklung der plättchenbildenden Zellen im Knochenmark

Die Morphologie der Thrombopoese unterscheidet sich von Erythropoese und Granulopoese insofern, als eine Entwicklung reifer Funktionszellen aus unreifen Vorstufen mit eindeutigen morphologischen Unterscheidungskriterien und über konsequent ablaufende Reifeteilungen nicht erfolgt. An deren Stelle tritt vielmehr ein Polyploidisierungsprozess, der durch Endoreduplikation der DNS verschiedene Zelltypen von 2N–32N (64N) zur Entwicklung bringt, die unterschiedlichen Funktionsstufen entsprechen. Drei verschiedene Zellformen können unterschieden werden.

Megakaryoblast (➤ Abb. 3.13 a–d): Zellkörper in der Regel deutlich größer als der von Proerythroblasten. Zugunsten des Kerns verschobene Kern-Plasma-Relation. Kernchromatin unterschiedlich dicht, Nukleolen meist verdeckt, aber zahlreich vorhanden. Bei überwiegender Einkernigkeit kommen auch 2- bis 4-kernige Exemplare vor. Zytoplasma ist streng basophil, frei von Granulationen, am Rand manchmal etwas ausgefranst. Häufig anhaftende Thrombozyten.

Promegakaryozyt (halbreifer Megakaryozyt) (➤ Abb. 3.13 e–f): Größer dimensioniertes Polyploidisierungsprodukt des Megakaryoblasten. Wenig gelappte Riesenkerne neben Formen mit schon deutlich erkennbarer Segmentierungs-(Lappungs-)Tendenz. Kernchromatin vorwiegend engmaschig, vorhandene Nukleolen meist verdeckt. Zytoplasma basophil mit einzelnen azurophilen Arealen, beginnende thrombopoetische Aktivität anzeigend. Deutliche Zunahme der Zytoplasmaweite. Am Zellrand anhaftende Thrombozyten.

Reifer Megakaryozyt (➤ Abb. 3.14 a, b): Größte Zelle der Hämatopoese im Knochenmark unter normalen Bedingungen. Ausbildung typischer Kernhaustrierung und feinsttüpfliger Zytoplasmaazurophilie, letztere als Ausdruck aktiver Thrombozytenbildung. Die Felderung und Ausstülpung von azurophilen Plasmaabschnitten entspricht einer Vorbereitung der Plättchenausschüttung.

Ein kleiner Teil von Megakaryozyten (unter 10%) zeigt bei Verminderung des Zelldurchmessers kleine rund-ovale Einzel- oder Doppelkerne (sog. Mikromegakaryozyten, ➤ Abb. 3.14 d). Auch diese Elemente besitzen thrombopoetische Aktivität. Ein besonderes Phänomen ist die sog. Emperipolesis (➤ Abb. 3.14 c), d. h. die Durchwanderung reifer Granulozyten durch das Zytoplasma von Megakaryozyten ohne Beeinträchtigung der Zellintegrität, also auch ohne Hinweis auf einen Phagozytosevorgang.

Stadium der Thrombozytenfreisetzung Die bis dahin zusammenhängende Zytoplasmastruktur der reifen Megakaryozyten zeigt unregelmäßige Fortsätze und zunehmenden Zerfall, wobei zahllose Makro- und nachfolgend Mikropartikel mit feiner Azurgranulation entstehen, die reifen Thrombozyten entsprechen (➤ Abb. 3.14 e, f). Plasmafreie Restkerne bleiben bis zu ihrer Vernichtung durch Makrophagen im Knochenmark nachweisbar (cave: diagnostischer Irrtum bei Fremdzellsuche!).

Thrombozyt (Blutplättchen) (➤ Abb. 3.15 a, b): plasmatisches Reifungsprodukt der Megakaryozyten, zur Ausschwemmung in das periphere Blut bestimmt. Kleinstes Formelement im Blutausstrich (ca. ⅕ bis ¼ der Größe eines Erythrozyten), bestehend aus blass-basophilem Zytoplasma (Hyalomer) und azurophiler Granulation (Granulomer). Im physiologischen Rahmen liegende Autoaggregation bei Blutausstrichen ohne EDTA-Zusatz bewirkt engstes Zusammenliegen mehrerer Thrombozyten in Ausstrichpräparaten.

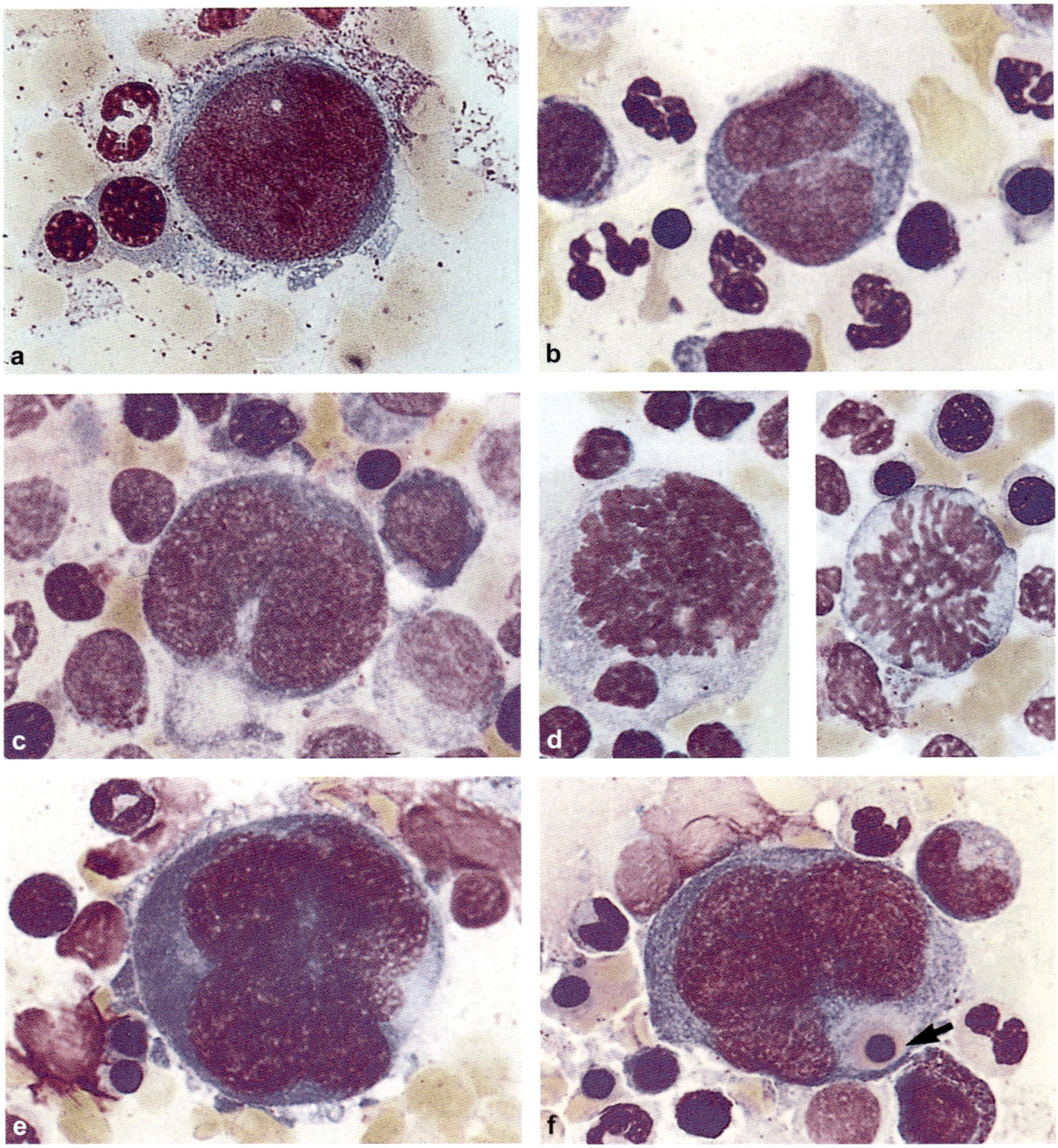

Abb. 3.13 Thrombopoese (Knochenmark)
a, b, c) Typische Megakaryoblasten
d) Prophaseartige Kernveränderungen in Megakaryoblasten
e) Typischer Promegakaryozyt
f) Promegakaryozyt, Emperipolesis (→) eines oxyphilen Normoblasten (siehe auch ➢ Abb. 3.14 c) NB: Beachte das Größenverhältnis der Megakaryoblasten und Megakaryozyten im Vergleich zu den umliegenden Knochenmarkzellen!

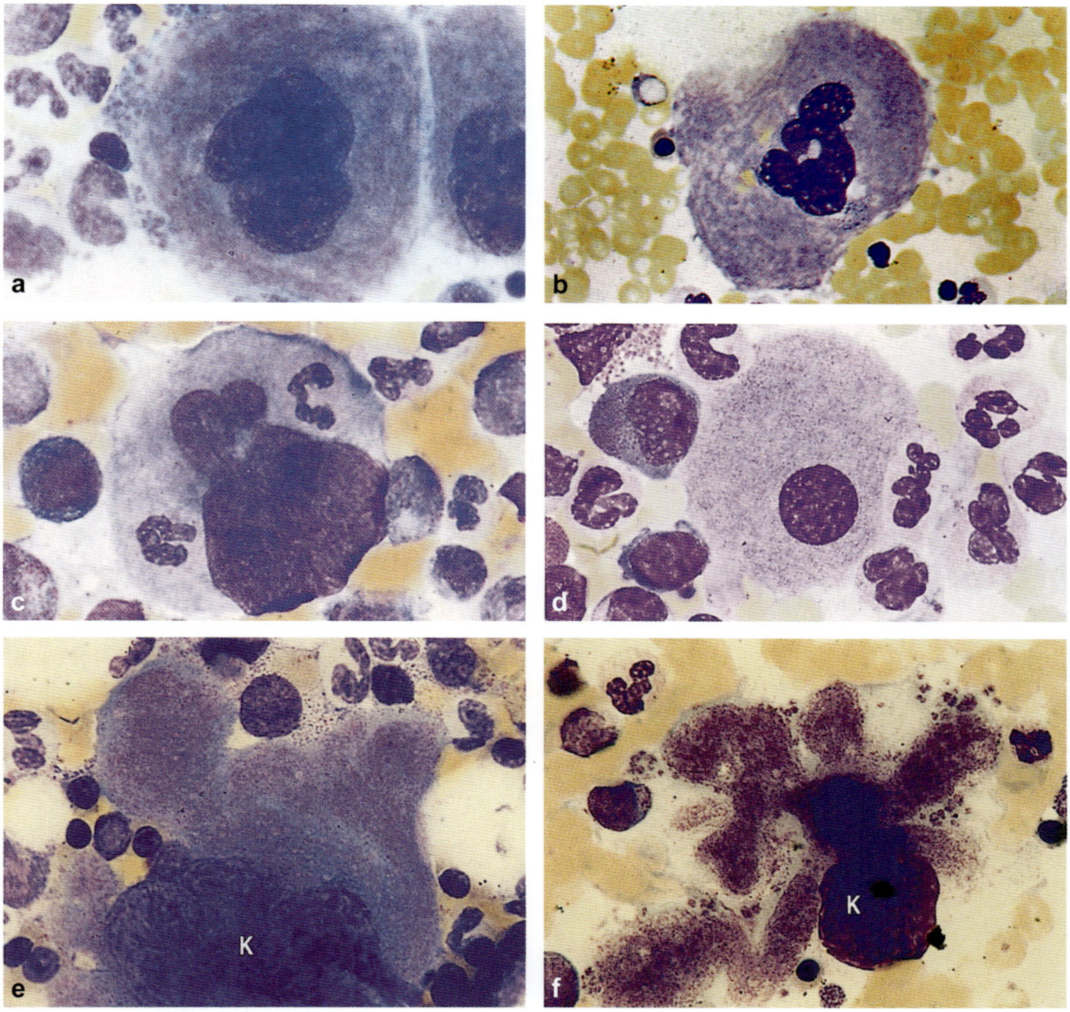

Abb. 3.14 Thrombopoese (Knochenmark)
a, b) Reife Megakaryozyten mit typischer azurophiler Zytoplasmagranulation und Kernform
c) Emperipolesis = Granulozytendurchwanderung in einem Megakaryozyten
d) Physiologischer Mikromegakaryozyt (maximal bis 10% aller Megakaryozyten im normalen Mark)
e) Megakaryozyt mit Zytoplasmaausstülpungen als Vorbereitung zur Plättchenausschüttung, K = Zellkern
f) Megakaryozyt unmittelbar nach der Zytoplasmasprengung zur Freisetzung der Thrombozyten, die noch in größeren Konglomeraten zusammenliegen, K = Zellkernreste.

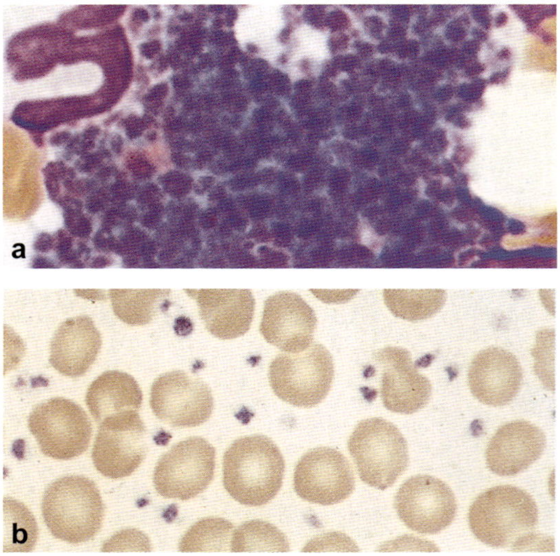

Abb. 3.15 Thrombozyten (Blut)
a) Thrombozytenaggregat im zusatzfreien Blutausstrich
b) Einzeln liegende Thrombozyten im Ausstrich von EDTA-Blut.

3.5.2 Leitsätze zur Thrombopoese

LEITSÄTZE

- Megakaryoblast = unreifste Zellform der Thrombopoese, die entweder durch Endomitose echte Mehrkernigkeit oder durch Endoreduplikation des Chromosomensatzes die Fähigkeit einer zunehmenden Polyploidisierung des Zellkerns erwirbt.
- Promegakaryozyt = Produkt einer sich fortsetzenden Polyploidisierung, die im Megakaryoblasten beginnt. In der Regel noch keine Plättchenbildung.
- Megakaryozyten = Eigentliche plättchenbildenden Zellelemente der Thrombopoese. Der wirkliche Megakaryozytengehalt eines Markpunktates ist nur in einwandfreien Bröckelausstrichen bei geringer Vergrößerung zu beurteilen.
- Die Thrombozyten sind als einzige Blutzellart ein ausschließlich zytoplasmatisches Reifungsprodukt.
- Sämtliche Elemente der Thrombopoese besitzen eine zellspezifische Agglutinationsfähigkeit (Aggregationsfähigkeit) mit Thrombozyten, die deshalb häufig am Zytoplasmarand ihrer Mutterzellen angelagert sind. Dasselbe gilt für die Thrombozyten untereinander.

3.6 Lymphopoese

3.6.1 Überblick

Die morphologisch als Lymphozyten identifizierbaren Zellen umfassen immunologisch drei große Subgruppen: B-, T- und NK-Zellen. Sie sind aufgrund von morphologischen Merkmalen nicht zu unterscheiden. T- und NK-Zellen können eine grobe Azurgranulation tragen (➤ Abb. 3.17). Die Charakterisierung von Lymphozytensubpopulationen mit monoklonalen Antikörpern und die Methoden der Molekularbiologie haben die Erkenntnis funktioneller Zusammenhänge der Lymphopoese wesentlich bereichert. Lymphozyten entstehen aus den pluripotenten hämatopoetischen Stammzellen im Knochenmark. Sie durchlaufen einen komplexen Reifungsprozess in den peripheren lymphatischen Organen (z. B. dem Thymus für die T-Zellen und den Lymphknoten, der Milz und anderen lymphatischen Organen für die B-Zellen). Innerhalb der B- und T-Zellen können durch Oberflächenmarker und funktionelle Charakterisierung weitere Subgruppen identifiziert werden.

B-Lymphozyten

Die B-Lymphozyten entstehen aus den pluripotenten hämatopoetischen Stammzellen über die gemeinsamen lymphatischen Vorläuferzellen im Knochenmark. Sie reifen im Knochenmark über verschiedene Stufen von Vorläuferzellen heran (➤ Tab. 3.4). In dieser Population entstehen die Voraussetzungen für die den B-Zellen eigene Funktion der humoralen Antikörperbildung. Es erfolgt auf dieser Ebene ein Rearrangement, das zur Entwicklung der schweren und nachfolgend leichten Ketten der Immunglobuline führt. Reife B-Zellen zeigen charakteristischerweise eine Expression von CD19 und CD20. B-Zellen machen etwa 10% der Lymphozyten in Knochenmark und peripherem Blut und etwa 50% der Zellen in Milz und Lymphknoten aus.

B1-Zellen Ein geringerer Anteil an B-Zellen ist CD5-positiv (B1-Zellen). Sie sind funktionell von T-Zellen unabhängig und haben eine Abwehrfunktion in Pleura und Peritoneum. Nach gegenwärtigem

Tab. 3.4 Entwicklung und Reifung der B-Zellen im Knochenmark (modifiziert nach ❸)

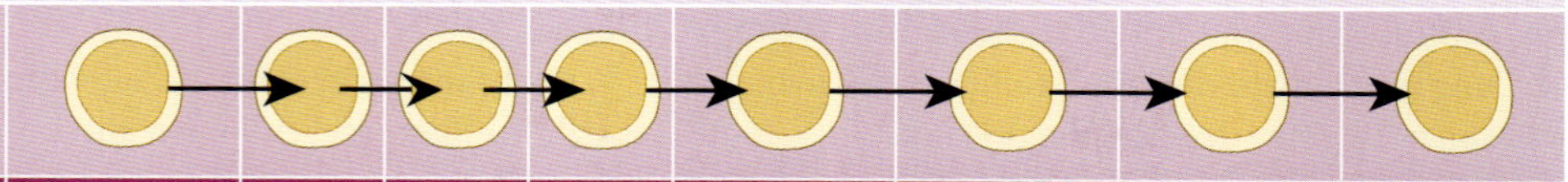

Marker	Gemeinsamer lymphatischer Vorläufer	early B	pro B	pre-B I	large pre-B II	small pre-B II	unreife B-Zelle	reife B-Zelle
CD34	+	+	+	–	–	–	–	–
CD10	+	+	+	+	+	+	+	–
IL-7 Rα	+	+	+	–	–	–	–	–
CD19	–	–	+	+	+	+	+	+
CD79a	–	+	+	+	+	+	+	+
TdT	–	+	–	–	–	–	–	–
RAG	–	–	+	+	–	+	+	–
VpreB	–	+	+	+	+	–	–	–
μH	–	–	+/–	+	+	+	+	+
pre-BCR	–	–	–	–	+	–	–	–
IgH	GL	DJH	VHDJH	VHDJH	VHDJH	VHDJH	VHDJH	VHDJH
KL	GL	GL	GL	GL	GL	VLJL	VLJL	VLJL
cycling	–	–	–	+	+	–	–	–
Pax-5	–	–	+	+	+	+	+	+
sIgM	–	–	–	–	–	–	+	+
sIgD	–	–	–	–	–	–	–	+

IL-7 Rα = Interleukin-7 Rezeptor alpha; TdT = terminale Desoxribonucleotidyltransfrerase; RAG = recombination activation gene; VpreB = Vpre-B Protein; μH = μ-Schwerketten; pre-BCR = pre-B-Zell Rezeptor; IgH = Immunglobulin-Schwerkette; GL = Keimbahnkonfiguration; DJH = DJH-Rearrangement; VHDJH = VHDJH-Rearrangement; VLJL = VLJL-Rearrangement; Pax-5 = Transkriptionsfaktor Pax-5; sIgM = Oberflächen IgM; sSIgD = Oberflächen IgD.

Wissensstand produzieren diese B-Zellen Antikörper mit breiter und ungerichteter Spezifität gegen Oberflächenstrukturen von Krankheitserregern. Sie sind daher Teil des innaten (unspezifischen) Immunsystems. Die Zellen rezirkulieren im Blut. Ein weiterer Teil des innaten Immunsystems sind die splenischen Marginalzellen. Sie sind in der Milz sessil und rezirkulieren nicht im Blut.

B2-Zellen Die meisten B-Zellen sind CD5-negativ und benötigen eine Kooperation mit T-Zellen für ihre Funktion (B2-Zellen). Sie wachsen und reifen in den Follikeln der Milz, Lymphknoten und anderen peripheren lymphatischen Organen und werden dabei unter dem Einfluss von T-Lymphozyten und Makrophagen auf Antigen-Spezifität selektioniert. CD5-negative B-Zellen gehören damit zur adaptiven (spezifischen) Immunabwehr. Sie rezirkulieren in Blut und Lymphsystem.

Im einzelnen geht die Entwicklung folgendermaßen vor sich: Nach der Ausreifung im Knochenmark treten die nativen B-Zellen in den Blutstrom ein. Sie wandern in das lymphatische Gewebe, wo sie Kontakt zu den Antigen-präsentierenden Zellen erhalten. Sie werden aktiviert und differenzieren in kurzlebige Plasmazellen niedriger Affinität oder B-Memory-Zellen. Die B-Memory-Zellen wandern aus den extrafollikulären Gebieten des Lymphknotens in den Primärfollikel. Hier werden sie mit durch die follikulären dendritischen Retikulumzellen mit Antigen in Kontakt gebracht und aktiviert. Es entsteht die sekundäre Immunantwort. Zu diesem Zeitpunkt wandeln sich die Primärfollikel zu Sekundärfollikeln mit Keimzentren. Durch den Antigenkontakt differenzieren die B-Memory-Zellen zu Zentroblasten mit Immungobulin-Isotyp-Umstellung und somatischen Mutationen in der hypervariablen Region des Immunglobulin-Gens mit dem Resultat von hochaffinen Antikörpern. Die Zentroblasten differenzieren dann zu Zentrozyten und reexprimieren Oberflächen-Immunglobulin. Danach erfolgt eine Differenzierung in B-Memory-Zellen oder Plasmoblasten. Letztere wandern in das Knochenmark ein und differenzieren terminal zu Plasmazellen mit einer Lebensdauer von etwa 1 Monat.

Weiter Einzelheiten zur B-Zell-Reifung sind im Abschnitt „Plasmazellen" aufgeführt.

T-Lymphozyten

Die Vorläufer der T-Zellen entstehen aus den hämatopoetischen Stammzellen im Knochenmark. Sie

Tab. 3.5 Entwicklung und Reifung der T-Zellen im Thymus (modifiziert nach ❸)

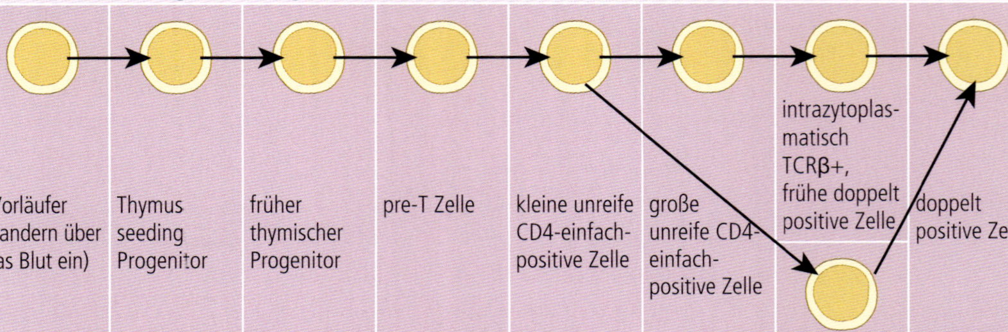

(Vorläufer wandern über das Blut ein)	Thymus seeding Progenitor	früher thymischer Progenitor	pre-T Zelle	kleine unreife CD4-einfach-positive Zelle	große unreife CD4-einfach-positive Zelle	intrazytoplasmatisch TCRβ+, frühe doppelt positive Zelle / intrazytoplasmatisch TCRβ-, frühe doppelt positive Zelle	doppelt positive Zelle
CD34	+	+	+	+	–	–	–
CD1a	–	–	+	+	+	+	+
icTCRβ	–	–	–	–	+	+/–	+
icCD3ε	?	+/–	+	+	+	+	+
CD2	–	+/–	+	+	+	+	+
CD5	–	+/–	+	+	+	+	+
CD7	+	+	+	+	+	+	+
CD4	–	–	–	+	+	+	+
CD8α	–	–	–	–	–	+	+
CD8β	–	–	–	–	–	–	+
CD45RA	+	+	–	–	–	–	–
CD45R0	–	–	–	–	+	+/–	+
IL-7 R α	–	+	+	+	+	+	+
DJβ	–	+	+	+	+	+	+
V-DJβ	–	–	–	+	+	+	+
V-J α	–	–	–	–	–	–	+

icTCR = intrazytoplasmatischer T-Zell-Rezeptor, icCD3 = intrazytoplasmatisches CD3; IL-7 R α = Interleukin-7 Rezeptor alpha; DJβ = DJβ-Rearrangement;
V-DJβ = V-DJβ-Rearrangement; V-J α = V-J α -Rearrangement

wandern von dort bereits früh in den Thymus und durchlaufen dort ihre verschiedenen Reifungsstufen (➢ Tab. 3.5). Dabei erfahren sie eine Umlagerung der T-Zell-Rezeptorkettensegmente. Es bilden sich αβ T-Zellen und γδ T-Zellen. T-Lymphozyten finden sich zu 70–80% im Blut und außerdem in der Mantelzone und den Keimzentren der Lymphfollikel.

αβ T-Zellen Sie sind die quantitativ bedeutendste Subgruppe und umfassen CD3+CD8+ und CD3+CD4+ T-Zellen. Letztere machen etwa ⅔ der lymphatischen Zellen im peripheren Blut aus.

- CD3+CD8+ T-Zellen entwickeln sich zu zytotoxischen T-Zellen (CTL). Sie dienen als Abwehr gegen virusinfizierte oder transformierte Zellen.
- CD3+CD4+ T-Zellen können aufgrund der verschiedenen Zytokinsekretion in zwei Untergruppen unterteilt werden:
  - TH1-Zellen: Nach Stimulation mit Antigen, IL-12 und CD80/CD28 (B-Zellen) wird IL-2, IFN-γ und TNF-β ausgeschieden. TH1 Zellen stimulieren die zytotoxischen T-Zellen (CTL).
  - TH2-Zellen: Nach Stimulation mit Antigen, CD86/CD28 (B-Zellen) und IL-1 (Makrophagen) wird IL-4, IL-5, IL10 und IL13 sezerniert. TH2-Zellen stimulieren B-Zellen und die Antikörperproduktion.

γδ T-Zellen Sie sind CD3+CD4-CD8- und entwickeln sich in Thymus und Darm. Die γδ T-Zellen machen nur 1–5% der im peripheren Blut zirkulierenden T-Zellen aus, können aber 50% der lymphatischen Zellen in Haut und Magen-Darm-Trakt ausmachen. Da sich das T-Zell-Rezeptorkettengenrearrangement vor dem Antigenkontakt entwickelt, gehören diese Zellen wahrscheinlich zum innaten Immunsystem.

NK-Zellen

NK-(Natural Killer-)Zellen bilden eine abgegrenzte lymphatische Zellpopulation und machen etwa 10% der im peripheren Blut zirkulierenden Lymphozyten aus. Aus den pluripotenten hämatopoetischen Stammzellen entstehen gemeinsame T-/NK-Zell-Vorläufer. Die weitere Differenzierung erfolgt im Thymus. Einzelheiten sind noch in Diskussion. NK-Zellen werden durch den Phänotyp CD3-CD56+ charakterisiert. Sie wirken durch die Produktion zytotoxischer Zytokine, direkte Zytolyse und Antikörper-vermittelter zellulärer Zytotoxizität gegen virusinfizierte oder transformierte Zellen.

3.6.2 Morphologie der Lymphozyten

Eine Differenzierung der Lymphozyten in T-, B- oder NK-Zellen ist aufgrund der Morphologie nicht möglich. Rein deskriptiv kann zwischen kleinen und großen Lymphoyzten mit und ohne Azurgranulation unterschieden werden (➢ Abb. 3.16, ➢ Abb. 3.17 a–c). Rein praktisch werden diese morphologischen Varianten bei der Differenzierung von Blut- und Knochenmarkausstrichen nicht getrennt aufgeführt. Auffälligkeiten werden als Kommentar dokumentiert.

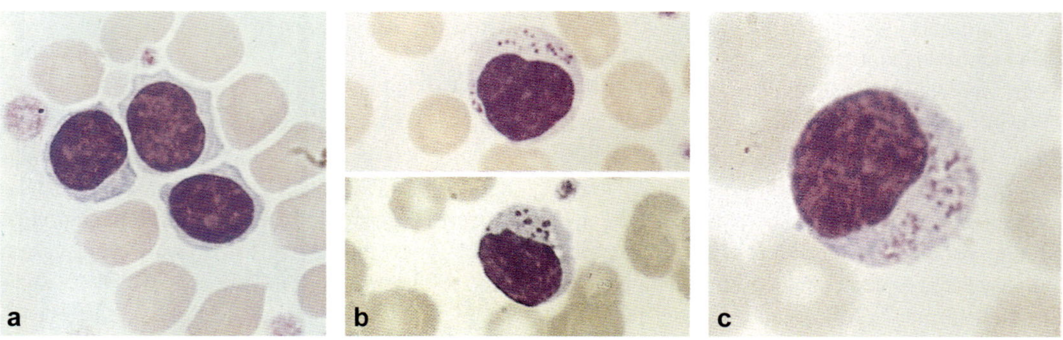

Abb. 3.16 Lymphozyten
a) Kleine Lymphzyten (Vergr. 1200 ×)
b) Lymphozyten mit Azurgranulation
c) Großer Lymphozyt mit Azurgranula („large granular lymphocyte", Vergr. 1500 ×)

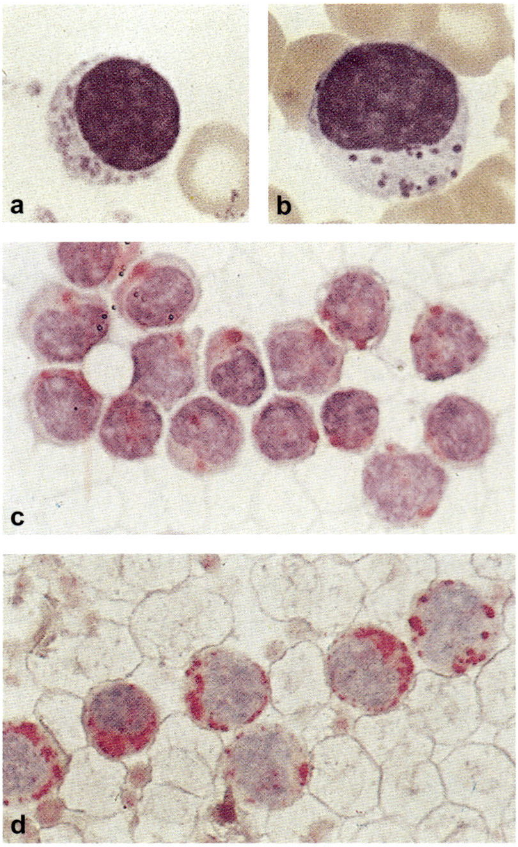

Abb. 3.17 Lymphozyten und zytochemische Färbungen
a, b) Lymphozyten mit Azurgranula
c) Fokal positive saure Phosphatase in T-Lymphozyten
d) Granulär positive saure Phosphatase in Lymphozyten, unspezifisch.
NB: Zytochemische Färbungen zur Differenzierung der T-Lymphozyten sind heute durch die Möglichkeiten der Immunphänotypisierung obsolet.

Lymphozyten können nach Antigenkontakt reaktiviert werden. Sie durchlaufen in diesem Falle eine Transformation und können erneut in den Teilungszyklus eintreten. In dieser Eigenschaft unterscheiden sie sich z. B. von den Granulozyten. Mit der Transformation der Lymphozyten in teilungsaktive Zellen ist eine Veränderung der Morphologie verbunden. Man bezeichnet sie mit den Begriffen „lymphatische Reaktionsformen", „reaktive" oder „aktivierte" Lymphozyten. Die Transformation in lymphatische Reaktionsformen ist ein physiologischer Prozess im Rahmen von Infektionen und darf nicht mit einer malignen Transformation verwechselt werden.

Aus praktischen Gründen sollte daher der Begriff der „lymphatischen Reaktionsform" streng abgegrenzt werden von den so genannten „atypischen Lymphozyten". Diese Begrifflichkeit signalisiert bei der Differenzierung, dass hier nicht normale, jedoch auch nicht als blastäre Elemente einzuordnende lymphatische Zellen vorliegen, die den Verdacht auf eine lymphatische Systemerkrankung nahelegen. Die morphologische Abgrenzung von lymphatischen Reaktionsformen und atypischen Lymphozyten ist nicht banal und bedarf weiterer klinischer Informationen und ggf. auch immunologischer Zusatzuntersuchungen.

Kleine Lymphozyten Rundliche Zellen, geringfügig größer als der normale Erythrozyt. Die Zellen haben eine hohe Kern-Plasma-Relation mit häufig nur sehr schmalem, kaum abgrenzbarem Zytoplasma. Das Zytoplasma ist wasserklar, leicht basophil. Der Kern ist rundlich, gelegentlich etwas eingedellt mit grobscholligem Chromatin und gelegentlich sichtbaren Nukleoli.

Große Lymphozyten Die Größe der Zellen beträgt bis 2-fachen Erythrozytendurchmesser. Sie haben ein reichlicheres, wasserklares, leicht basophiles Zytoplasma. In einem Teil der Zellen finden sich meist wenige, grobe, rötliche Azurgranula. Der Zellkern ist rundlich, teils auch etwas eingedellt. Die Chromatinstruktur ist grob, schollig mit ähnlichen Charakteristika wie beim kleinen Lymphozyten.

Besonderheiten bei Lymphknotenpunktaten (➤ Abb. 3.18 a, b): Im Follikelzentrum finden sich insbesondere bei entzündlich veränderten Lymphknoten blastär transformierte Zellen, die nicht Anlass zur Diagnose einer malignen Erkrankung geben dürfen. Diese morphologischen Veränderungen sind Teil des normalen Prozesses der B-Zell-Entwicklung.

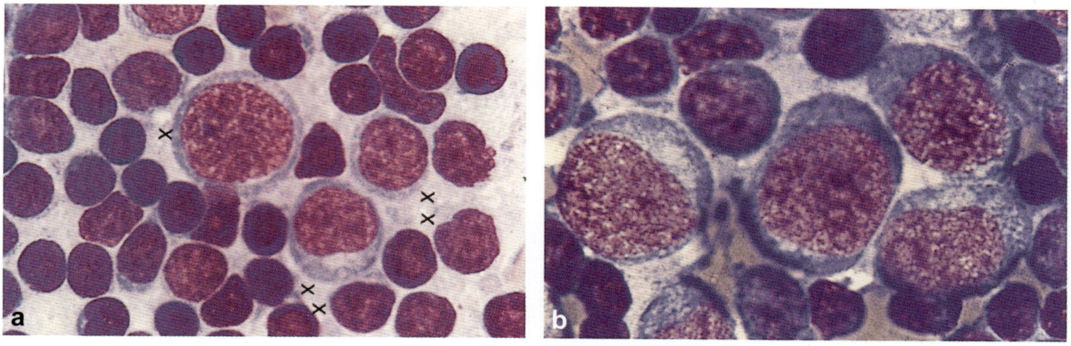

Abb. 3.18 Lymphknotentupfpräparat mit reaktiven Veränderungen
a) Im Tupfpräparat vorherrschend kleine Lymphozyten, daneben eine große und zwei kleinere transformierte Zellen, mit prolymphozytärer (xx) und mit zentroblastärer (x) Morphologie.
b) Stark durch Antigen im Keimzentrum aktivierte Zellen, in Bildmitte mit immunoblastischer Morphologie.

3.6.3 Plasmazellen

Wie oben beschrieben können Plasmazellen in zwei Stadien der B-Zell-Entwicklung entstehen: Die nativen B-Zellen wandern in das lymphatische Gewebe ein, wo sie Kontakt zu den antigenpräsentierenden Zellen erhalten. Sie werden aktiviert und differenzieren in kurzlebige Plasmazellen niedriger Affinität oder B-Memory-Zellen. Die B-Memory-Zellen wandern aus den extrafollikulären Gebieten des Lymphknotens in den Primärfollikel. Durch Antigenkontakt werden sie zu Zentroblasten aktiviert, differenzieren dann zu Zentrozyten und weiter zu B-Memory-Zellen oder Plasmoblasten. Letztere wandern in das Knochenmark ein und differenzieren terminal zu Plasmazellen.

Morphologie der Plasmazellen (➤ Abb. 3.19 a–d): Der Zellkern ist charakteristischerweise exzentrisch gelagert, kreisrund und zeichnet sich durch ausgesprochen schollige Chromatinstruktur aus. Zwischen den einzelnen Chromatinpartikeln sind schmale helle Felder, wodurch der Eindruck einer „Radspeichenstruktur" entstehen kann. Zwei- und mehrkernige Zellformen kommen vor. Das Zytoplasma ist meist kornblumenblau, in manchen Elementen auch himmelblau. Breite und häufig fleckförmige perinukleäre Aufhellungszone, oft Vakuolen im Zytoplasma von unterschiedlicher Anzahl und Größe.

Diese Vakuolen sind unter besonderen funktionellen Bedingungen von opaleszierenden Tropfen (Russell-Körperchen) erfüllt, die erstarrten Globulinen entsprechen (➤ Abb. 3.19 e–h). Es besteht eine breite Skala von einzelnen Tropfen bis zur vollständigen Anfüllung des Zellkörpers mit großen kugelförmigen Gebilden, die sogar den Kern überdecken und nach Sprengung der Zellmembran zwischen anderen Markelementen verstreut liegen können. In manchen Plasmazellen ergeben die Russell-Körper eine positive PAS-Reaktion. Selten auch intraplasmatische Einlagerung von Eiweißkristallen, ebenso selten azurophile Plasmaeinschlüsse und tropfige Gebilde innerhalb des Zellkerns.

Eine rötliche Tingierung des Zytoplasmas wird mit dem Begriff der „flammenden" Plasmazelle gekennzeichnet (➤ Abb. 3.19 i).

Ein zytologisches Kuriosum sind im Abbau begriffene Plasmazellen. Das Kernchromatin hellt sich auf, das Zytoplasma vergrößert sich erheblich und zeigt gespinstartige Reststrukturen (➤ Abb. 3.19 k).

3.6.4 Leitsätze zur Lymphopoese

LEITSÄTZE

- Der Begriff „Lymphoblast" bleibt für den Bereich der akuten Leukosen reserviert. Blastenformen, die bereits unter physiologischen Bedingungen im lymphatischen Gewebe (= Lymphknotentupfpräparat) mikroskopisch nachweisbar sind, entsprechen Zentroblasten oder Immunoblasten (➤ Abb. 3.18 a, b)
- Lymphozyten können durch Ausstrich- und Färbetechnik morphologisch in besonderem Maße umgewandelt und sogar entstellt werden.

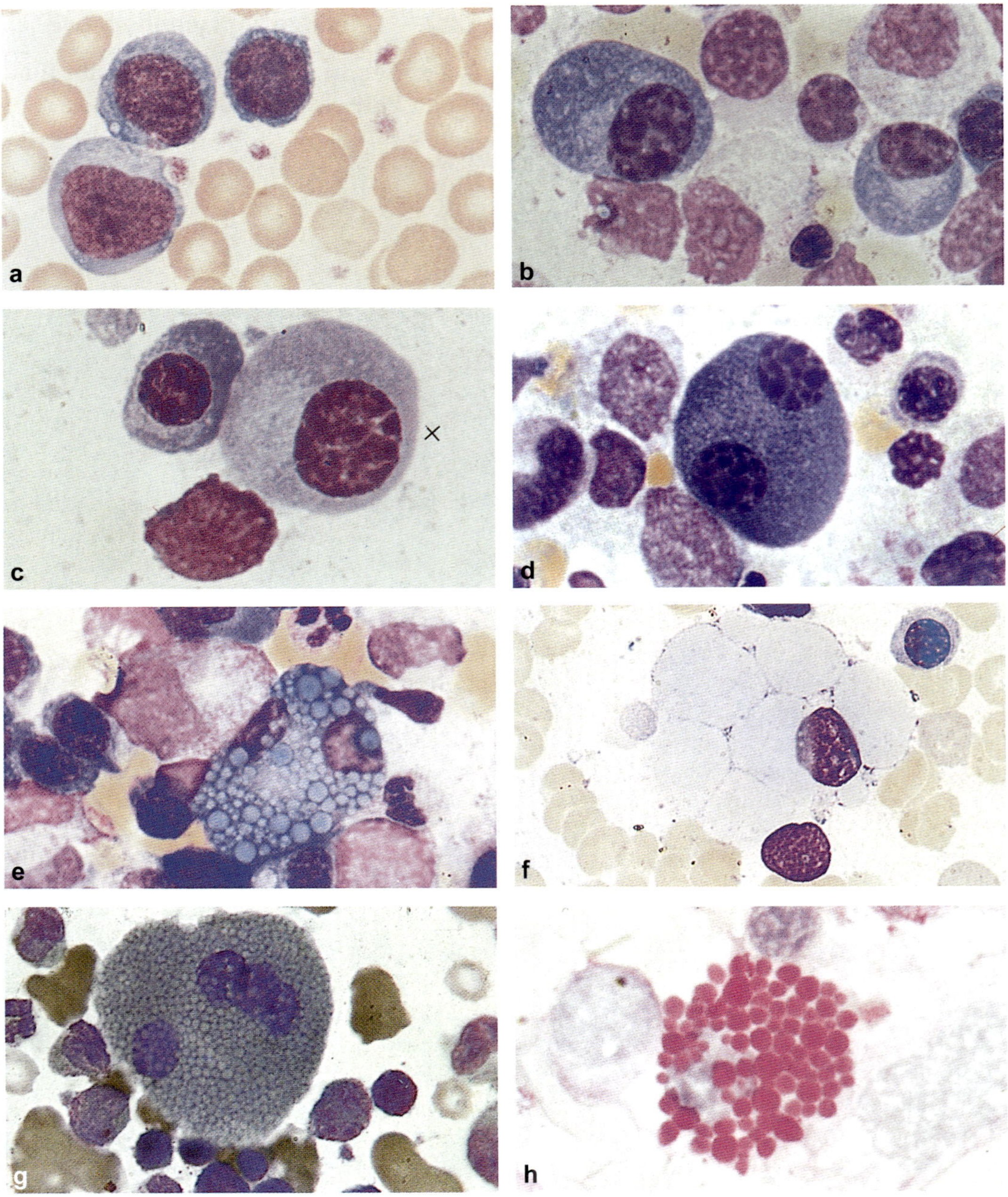

Abb. 3.19 Plasmazellen
a) lymphatische Plasmoblasten, Vorläufer der Blutplasmazellen (siehe auch ➤ Abb. 5.47)
b, c) typische Knochenmarkplasmazellen (im Normbereich liegende Größenunterschiede)
d) doppelkernige Knochenmarkplasmazelle
e, f, g) Eiweißeinschlüsse in Plasmazellen
g) so genannte Mott-Zelle
h) Russell-Körper in einer Plasmazelle (erstarrte Globuline) mit positiver PAS-Reaktion

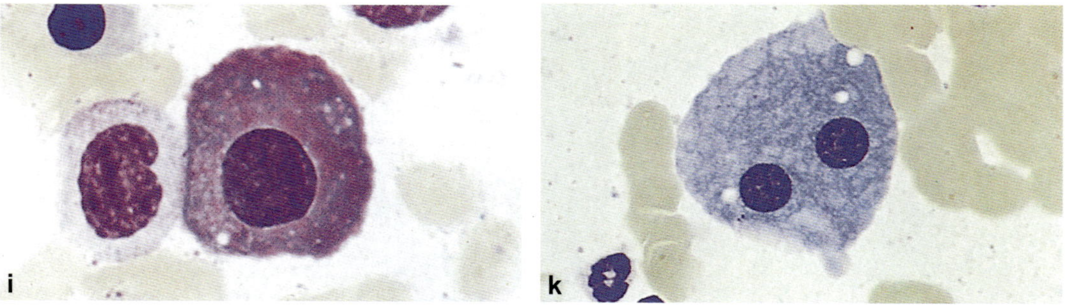

Abb. 3.19 Plasmazellen *(Fortsetzung)*
i) so genannte flammende Plasmazelle
k) regressive Veränderungen in einer absterbenden Plasmazelle.

- Die Unterscheidung von T- und B-Lymphozyten und deren Subpopulationen sowie der NK-Zellen ist nur durch Phänotypisierung mit monoklonalen Antikörpern möglich.
- Zytochemische Reaktionen zur Lymphozytencharakterisierung haben nur historische Bedeutung.
- Morphologisch deklariert man alle lymphatischen Zellen des peripheren Blutes als Lymphozyten. Lymphozyten mit Azurgranula werden nicht gesondert differenziert, wohl aber Reiz- oder Reaktionsformen.
- Kinder zeigen in den ersten Lebensjahren eine physiologische Lymphozytose von 50–70%, die sich im Schulkindalter langsam zurückbildet. Die kindlichen Lymphozyten weisen keine morphologischen Besonderheiten auf.
- Der prozentuale Anteil der Lymphozyten an der Leukozytenformel des peripheren Blutes ist unter physiologischen Bedingungen nicht starr nach oben hin begrenzt. Lymphozytenwerte von 40–50% können vorübergehend ohne krankhafte Bedeutung vorkommen, bedürfen allerdings der Kontrolle. Bei unter 20% Lymphozyten (< 1000µl) liegt eine absolute Lymphopenie vor, sofern der Granulozytenanteil im Differentialblutbild normal bzw. unwesentlich erhöht ist.

3.7 Sonstige Zellen im normalen Knochenmark

Neben den Zellen der Hämatopoese sind im Knochenmark weitere Zellen lokalisiert. Das Knochenmarkstroma besteht aus Fibroblasten und Gefäßen mit ihren Endothelien. Naturgemäß werden diese Zellen bei der Aspiration praktisch nicht aus den Markbröckeln mobilisiert, sind daher üblicherweise in den Ausstrichen nicht zu sehen. In der Histologie fallen sie nur mit spezifischen immunhistologischen Anfärbungen verstärkt auf.

Ins Knochenmark eingestreut sind Fettzellen. Das Fett wird durch den Alkohol der May-Grünwald und Giemsa-Färbung herausgelöst. Es bleiben die Fettvakuolen in den Markbröckeln und den dichten Teilen des Ausstrichs.

Selten werden durch die Aspiration die auf den Spongiosa-Bälkchen sitzenden Osteoblasten und Osteoklasten mobilisiert. Tauchen sie im Ausstrich auf, geben sie oft Anlass zu Fragen und Verwechselungen.

Osteoblast (➤ Abb. 3.20 c): Dient dem Knochenanbau. Der Osteoblast ist durch einen verhältnismäßig kleinen, rund-ovalen und streng exzentrisch gelagerten Kern gekennzeichnet, dessen Chromatin dicht ist. Kleine hellblaue Nukleolen werden regelmäßig beobachtet. Sehr charakteristisch verhält sich das Zytoplasma. Es ist umfangreich, dabei unterschiedlich gestaltet, meist aber länglich-oval geformt. Grundfarbe kornblumenblau mit einzelnen grau-rosa getönten Aufhellungsbezirken abseits des Zellkerns (sog. Archoplasma). Eine Plasmagranulation fehlt. Unter physiologischen Bedingungen können Osteoblasten gelegentlich in Markausstrichen von Kindern angetroffen werden.

Osteoklast (➤ Abb. 3.20 a): Größte Zelle, die in Knochenmarkpunktaten überhaupt beobachtet wird. Es handelt sich um eine polyploide Riesenzelle, die nicht selten 30 bis über 50 Kerne enthält. Diese

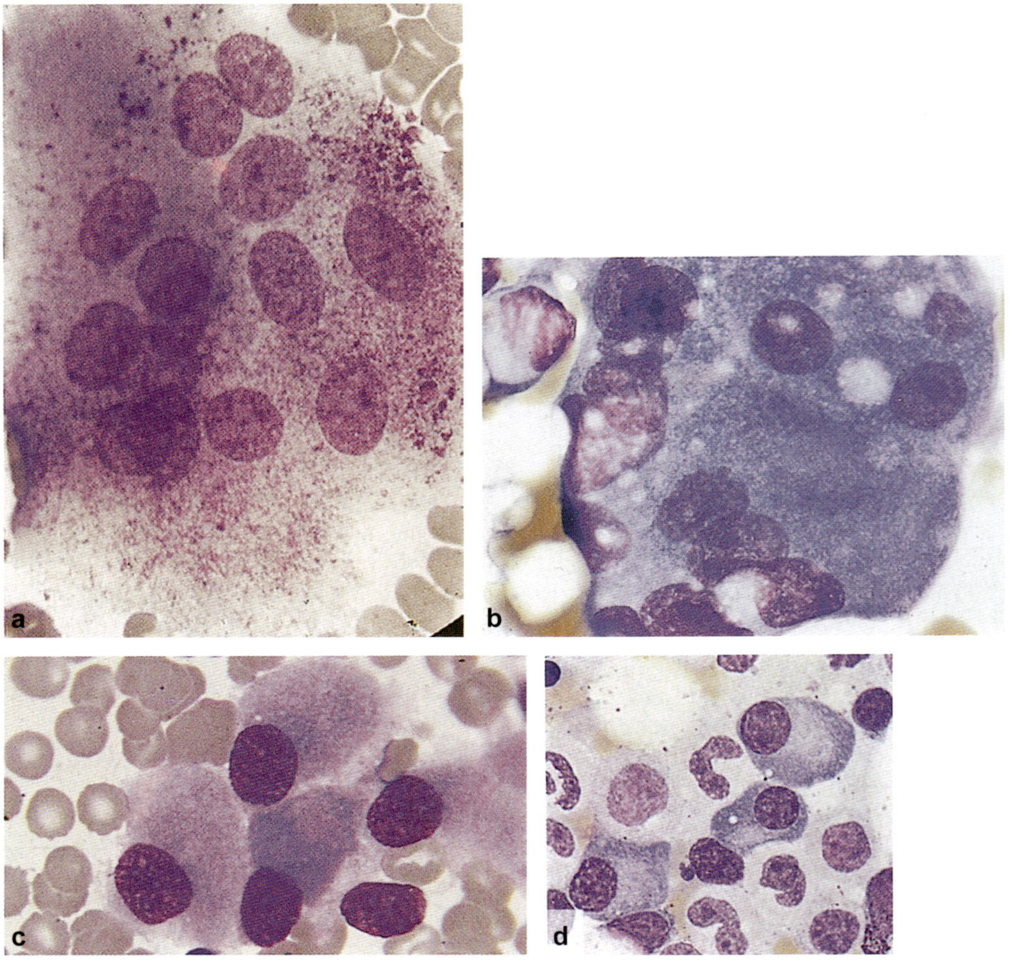

Abb. 3.20 Osteoblasten und Osteoklasten, sowie Vergleichszellen
a) Osteoklast
b) Fremdkörperriesenzelle zum Vergleich mit a)
c) Osteoblasten
d) Plasmazellen zum Vergleich mit c)

Kerne ähneln denen der Osteoblasten sehr, vielleicht sind die Chromatinfäden etwas zarter. Mindestens ein Nukleolus wird regelmäßig angetroffen. Das Zytoplasma ist zart-mittelblau, dabei stets azurophil granuliert. Diese Granulation ist stellenweise außerordentlich dicht und überdeckt die Grundfarbe des Zytoplasmas.

3.8 Mitosephasen im Knochenmark

Sichtbare Mitosen in geringer Anzahl sind im Knochenmark normal. Die Anzahl der Mitosen ist bei Neoplasien ein gewisser Hinweis für die Proliferationsaktivität. Die folgenden Abbildungen (➤ Abb. 3.21 a–f) zeigen Beispiele für die Morphologie von Mitosefiguren.

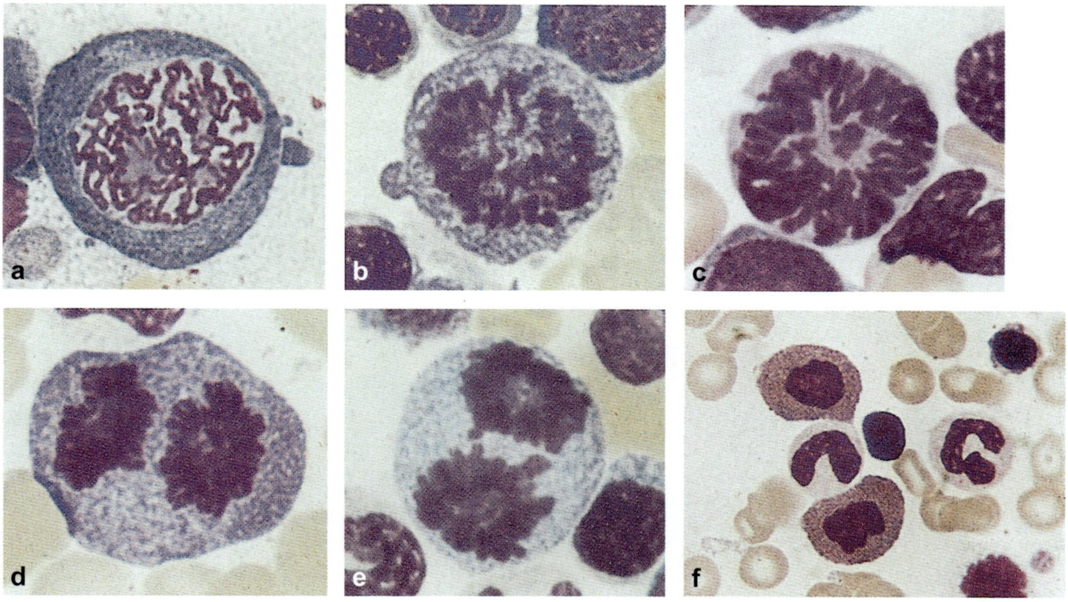

Abb. 3.21 Mitosephasen im Knochenmarkpunktat
a) Stadium I: Prophase (Megaloblast)
b) Stadium II: späte Metaphase (Proerythroblast)
c) Stadium II: späte Metaphase (Myeloblast)
d) Stadium III: Anaphase (Proerythroblast)
e) Stadium III: Anaphase (Promyelo- oder Promonozyt)
f) Stadium IV: Telophase (eosinophiler Myelozyt); 2 Tochterzellen noch ohne vollständige Rekonstruktion des Zellkerns, dazwischen ein Stabkerniger.

KAPITEL

4 Differenzierung normaler Blut- und Knochenmarkzellen

In der Folge werden kurzgefasste Hinweise für die Differentialdiagnose der Zellen in Blut und Knochenmark gegeben und die entsprechenden Normalverteilungen aufgeführt. Bei jeder Differenzierung sollte man sich jedoch über die erheblichen statistischen Schwankungsbreiten vor allem bei niedrigen Zellanteilen und wenigen differenzierten Zellen bewusst sein. Das 95%-Konfidenzintervall für einen Anteil von 5% Zellen bei 100 ausgewerteten Zellen liegt zwischen 0,64% und 9,36%, bei 500 ausgewerte-

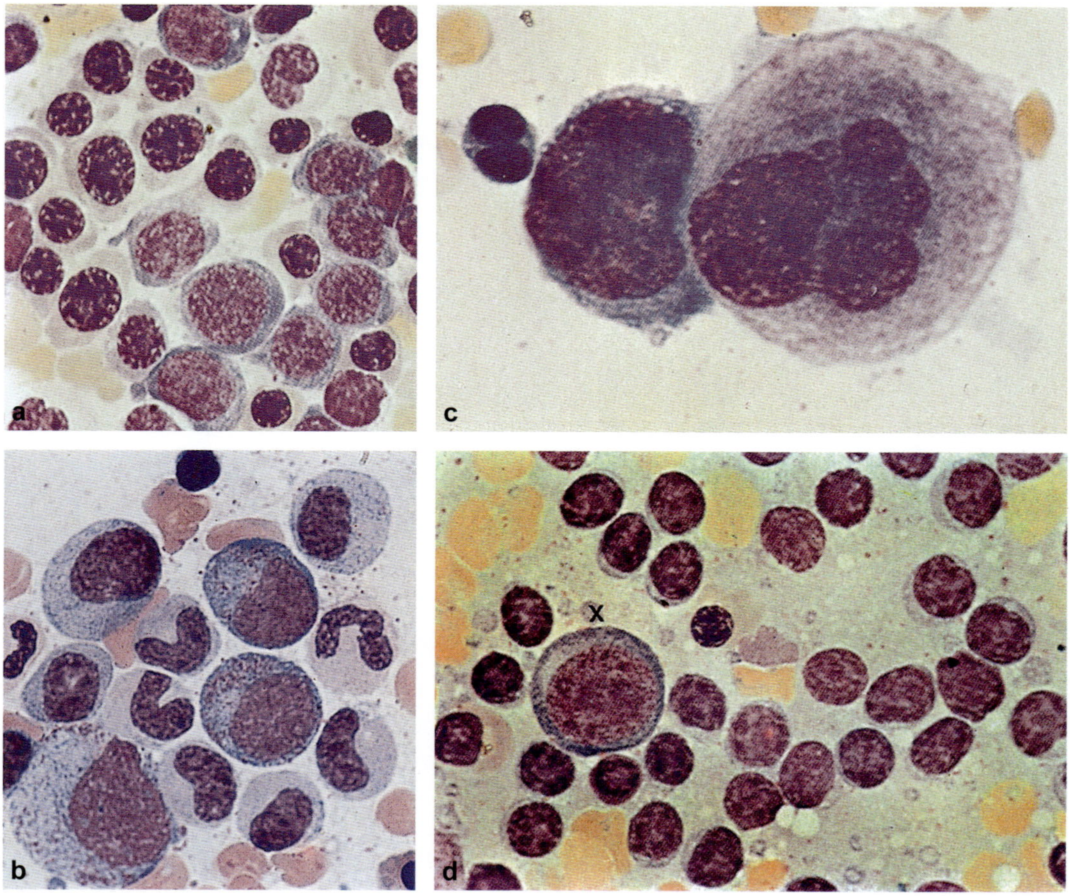

Abb. 4.1 Zustandsbilder aus normalem Knochenmark mit Beispielen für zufällig ungleiche Zellverteilung
a) Zone mit erythropoetischer Aktivität (Vergr. 1000 ×)
b) Regulär ausreifende Granulopoese (Vergr. 1000 ×)
c) Megakaryoblast (links) und reifer Megakaryozyt (rechts) (Vergr. 1000 ×)
d) Ausschnitt aus einem physiologischen Lymphknötchen des normalen Knochenmarks (Vergr. 1000 ×), Markierung × = Zentroblast?

ten Zellen zwischen 3,05% und 6,95%. Dazu kommt, dass die Zellen im Knochenmarkausstrich nicht gleichmäßig verteilt sind. Normalerweise beträgt der Anteil von Zellen der Erythropoese darin 20–25%, von Zellen der Granulopoese 60–70%, entsprechend einem G/E-Index von 3,0–3,5. Die restlichen 10% entfallen auf Lymphozyten, Plasmazellen, Makrophagen. Auf 1000 Markzellen rechnet man 4–5 Megakaryozyten.

Es zeigt sich jedoch, dass die Verteilung der Zellen im Mark örtlich sehr einseitig sein kann (➤ Abb. 4.1 a–d).

4.1 Morphologische Differentialdiagnose der wichtigsten Zellformen

Tab. 4.1 Morphologische Differentialdiagnose der wichtigsten Zellformen

Zellart	Zellform	Kern	Nukleolen	Zytoplasma
Proerythroblast 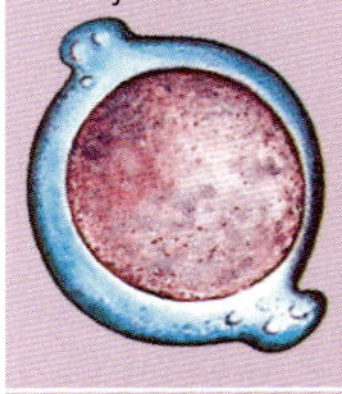	kreisrund	kreisrund, Chromatin dicht verflochten, wenig transparent	3–5, meist überdeckt	kornblumenblau, sichel- und punktförmige perinukleäre Aufhellung, keine Granula, Spezifikum: „Öhrchen"
Myeloblast 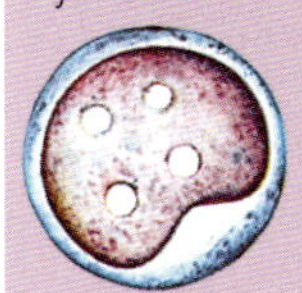	mäßig entrundet	rundlich bis eingedellt, Chromatin feinnetzig, transparent	1–5, meist gut erkennbar, hellblau oder blass	mittel- bis hellblau, schmaler als bei Proerythroblast, auch perinukleäre Aufhellung weniger ausgeprägt, keine bis wenige Azurgranula
lymphatische Reaktionsform 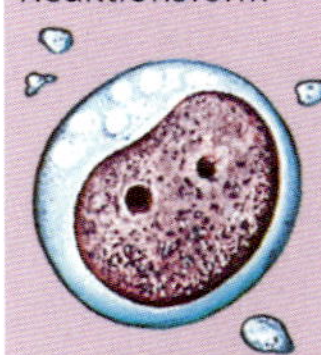	entrundet	mäßig entrundet und gebuchtet, Chromatin grobnetzig, transparent	1–2, Sichtbarkeit unterschiedlich, hellblau oder blass	wie Myeloblast, jedoch Plasmasaum weiter und leichter lädierbar, hellblau bis tief basophil, perinukleäre Aufhellung oft deutlich sichtbar, keine Granula
Normoblast 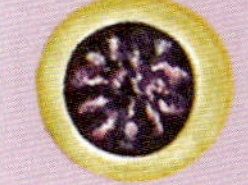	kreisrund	kreisrund, zentral angeordnet, Chromatin intensiv gefeldert, starke Hell-Dunkel-Kontraste	keine	schmal, ungranuliert, Grundfarbe basophil, poly- oder orthochromatisch
Lymphozyt 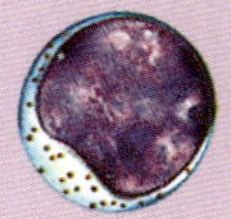	rund-oval	rund oder gebuchtet, weniger kontrastreich gefeldert, grobschollig marmoriert	1–4, meist unsichtbar	meist schmal und halbmondförmig, mittelhell basophil, feintropfig aufgehellt, manchmal azurgranuliert

Tab. 4.1 Morphologische Differentialdiagnose der wichtigsten Zellformen

Zellart	Zellform	Kern	Nukleolen	Zytoplasma
Plasmazelle 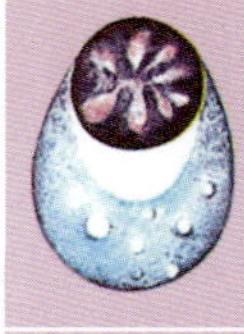	länglich-oval, trapez-förmig	kreisrund, Chromatin grobtropfig mit hellen Aussparungen, meist exzentrisch gelagert	1, meist unsichtbar	weitsäumig, unregelmäßig begrenzt, tief basophil, grobfleckige perinukleäre Aufhellung, daneben Vakuolen, spezifisch aber selten: Russell-Körperchen
Promyelozyt 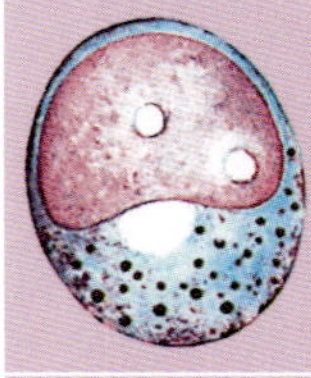	rund-oval	rund, oval, manchmal einseitig abgeflacht oder eingebuchtet, Chromatin mäßig dicht, feinmaschig	2–3, oft nur angedeutet erkennbar	mittelhell basophil, Aufhellung in Nähe der Kernbucht (Zentrosphäre), deutliche azurophile Granula
Monozyt 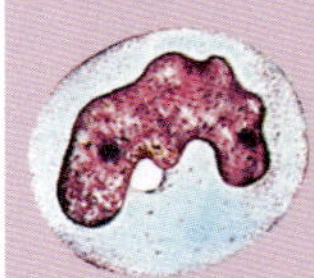	vorwiegend rund	eingebuchtet und vielgestaltig gelappt, Chromatin grobmaschig	1–2, meist unsichtbar	schiefer-grau-blau, gelegentlich auch hell basophil, , staubförmig feine Granula
Myelozyt 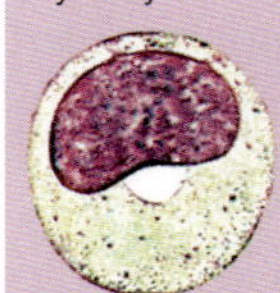	mehr rund als oval	länglich oval, angedeutet bohnenförmig, Chromatin mäßig dicht, inhomogen	1–2, meist unsichtbar	zart grau-braun-rosa mit feinen violetten Granula, kleine helle Zentrosphäre
Metamyelozyt 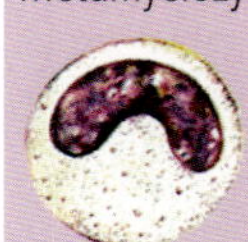	vorwiegend rund	bohnenförmig, Chromatin dicht, grobschollig mit distinkten Verklumpungen	keine	wie Myelozyt aber keine Zentrosphäre
eosinophiler Granulozyt 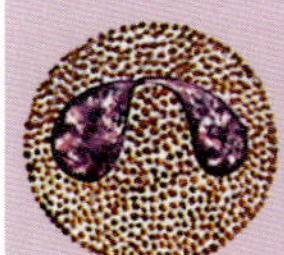	rund	meist brillenförmig segmentiert (bilobär)	keine	Grundfarbe hellblau (meist verdeckt); Granula dicht gelagert, kleinkugelig rot oder braun-rot
basophiler Granulozyt 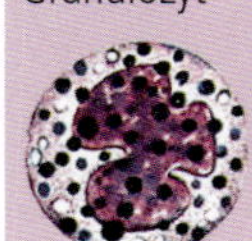	rund	kleeblattförmig oder plump segmentiert	keine	Grundfarbe rosa, locker verteilte schwarzviolette Granula, vor allem am Zellrand und zwischen den Segmentlücken lokalisiert, daneben Vakuolen

4.2 Normales Myelogramm

Tab. 4.2 Normale Verteilung der Zellen im Knochenmark bei hämatologisch Gesunden ❹

Zellart	% der Gesamtzahl	% der Reihe
Retikulum und Lymphopoese		
Histiozyten = Makrophagen	1,0	
Gewebsmastzellen	0,4	
Lymphozyten	12,0	
Plasmazellen	0,6	
Summe Gruppe	14,0	
Granulozytopoese		
Myeloblasten und Monoblasten	2,6	4
Promyelozyten	9,2	14
Neutrophile Myelozyten	13,1	20
Eosinophile Myelozyten	1,3	2
Basophile Myelozyten	0,3	0,5
Promonozyten	0,3	0,5
Metamyelozyten	9,8	15
Stabkernige	9,2	14
Neutrophile Segmentkernige	16,5	25
Eosinophile Segmentkernige	1,3	2
Basophile Segmentkernige	0,7	1
Monozyten	1,3	2
Summe Gruppe	65,6*	100
Erythrozytopoese		
Proerythroblasten	1,0	5
Basophile Erythroblasten	3,0	15
Polychromatische Erythroblasten	13,0	65
Oxyphile Erythroblasten	0,6	3
Reife Erythroblasten, nicht teilungsfähig	2,4	12
Summe Gruppe	20,0*	100
Thrombozytopoese		
Megakaryoblasten	0,1	25
Promegakaryozyten	0,1	25
Megakaryozyten	0,2	50
Summe Gruppe	0,4	100
Summe aller Zellen	100,0	

* G/E-Index ca. 3,0.

4.3 Zytochemie der normalen Blut- und Knochenmarkzellen

Durch konkurrierende Verfahren wie die durchflusszytometrische Oberflächenmarkerbestimmung haben nur noch wenige zytochemische Färbungen eine Bedeutung: Es sind vor allem die Peroxidase-Reaktion zur Identifizierung myeloischer Leukämien und die unspezifische Esterase zur Identifizierung von monozytären Vorläufern. Insofern hat ➤ Tab. 4.3 in einigen Teilen nur noch historische Bedeutung (➤ Abb. 4.2 a–f; Färbetechniken ➤ Kap. 7).

4.3.1 Zytochemische Färbungen normaler Blut- und Knochenmarkzellen

Tab. 4.3 Zytochemie der normalen Blut- und Knochenmarkzellen

Zellart	Peroxidase[1] Sudan-Schwarz-B	Esterase[2]	PAS	Saure Phosphatase[3]	Anmerkungen
Myeloblast	∅–((+))	((+))	∅–diffus (+)	∅–((+))	
Promyelozyt	++	(+)	diffus (+)	feingranulär (+)	
Myelozyt	++	((+))	diffus (+)	feingranulär (+)	
Metamyelozyt	++	((+))	diffus (+)	diffus ((+))	
Stabkerniger	++	((+))	+–++	diffus ((+))	
Segmentkerniger	++	((+))	++	diffus ((+))	
Eosinophiler (Granula)	++	∅	∅ (Plasma+)	diffus +	
Basophiler (Granula)	z.T. +	∅	++	∅	Metachromasie mit Toluidinblau
Monozyt (und Vorstufen)	∅–+	++	diffus +	++	
Lymphozyt	∅	fokal z.T. + (saure Est.!)	z.T. granulär +	oft + feingranulär und fokal	
Lymphatische Reaktionsformen	∅	fokal z.T. +	z.T. granulär +	diffus granulär +	
Plasmazelle	∅	+	diffus +	granulär ++	Russell-Körper z.T. PAS +
Proerythroblast	∅	fokal +	∅	fokal (+)	
Normoblast	∅	diffus (+)	∅	fokal ((+))	
Megakaryozyt (und Vorstufen)	∅	+	(+)–++	++	
Thrombozyten	∅	+	+	+	
Makrophagen	∅–+–++	++	+	++	Peroxidase + je nach phagozyt. Material
Gewebsmastzellen (Granula)	(+)	∅	+	∅	Metachromasie mit Toluidinblau

[1] nur ohne Verwendung von Benzidin!
[2] unspezifische Esterase (hemmbar durch Natriumfluorid)
[3] Reaktion auf Saure Phosphatase

4.3.2 Ergebnisse zytochemischer Färbungen normaler Blut- und Knochenmarkzellen

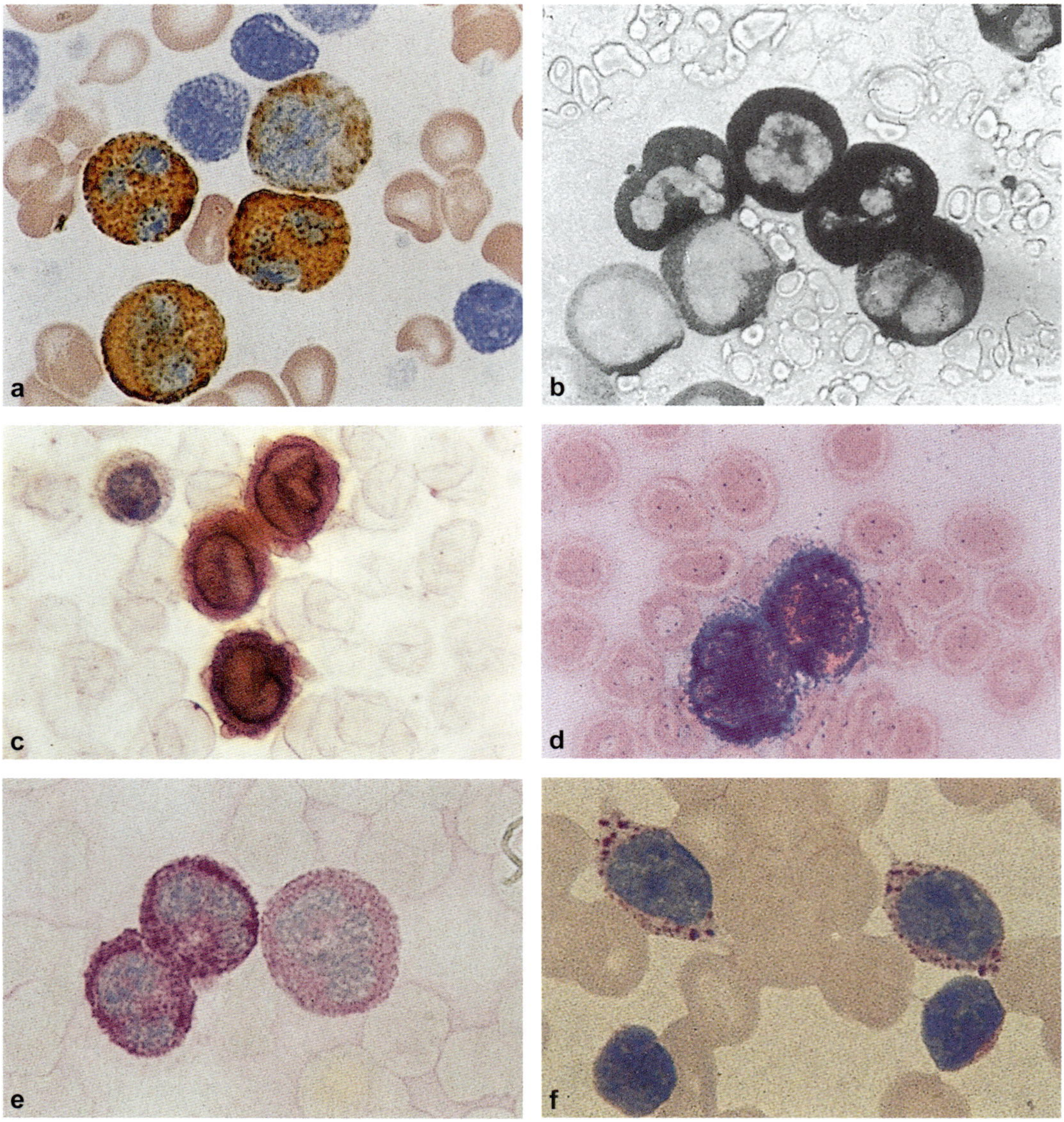

Abb. 4.2 Ergebnisse zytochemischer Färbungen
a) Peroxidase: 3 Granulozyten +++, 1 Monozyt (+), 3 Lymphozyten negativ
b) Sudan-Schwarz-B: 3 Granulozyten ++, 1 Eosinophiler (Granula) ++, 2 Monozyten (+)
c) α-Naphthylacetat-Esterase: 3 Monozyten ++
d) Naphthol-As-D-Esterase: 2 Monozyten ++
e) PAS-Reaktion: 2 Granulozyten diffus ++, 1 Monozyt diffus (+)
f) PAS-Reaktion: 2 Lymphozyten fein-grob-granulär ++
NB: Zytochemie der Lymphozyten ➢ Abb. 3.17

4.4 Durchflusszytometrische Differenzierung normaler Zellen im Knochenmark

Tab. 4.4 Durchflussyztometrische Differenzierung normaler Zellpopulationen im Knochenmark (4-Farben-Durchflusszytrometrie mit Antikörper-Panels ⑤)

B-Zell-Reihe					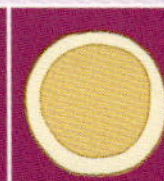	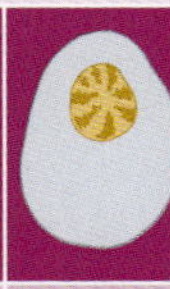
	Pro-B-Zelle	Pre-Pre-B Pre-B-I	Pre-B Pre-B II	unreife B-Zelle	reife B-Zelle	Plasmazelle
CD34	+	+	–	–	–	–
TdT	+	+	(+)	–	–	–
CD10	–	+ (bright)	+	+ (dim)	–	–
CD19	–	+	+	+	+	+
CD20	–	–	+	+	+	–
CD22	+	+	+	+	+ (bright)	–
CD45	–	+ (dim)	+	+ (bright)	+ (bright)	+
CyIgμ	–	–	+	+	–	+
SmIgM	–	–	–	+	+	–
Panel 1: Tdt/ CD20/CD19/CD10	■	■	■	■	■	■
Panel 2: CD45/ CD34/CD19/CD22		■	■	■	■	■

Monozytäre Reihe	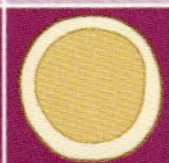	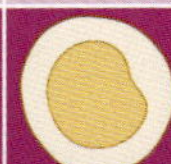	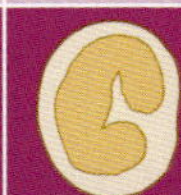	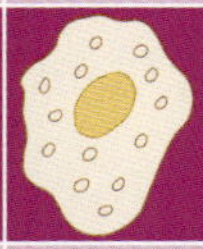
	Myelo-/ Monoblast	Promonozyt	Monozyt	Makrophage
CD34	+	–	–	–
CD117	+	–	–	–
HLA-DR	+	+	+	+
CD13	+	+ (high)	+ (high)	+
CD33	+	+ (high)	+ (high)	+
CD11b	–	+	+	+
CD15	–	+ (dim)	+ (dim)	–
CD14	–	–	+	+
Panel 3: CD34/ CD117/CD45/ CD13.33*	■	■		
Panel 4: CD14/ CD33/CD45/CD34	■	■	■	■

* CD13.33 = Mischung aus CD13 und CD33-Antikörpern zur Optimierung der Anfärbung der monozytären und granulozytären Reihe

Tab. 4.4 Durchflusszytometrische Differenzierung normaler Zellpopulationen im Knochenmark (4-Farben-Durchflusszytrometrie mit Antikörper-Panels ❺) *(Fortsetzung)*

Myeloische Reihe	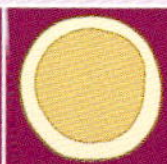	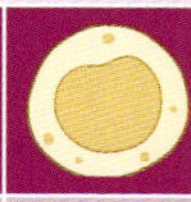	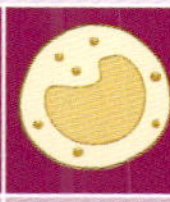	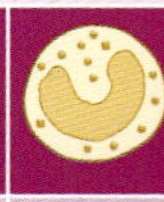	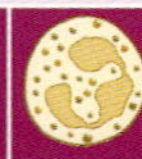
	Myelo-/ Monoblast	Promyelozyt	Myelozyt	Metamyelozyt, Stabkerniger	Neutrophiler
CD34	+	–	–	–	–
CD117	+	+	–	–	–
HLA-DR	+	–	–	–	–
CD13	+ (high)	+ (high)	+ (dim)	+ (dim)	+
CD15	–	+	+	+	+
CD11b	–	–	+	+	+ (high)
CD16	–	–	–	+	+ (high)
Panel 3: CD34/ CD117/CD45/ CD13.33*	■	■			
Panel 5: CD16/ CD13/CD45/ CD11b		■	■	■	■

Erythroide Reihe	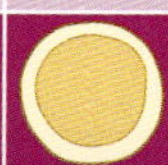	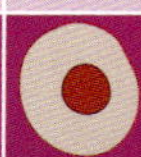	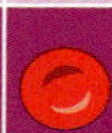
	Pro-erythro-blast	Normoblasten	Erythrozyt
CD117	+	–	–
CD45	+ (dim)	–	–
CD71	+	+	–
CD235a	–	+	+
Panel 6: CD71/ CD235a/CD45/ CD117	■	■	■

* CD13.33 = Mischung aus CD13 und CD33-Antikörpern zur Optimierung der Anfärbung der monozytären und granulozytären Reihe

Die durchflusszytometrische Untersuchung des Knochenmarks bekommt eine zunehmende Bedeutung. Das Verfahren ist zur Phänotypisierung der Leukämien bereits lange und gut etabliert. Auch die Differenzierung normaler Zellpopulationen im Knochenmark ist möglich. Als Beispiel wird die Differenzierungsmethode aus der Arbeitsgruppe von J. van Dongen aufgeführt, die eine komplexe 4-Farben-Durchflusszytometrie mit 6 Messungen benutzt (➤ Tab. 4.4) ❺. Da die Differenzierung von T- und NK-Zellen nicht im Knochenmark, sondern im Thymus stattfindet, sind T-Zell-Marker in dem eingesetzten Panel nicht enthalten. Reife T-Zellen können leicht identifiziert werden.

KAPITEL

5 Morphologie krankhafter Veränderungen im Blut und Knochenmark

5.1 Pathomorphologie der Erythropoese

5.1.1 Differentialdiagnose der Anämien

Verschiedene Wege können für den differentialdiagnostischen Zugang zu den Anämien gewählt werden. Der Zugang über den MCV (Mittleres Corpuskular-Volumen) hat den Vorteil, dass es sich um einen robusten Parameter handelt, der in den Maschinen zuverlässig gemessen wird. Ist die Unterteilung in mikrozytäre, normozytäre und makrozytäre Anämien vorgenommen, reichen wenige zusätzliche Untersuchungen wie Ferritin, Retikulozyten, ggf. Vitamin B_{12} und Folsäurespiegel oder Knochenmarkaspiration, um die endgültige Diagnose zu stellen (➤ Abb. 5.1).

5.1.2 Eisenmangelanämie

Die Eisenmangelanämie (➤ Abb. 5.2) ist eine der häufigsten Anämien unter unseren Lebensumständen. Die Diagnose ist durch Mikrozytose, niedriges Ferritin, ggf. niedrige Transferrinsättigung leicht zu stellen. Differentialdiagnose: Thalassaemia minor (niedriges MCV, jedoch hohes Ferritin), Anämie chronischer Erkrankungen und Infektanämie (gelegentlich niedriges MCV, jedoch normales Ferritin). Entscheidend ist die Suche nach einer Blutungsquelle, da der Eisenverlust meist aus chronischem Blutverlust resultiert.

5.1.3 Megaloblastäre Anämie durch Vitamin-B_{12}-Mangel (Perniziöse Anämie) oder Folsäuremangel

Die megaloblastäre Anämie (➤ Abb. 5.3 und ➤ Abb. 5.4) kann aufgrund des erhöhten MCV leicht erkannt werden. Häufigste Ursache in unseren Breiten ist der Vitamin-B_{12}-Mangel. Ursache für Vitamin-B_{12}-Mangel ist weniger mangelnde Zufuhr als vielmehr mangelhafte Resorbtion und Aufnahme, wofür u. a. ein Ausfall des in der Magenschleimhaut produzierten Intrinsic Factor durch Magenresektion, Autoantikörper oder atrophische Gastritis in Frage kommen oder schwere Darmerkrankungen bzw. Bandwurmbefall.

Folsäuremangel ist meist diätetisch bedingt (Alkoholiker) und teilweise durch Medikamente verstärkt (u. a. Cotrimoxazol, Triamteren) und führt zum gleichen morphologischen Bild einer megaloblastären Anämie. In jedem Fall muss zur Diagnosesicherung eine Bestimmung von Folsäure und Vitamin B_{12} im Serum vorgenommen werden. Bei niedrigen Spiegeln ist eine ausreichende Vitamin B_{12} Substitution zur Verhütung neurologischer Ausfälle unumgänglich.

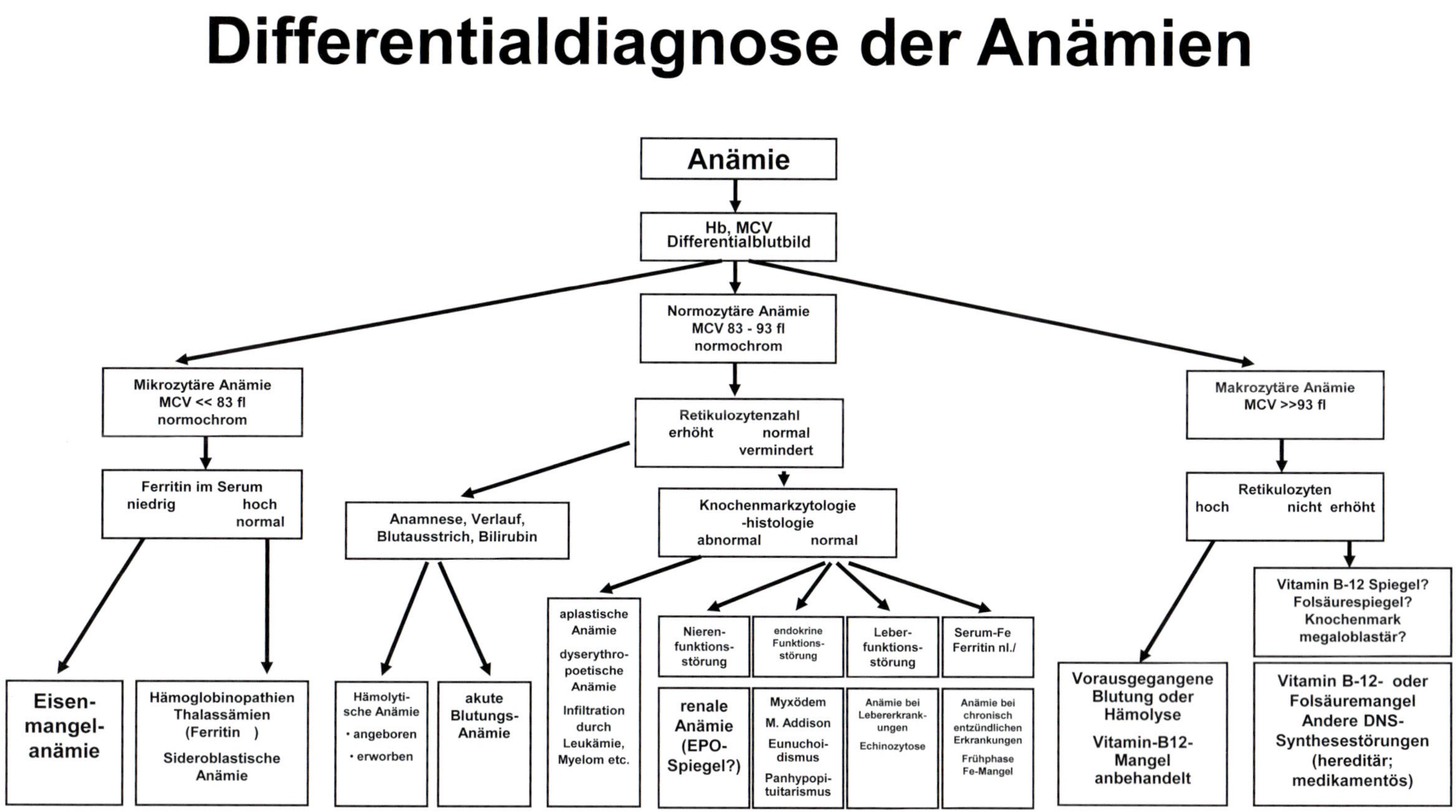

Abb. 5.1 Ablaufdiagramm zur Differentialdiagnose der Anämien

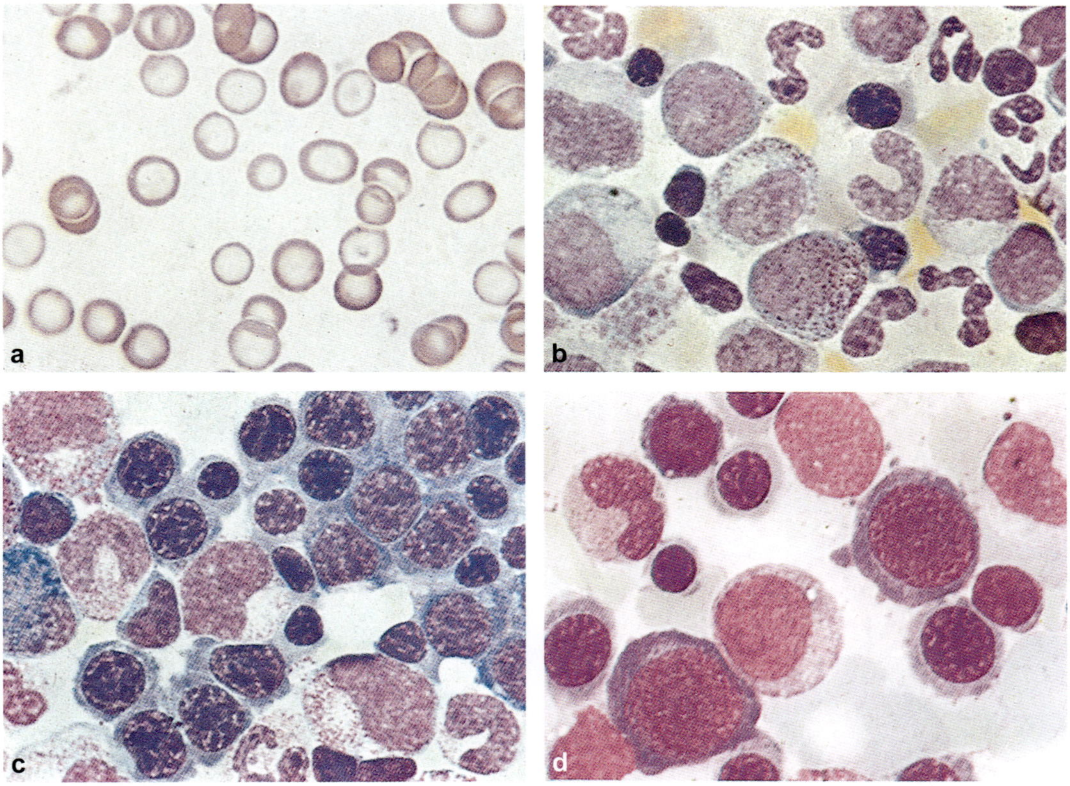

Abb. 5.2 Eisenmangelanämie

a) Blutausstrich: schwere Eisenmangelanämie mit ausgeprägter Mikro- und Anulozytose, wie z. B. bei chronischer Blutungsanämie

b) Knochenmark bei Infektanämie: Erythropoese gegenüber der Granulopoese nicht gesteigert

c) Knochenmark bei schwerer subakuter Blutungsanämie: lebhaft regenerierende, gut ausreifende Erythropoese mit zahlreichen gering hämoglobinhaltigen (= basophilen) Normoblasten

d) Knochenmark bei chronischer Eisenmangelanämie: geringere Stimulierung der Erythropoese als in c), jedoch immer noch verstärkte Regeneration (Proerythroblasten +).

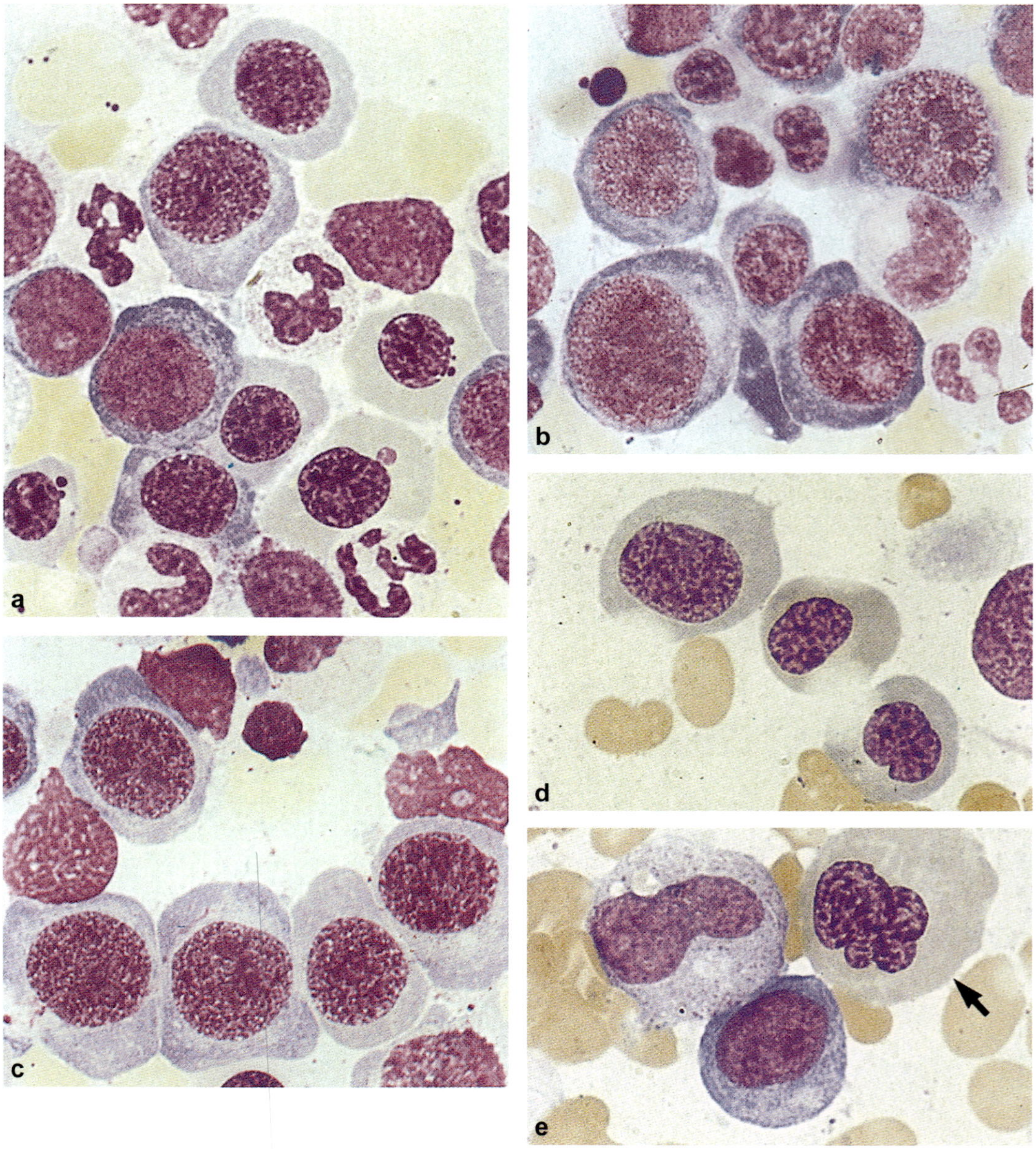

Abb. 5.3 Knochenmark- und Blutbefunde bei Vitamin-B_{12}-Mangelanämie

a) Megaloblasten verschiedener Reifegrade, daneben typische Übersegmentierung der Granulozyten (typisches Zellbild im Knochenmark bei megaloblastischer Erythropoese)

b) Promegaloblasten mit typischer Zytoplasmabasophilie; rechts oben zerdrückter Promegaloblast mit deutlich sichtbaren Nukleolen

c) Polychromatische Megaloblasten mit typischer Kern-Plasma-Relation und Chromatinstruktur des Zellkerns

d) Reifere Megalo-Normoblasten

e) Karyorrhexis eines Normoblastenkerns (→)

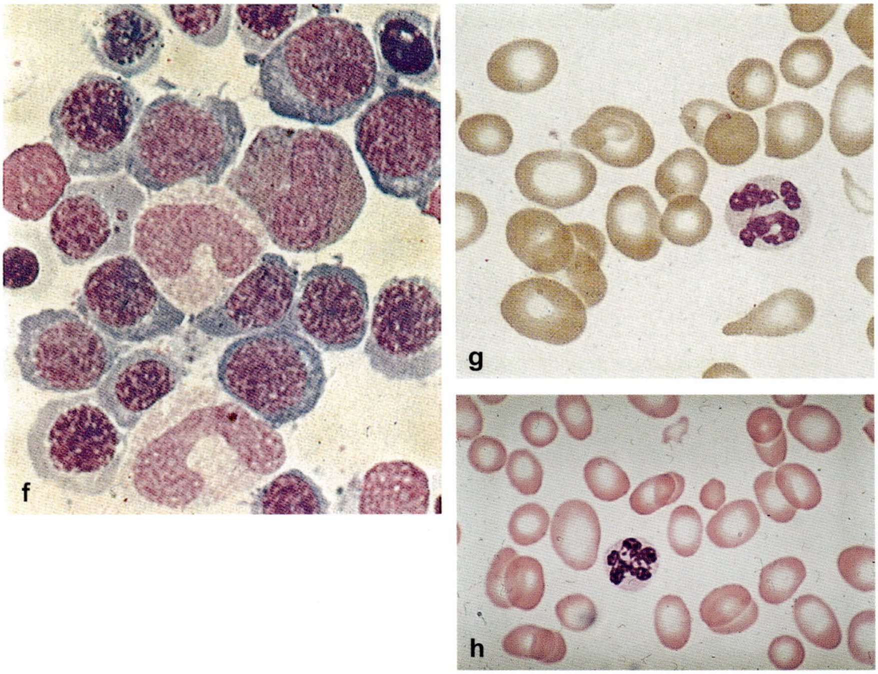

Abb. 5.3 Knochenmark- und Blutbefunde bei Vitamin-B_{12}-Mangelanämie *(Fortsetzung)*
f) Beginnende Umwandlung der Erythropoese unter Behandlung mit Vitamin B_{12}: deutliche normoblastische Tendenzen, während die Riesenstabkernigen länger persistieren
g), h) Blutausstriche: ovale Makro-Megalozytose und Poikilozytose der Erythrozyten, daneben Übersegmentierung der Granulozyten.

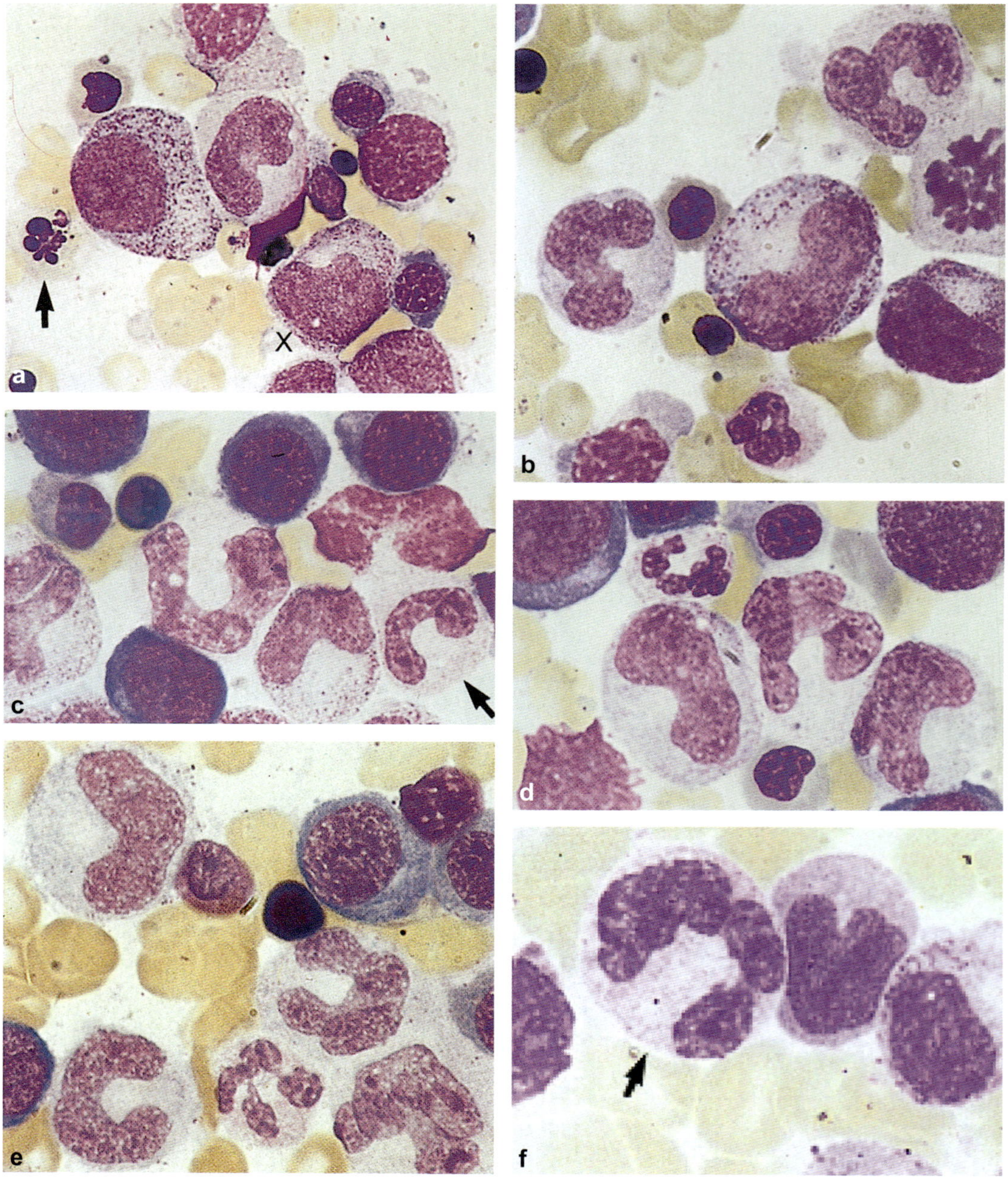

Abb. 5.4 Granulopoese und Thrombopoese bei megaloblastärer Anämie
a) Beginnende Entwicklung von Riesenstabkernigen: durch Ausbleiben von Reifeteilungen schon im Promyelozytenstadium Tendenzen einer Umformung zum Riesenstabkernigen erkennbar (×); Karyorrhexis eines Normoblasten (→)
b) Zwischen zwei Riesenstabkernigen ein typischer Riesenmetamyelozyt
c) Neben Riesenstabkernigen kommen auch normale Stabkernige vor (→)
d) Zwei Riesenmetamyelozyten, ein Riesenstabkerniger und ein übersegmentierter Granulozyt
e) Auffallend feine und durchaus typische Chromatinstruktur in Riesenstabkernigen
f) Riesenform eines Granulozyten mit beginnender Übersegmentierung (→)

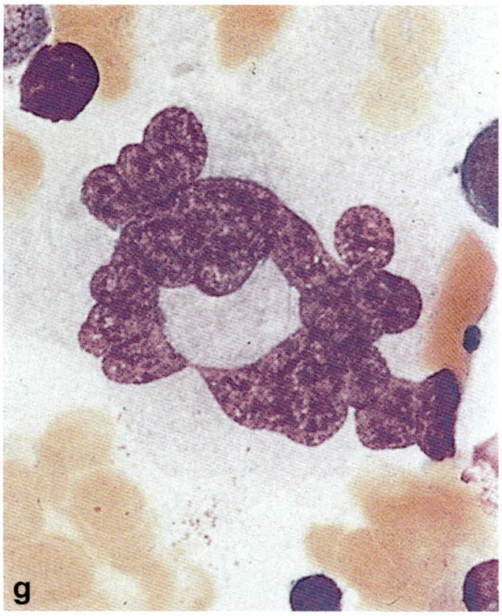

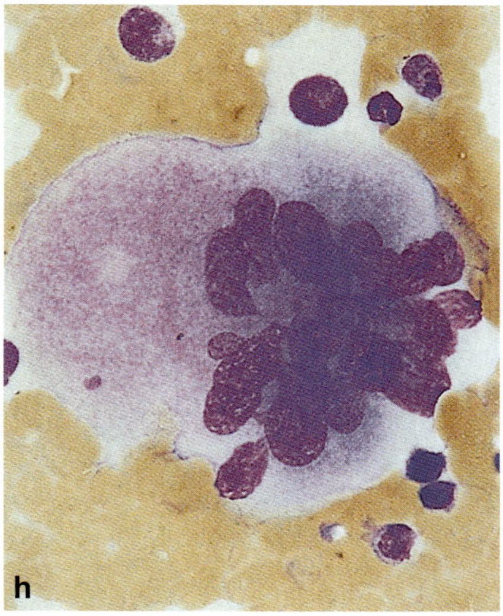

Abb. 5.4 Granulopoese und Thrombopoese bei megaloblastärer Anämie *(Fortsetzung)*
g) Megakaryozyt mit typischer Übersegmentierung des Zellkerns
h) Hochgradig übersegmentierter Megakaryozyt (Übersichtsvergrößerung).

5.1.4 Hämolytische Anämien

Hämolytische Anämien (➢ Abb. 5.5) können nach den Begrifflichkeiten „hereditär" (ererbt) und „erworben", sowie „korpuskulär" (die Ursache liegt im Erythrozyten begründet) und „extrakorpuskulär" (Ursache außerhalb der Erythrozyten) eingeteilt werden. (➢ Tab. 5.1)

Alle hereditären hämolytischen Anämien sind korpuskulär. Hereditäre Defekte in der Erythrozytenmembran führen im Wesentlichen zu einer verminderten osmotischen Resistenz. Bei der Sphärozytose (➢ Abb. 5.7 a, b) liegt ein Defekt in Molkülen vor, die für die Verankerung der Membran verantwortlich sind. Bei der Stomatozytose (➢ Abb. 5.7 c, d) liegt eine genetisch bedingte Störung des Ionenaustausches vor. Enzymdefekte führen mit zunehmendem Alter des Erythrozyten dazu, dass die strukturelle Integrität des Hämoglobins nicht mehr aufrechterhalten werden kann. Hämolytische Krisen können hierbei durch Medikamente ausgelöst werden. Erbliche Veränderungen des Hämoglobins sind in Malaria-Endemiegebieten häufig, da sie eine relative Resistenz gegen den Erreger vermitteln. Hämoglobinopathien (➢ Abb. 5.6) bedingen komplexe Krankheitserscheinungen, bei denen die Hämolyse nicht in jedem Fall im Vordergrund steht.

Nur eine der erworbenen hämolytischen Anämien ist korpuskulär: die paroxysmale nocturne Hämoglobinurie. Es liegt ein nichtmaligner Stammzellklon vor, der einen Defekt für bestimmte Oberflächenmarker erworben hat. Dieser führt zur Komplement-vermittelten Hämolyse. Die morphologischen Befunde in Blut und Knochenmark sind unterschiedlich und nicht wegweisend.

Am häufigsten sind erworbene hämolytische Anämien durch Autoantikörper. Gelegentlich spielen Medikamente als Haptene eine Rolle. Eine mechanische Hämolyse kann z. B. durch eine defekte mechanische Herzklappe oder freiliegendes Gefäßprothesenmaterial hervorgerufen werden. Intoxikationen und Verbrennungen können von Hämolyse begleitet sein. Bei allen länger andauernden erworbenen extrakorpuskulären Hämolysen findet sich im Knochenmark gewöhnlich eine erhebliche reaktive Steigerung der Erythropoese, gelegentlich durch megaloblastäre Erscheinungen bei relativem Folsäuremangel begleitet.

Bei chronischen Hämolysen kommt es gelegentlich auch zu aplastischen Krisen durch Parvovirus-B19-Infektionen. Im Knochenmark kommt es zu einem nahezu vollständigen Verlust der erythropoetischen Vorläuferzellen. Bei den wenigen verbliebenen Vorstufen finden sich häufig Riesenproerythroblasten (➢ Abb. 5.5 e) ❻.

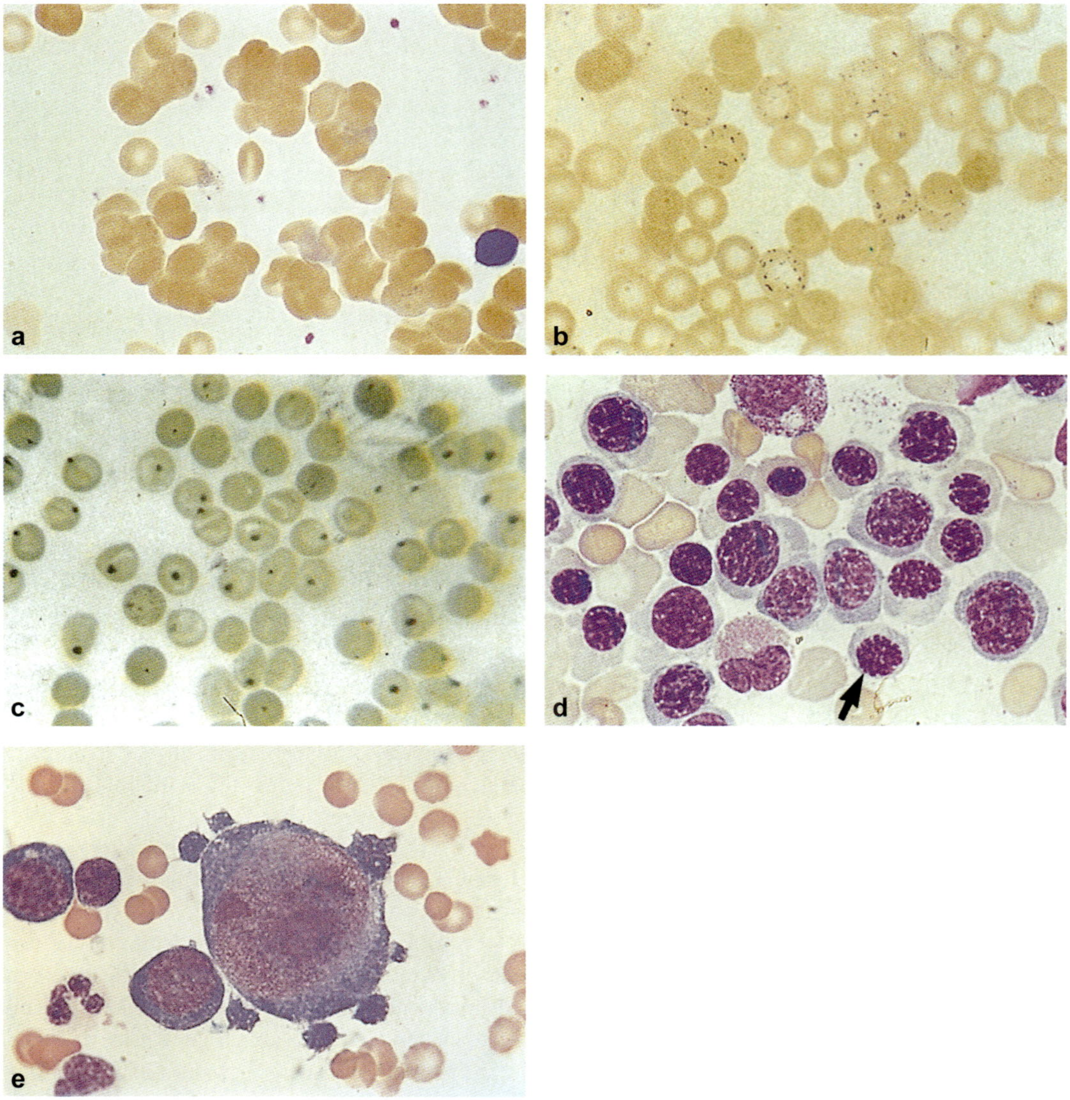

Abb. 5.5 Periphere Blutbilder und Knochenmark bei hämolytischen Anämien

a) Autoimmunhämolytische Anämie: typische Autoagglutination der Erythrozyten im zusatzfreien Blutausstrich. Auch bei dieser Hämolyseform können Kugelzellen auftreten!

b) Deutliche basophile Punktierung der Erythrozyten als Folge einer Hämolyse verursachenden toxischen Membranschädigung in Kombination mit Hämsynthesestörung bei chronischer Bleivergiftung; siehe auch ➤ Abb. 3.3 c und d

c) Heinz-Körper: in den Erythrozyten auftretende Innen- oder Randkörper (Nachweis nur bei Vitalfärbung, z. B. mit Nilblausulfat) = Globinpräzipitat bei instabilen Hämoglobinen und einigen Enzymopathien

d) Hyperregeneratorische, gut ausreifende Erythropoese im Knochenmark, allen hämolytischen Anämien gemeinsam. Folge der gesteigerten Erythropoese ist eine starke Erhöhung der Retikulozytenwerte; Normoblastenmitose (→)

e) Aregeneratorische Krise durch Parvovirus B19 mit Ausbildung hochpolyploider Riesenproerythroblasten; Retikulozyten = 0!

Tab. 5.1 Hämolytische Anämien – Einteilung und Übersicht

	Hereditär	**Erworben**
Korpuskulär	**Membrandefekte** • Sphärozytose (Kugelzellikterus) • Elliptozytose • Stomatozytose (makrozytär) • Akanthozytose **Enzymdefekte** • Glucose-6-Phosphat-Dehydrogenase-Mangel • Pyruvatkinasemangel • Andere **Hämoglobinopathien (teilweise mit Hämolyse)** • Sichelzellanämie • Thalassämien (mikrozytär) • Hämoglobin-C-Krankheit • Andere	Paroxysmale nocturne Hämoglobinurie (PNH)
Extrakorpuskulär		• Autoimmunhämolytisch – Wärmeantikörper (IgG) – Kälteantikörper IgM Donath-Landsteiner (IgG) • Medikamenten-induziert • Mechanisch (z. B. Herzklappen) • Chemisch (z. B. Intoxikation) • Physikalisch (z. B. Verbrennungen)

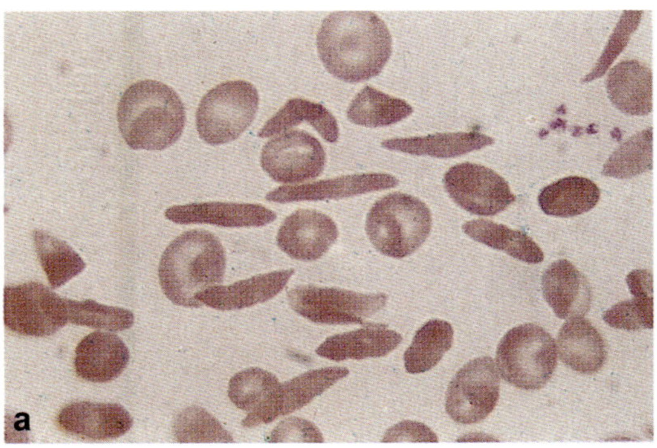

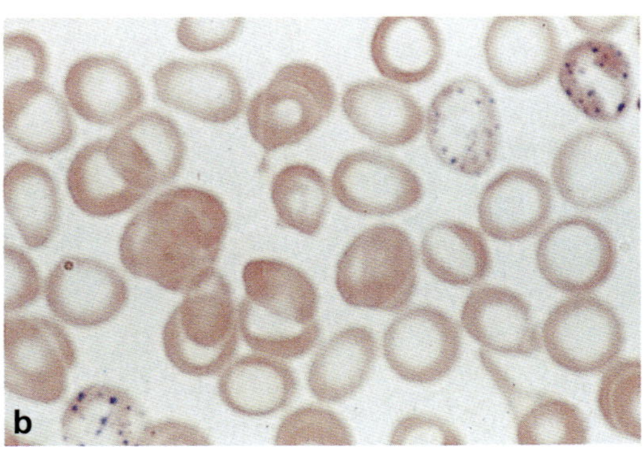

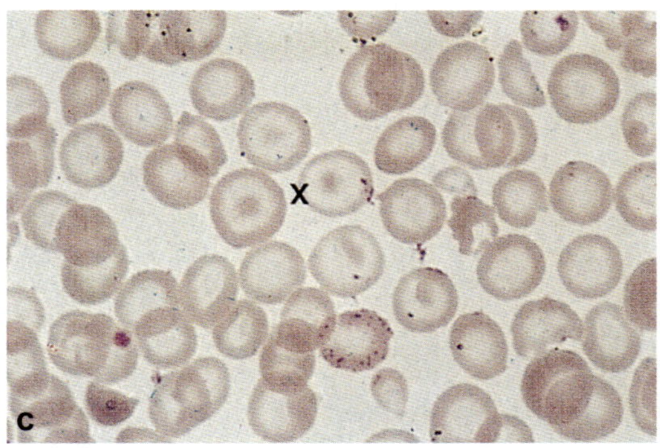

Abb. 5.6 Periphere Blutbilder bei Hämoglobinopathien
a) Blutausstrich: Sichelzellenanämie, HbS-Krankheit; bevorzugt betroffen ist die schwarze Bevölkerung in Äquatorialafrika
b), c) Blutausstriche: heterozygote ß-Thalassämie; meist vermehrtes Auftreten von HbAa, seltener HbF-Erhöhung. Hypochromie der Erythrozyten wie bei Fe-Mangelanämie, daneben basophile Punktierung und Targetzellen (Schießscheiben- oder Kokardenzellen) (×). Differentialdiagnose gegenüber Fe-Mangel: hoher Ferritin-Wert.

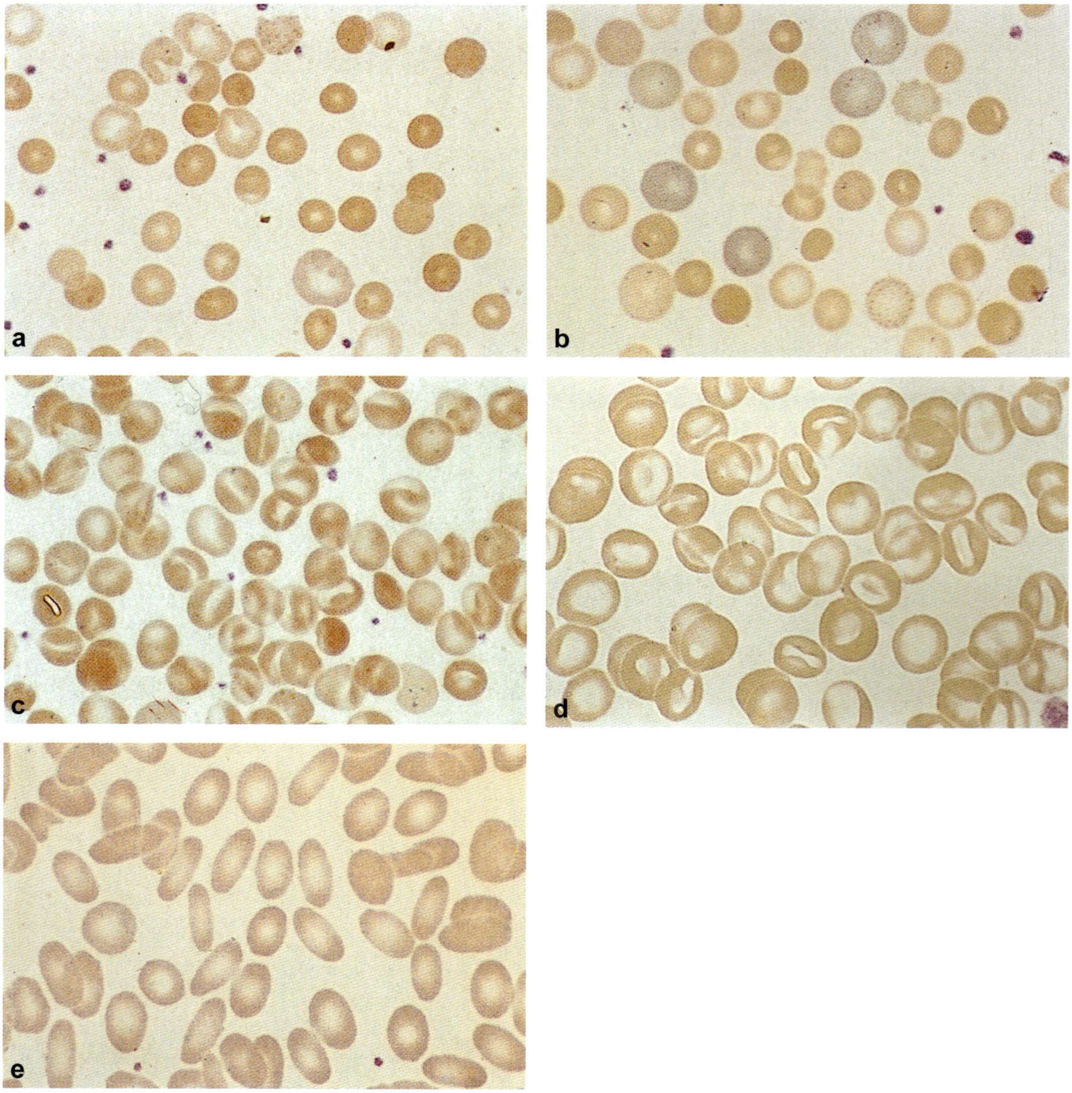

Abb. 5.7 Periphere Blutbilder bei Membrandefekten
a) Sphärozytose, Kugelzellanämie
b) Sphärozytose, jedoch mit deutlicher Polychromasie als Ausdruck eines hohen Retikulozytenwertes
c) Hereditäre Stomatozytose
d) Erworbene Stomatozytose bei chronischem Alkoholismus zum Vergleich mit c). Beachte die zusätzliche ovale Makrozytosetendenz der Erythrozyten infolge gleichzeitig bestehenden Folsäuremangels; daneben Fe-Mangel
e) Blutausstrich: Elliptozytose; in vielen Fällen asymptomatisch verlaufender Membrandefekt.

5.1.5 Thrombotisch thrombozytopenische Purpura (TTP)

Die Thrombotisch thrombozytopenische Purpura (**Moschcowitz-Syndrom**) ist ein komplexes Krankheitsbild. Bei den meisten Patienten ist ein erworbenes (durch Autoantikörper) oder hereditäres Defizit der von-Willebrand-Faktor-cleaving-Metalloprotease ADAMTS13 nachgewiesen. Das Defizit führt zur Bildung abnorm langer von-Willebrand-Multimere in den Gefäßendothelien. Dadurch kommt es zu einer Thrombosierung der kleinen Gefäße und weiter zur Thrombopenie durch Thrombozytenverbrauch sowie zur Hämolyse durch Zerstörung der Erythrozyten an den dabei entstehenden Fibrinfäden. Im Blutbild sind Fragmentozyten charakteristisch (➤ Abb. 5.8). Die Patienten sind durch die Konsequenzen der Mikrotrombosierung mit Durchblutungsstörungen gefährdet. Ein klinisch ähnliches Krankheitsbild ist nach Stammzelltransplantation bekannt, allerdings ohne den Enzymdefekt.

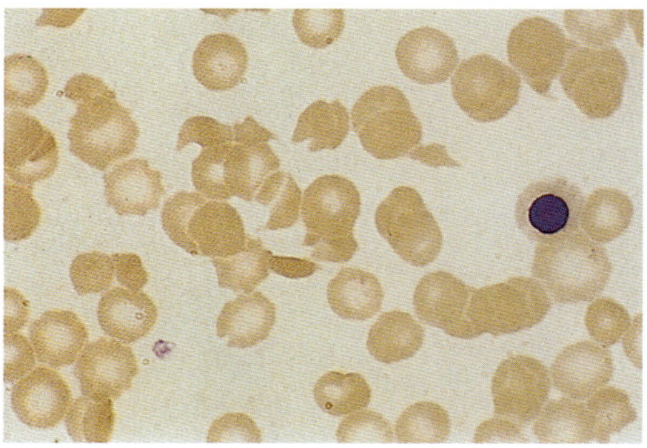

Abb. 5.8 Blutbild mit typischen Fragmentozyten, ein Normoblast. Neben der TTP können Fragmentozyten auch bei mechanischer Hämolyse durch künstliche Herzklappen oder im Rahmen von Gestosen auftreten.

5.1.6 Komplexe hereditäre Störungen

Kongenitale dyserythropoetische Anämie: Seltene autosomal-rezessiv (Typ I und II) oder autosomal dominant (Typ III) vererbte Störungen der Erythropoese (➤ Abb. 5.9).

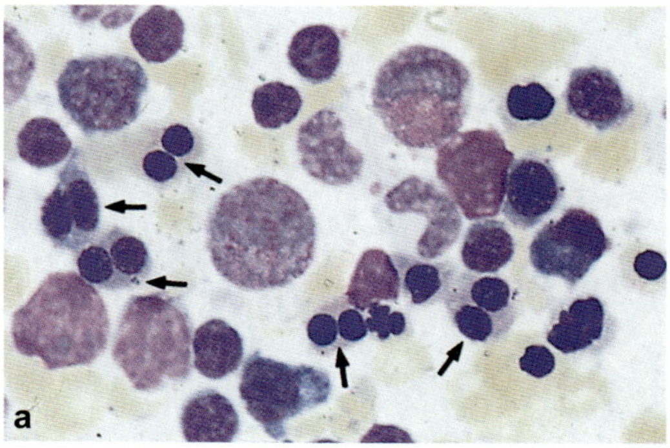

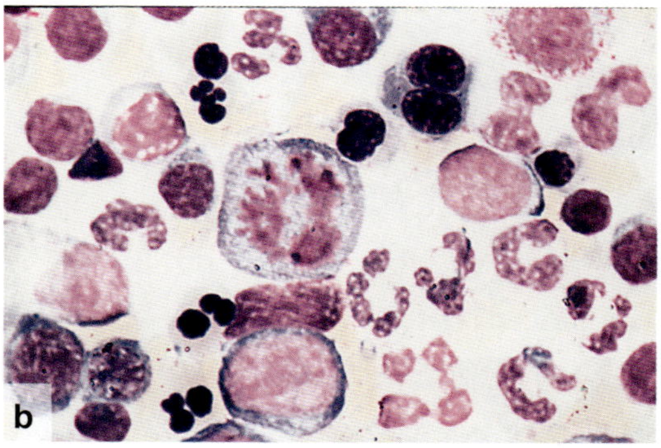

Abb. 5.9 Kongenitale dyserythropoetische Anämie (hier Typ II)
a), b) Knochenmarkausstriche: GE-Index = 1, gehäufte Doppelkernigkeit der Normoblasten (→), daneben Karyorrhexis (Vergr. 1:650).

5.2 Aplastische Anämie

Bei der aplastischen Anämie (➤ Abb. 5.10) liegen im peripheren Blut eine Zytopenie aller drei Zellreihen und ein hypoplastisches Knochenmark vor. Unter den Lebensumständen in Mitteleuropa handelt es sich meistens um eine erworbene idiopathische aplastische Anämie. Sie ist durch T-Zellen vermittelt. Gleichzeitig scheinen auch Veränderungen der Stammzellen einen Anteil an der Erkrankung zu haben, da langfristig nach erfolgreicher immunsuppressiver Therapie oft Stammzellerkrankungen wie Paroxysmale nocturne Hämoglobinurie, Myelodysplasien oder akute myeloische Leukämien entstehen.

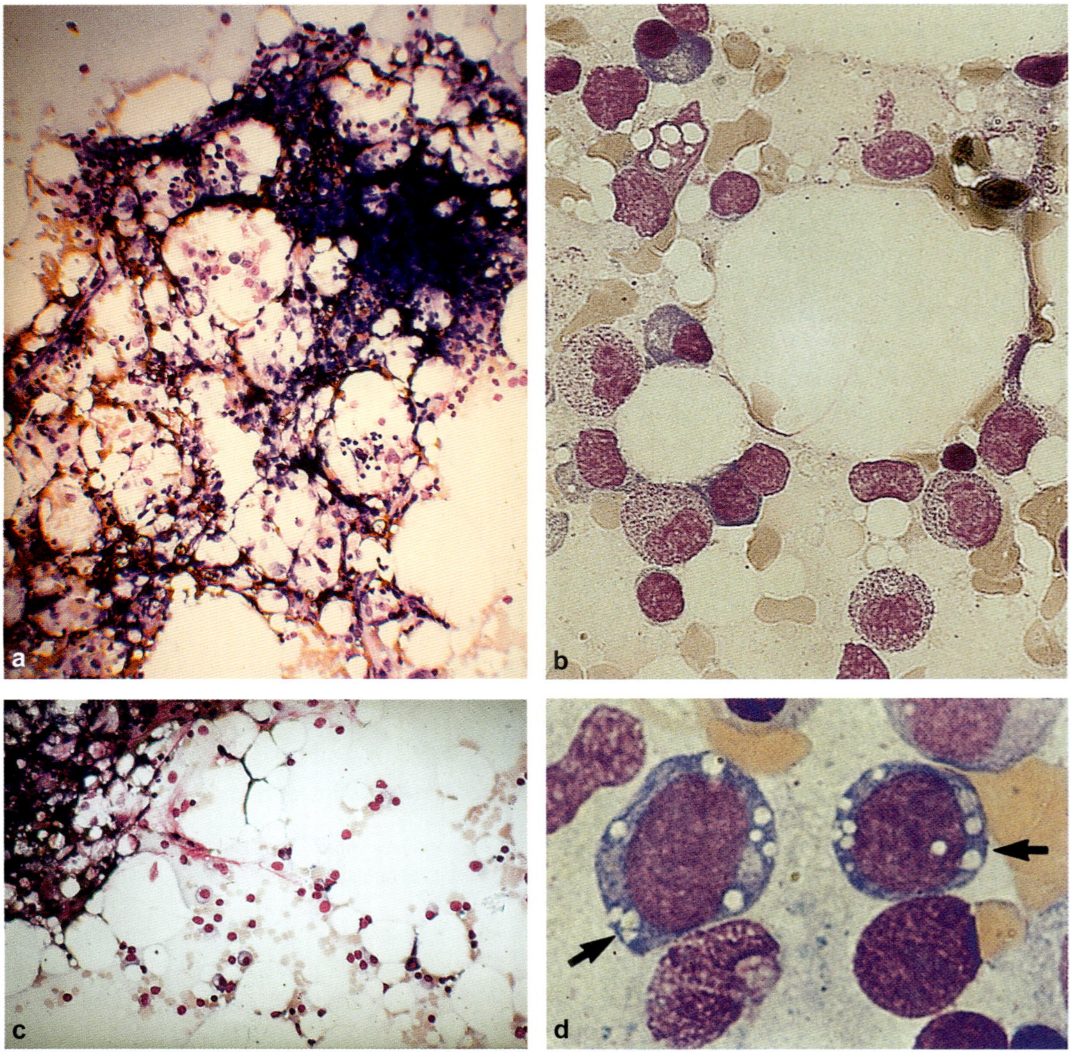

Abb. 5.10 Aplastisches Syndrom, aplastische Anämie
a) Knochenmark (Übersicht 50×): Hypozelluläres Markbröckelchen bei aplastischer Anämie, rechts oben Nest mit Resthämatopoese
b) Knochenmark (Ausschnitt): weitestgehend erloschene Hämopoese; Faser- oder Fettmark mit unterschiedlichem Gehalt an Lymphozyten, Retikulum-, Plasma- oder Gewebsmastzellen; nur einige eosinophile Vorstufen sind nachweisbar.
c) Knochenmark-Ausstrich bei aplastischer Anämie im Randbereich eines Markbröckelchens (150×); es sind nur noch einige Plasmazellen und Lymphozyten sichtbar.
d) Vakuolisierte Proerythroblasten (→) im Markpunktat bei toxischer Chloramphenicolschädigung (Frühsymptom); auch bei chronischem Alkoholismus anzutreffen.

Andere Ursachen für aplastische Syndrome können Medikamente (klassisch: Benzol, Chloramphenicol, Gold), Virusinfektionen, Autoimmunerkrankungen, Schwangerschaft oder Strahlenexposition sein.

Die differentialdiagnostische Abgrenzung von hypoplastischen Myelodysplasien kann problematisch sein. Neben der Knochenmarkaspiration sind Knochenmarkbiospie und Zytogenetik unbedingt erforderlich.

5.3 Pathomorphologie der Granulopoese

5.3.1 Hereditäre Veränderungen

Pelger-Huet-Kernanomalie Dies ist eine gutartige dominat vererbte Veränderung der Granulozyten mit einer Frequenz von etwa 1:6000. Bei Heterozygotie hat die Mehrzahl der Granulozyten eine bilo-

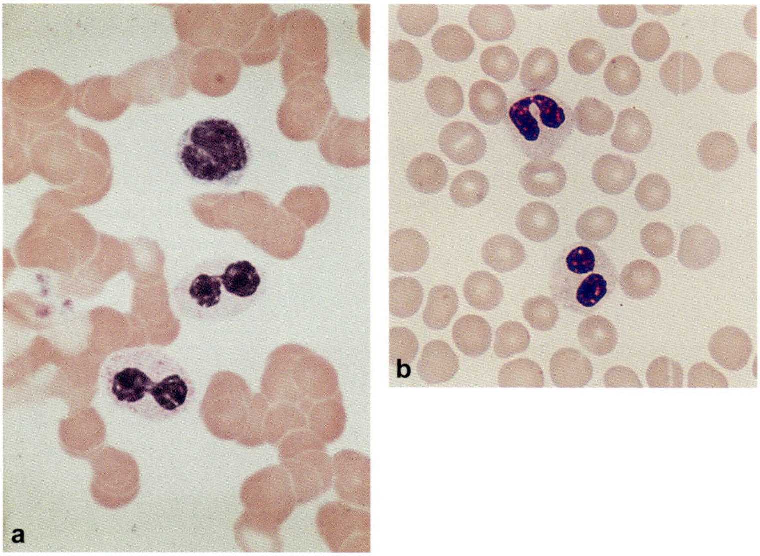

Abb. 5.11 Pelger-Huet-Kernanomalie (a und b)

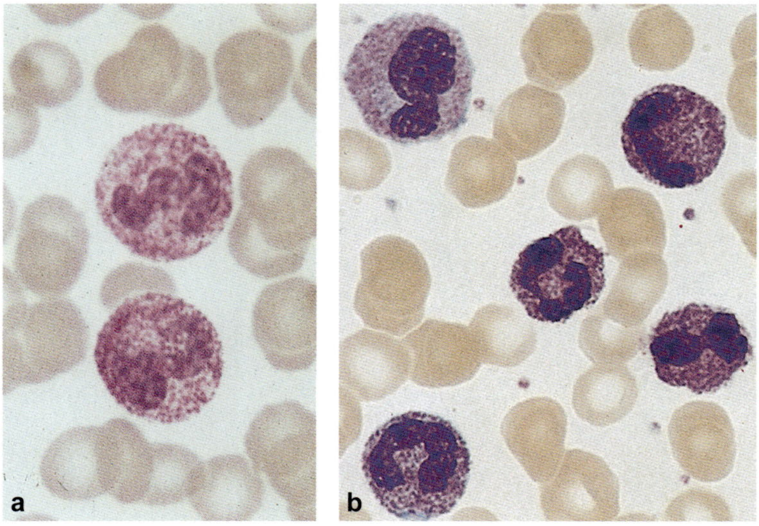

Abb. 5.12 (a) Alder-Reilly-Granulationsanomalie

Abb. 5.13 (b) Toxische Granulierung der Granulozyten: ebenfalls eine verstärkte azurophile Granulation, jedoch nicht so intensiv wie in ➤ Abb. 5.12; gute Kernfärbbarkeit; exogene Noxe.

bäre Kernform mit fadenförmiger Verbindung und eine sehr grobe, klumpige Chromatinstruktur (➤ Abb. 5.11 a, b). Pelgerzellen kann man u. U. mit Stabkernigen verwechseln. Eine pelgerartige Morphologie („Pseudopelger") kann man bei Myelodysplasie, akuter myeloischer Leukämie, Myelofibrose aber auch bei Infektionen und unter Medikamenten beobachten.

Alder-Reilly-Granulationsanomalie Sie ist durch eine erblich bedingte, extreme, azurophile Granulation der Granulozyten, Eosinophilen und Basophilen gekennzeichnet. Sie überdeckt etwas die schwach färbaren Kerne. Sie tritt meist in Verbindung mit multiplen enchondralen Dysostosen (Gargoylismus, M. Pfaundler-Hurler) auf. Differentialdiagnose gegenüber der seltenen Anomalie von Chediak-Higashi-Steinbrinck (= Riesengranula in allen Leukozytenformen).

5.3.2 Reaktive Veränderungen der Granulopoese

Neutrophile Leukozytose Die mittlere Zahl der neutrophilen Granulozyten beträgt beim Erwachsenen 4400/µl (1800–7700/µl) ❼. Rein formal beginnt eine neutrophile Granulozytose oberhalb des oberen Grenzwerts. Ausgeprägtere neutrophile Leukozytosen sind oft von Linksverschiebung begleitet. Von einer leukämoiden Reaktion spricht man bei Leukozytosen >50.000/µl. Hierbei liegt meist eine sehr ausgeprägte Linksverschiebung vor. Es kann eine ausgeprägte toxische Granulation mit Vergröberung der neutrophilen Granula auftreten (➤ Abb. 5.13 b). Ein weiteres Phänomen sind Döhle-Körper – intrazytoplasmatische Einschlüsse, die aus agglutinierten Ribosomen bestehen. Sie können bei Infektionen, Vergiftungen, Verbrennungen und nach Chemotherapie auftreten (➤ Abb. 5.14).

Sieht man von den weiter unten besprochenen chronischen myeloproliferativen Erkrankungen und

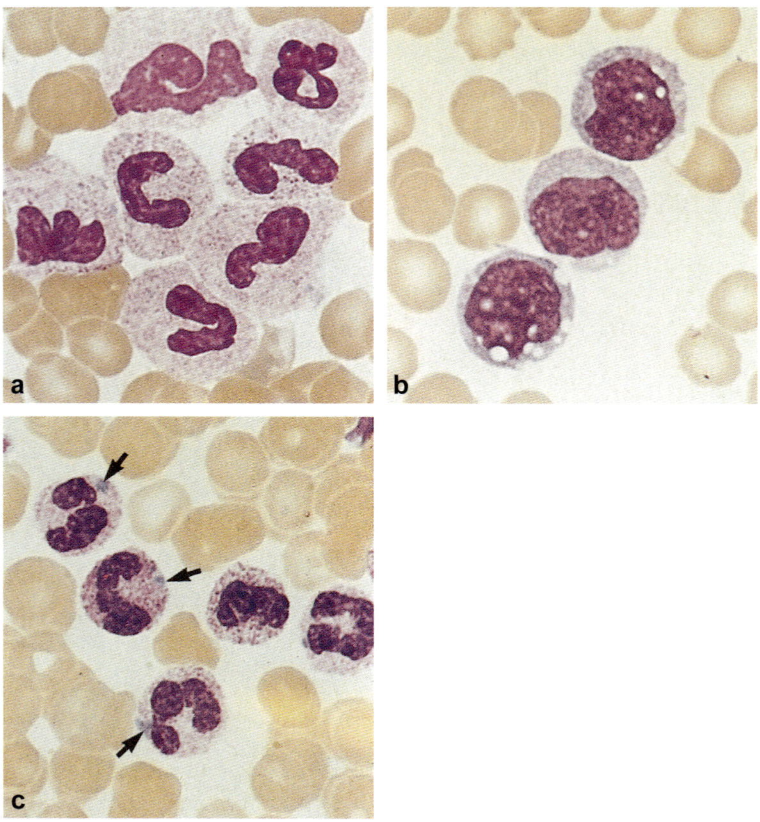

Abb. 5.14 Toxisch reaktive Veränderungen
a) Ausgeprägte Linksverschiebung (Zunahme der Stabkernigen im Differentialblutbild)
b) Toxische Vakuolisierung von Monozyten (auch als funktionell bedingt zu deuten)
c) Döhle-Einschlusskörperchen (kleine blaue Plasmaeinschlüsse, →)
NB: Nicht zu verwechseln mit der seltenen polyphilen Reifungsstörung von May-Hegglin, die gleichzeitig mit einer Thrombopenie einhergeht.

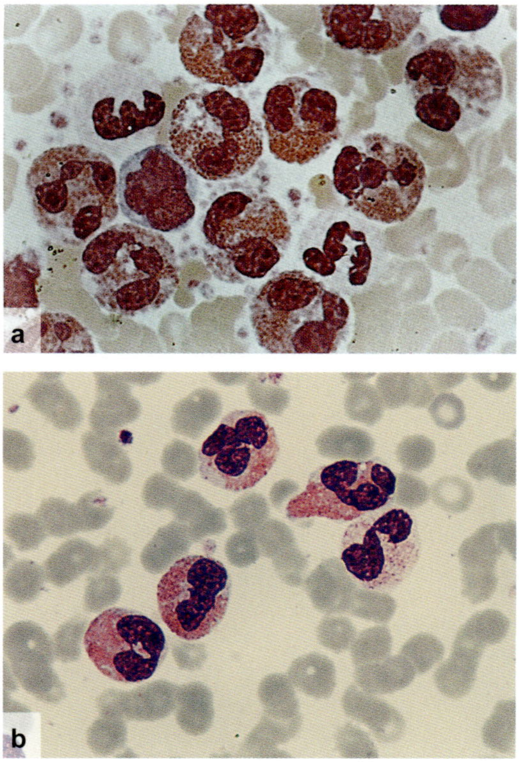

Abb. 5.15 Bluteosinophilie
a) Neben zahlreichen Eosinophilen ein Neutrophiler und ein Monozyt
b) Vier Eosinophile und ein Neutrophiler.

einigen seltenen familiären und kongenitalen Ursachen ab, ist die häufigste Ursache einer ausgeprägten neutrophilen Granulozytose eine Infektion (Pneumonie, Harnwegsinfektion u. a.). Weitere Ursachen sind Stressreaktionen, Stimulation des Knochenmarks durch Hyperregeneration, Hämolyse oder Knochenmarkkarzinose sowie die Gabe von G-CSF (Granulozyten Kolonie-stimulierender Faktor).

Neutropenie Von Neutropenie spricht man bei einer Neutrophilenzahl <1500/µl. Auch hier können seltene hereditäre Defekte zugrunde liegen (Kostmann-Syndrom, Zyklische Neutropenie, Schwachmann-Diamond-Syndrom u. a.). Eine erworbene Neutropenie ist die obligate Folge von Zytostatika oder großflächiger Bestrahlung. Weitere Ursachen für eine erworbene Neutropenie können in Virusinfektionen, Autoimmunneutropenie oder im Rahmen von Autoimmunerkrankungen bestehen.

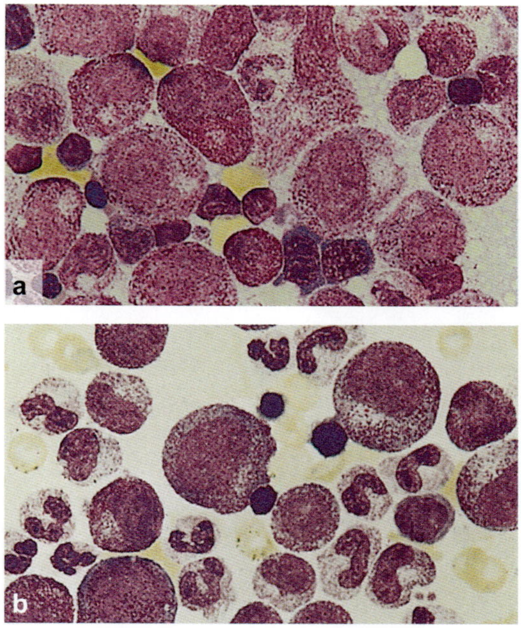

Abb. 5.16 Unterschiedliche Funktionszustände der Granulopoese im Knochenmark
a) Linksverschiebung = die überwiegende Mehrzahl der Zellen sind Promyelozyten und Myelozyten
b) Rechtsverschiebung = die überwiegende Mehrzahl der Zellen sind Metamyelozyten, Stabkernige und Segmentkernige.

Agranulozytose Selten und unerwartet sind Agranulozytosen aufgrund von Medikamenten wie Metamizol, trizyklische Antidepressiva, Antiarrhythmika und viele andere. Sie beruhen auf direkten toxischen Effekten auf das Knochenmark, möglicherweise bei Personen mit Genpolymorphismen oder aufgrund von antikörpervermittelter Toxizität gegen die Neutrophilen oder ihre Vorläufer. Nach Absetzen der Medikamente tritt meist innerhalb von 10 Tagen eine Regeneration der Neutrophilen ein, oft verbunden mit massiver Regeneration im Knochenmark („Promyelozytenmark"; (➤ Abb. 5.16; ➤ Abb. 5.17).

Monozytose Anhaltende Monozytosen größeren Ausmaßes sind praktisch immer neoplastisch bedingt (akute Monozytenleukämie, chronische myelomonozytäre Leukämie usw.).

Eosinophilie Man spricht von einer Eosinophilie bei einer absoluten Zahl von >300/µl (➤ Abb. 5.15). Die möglichen Ursachen sind vielfältig: parasitäre

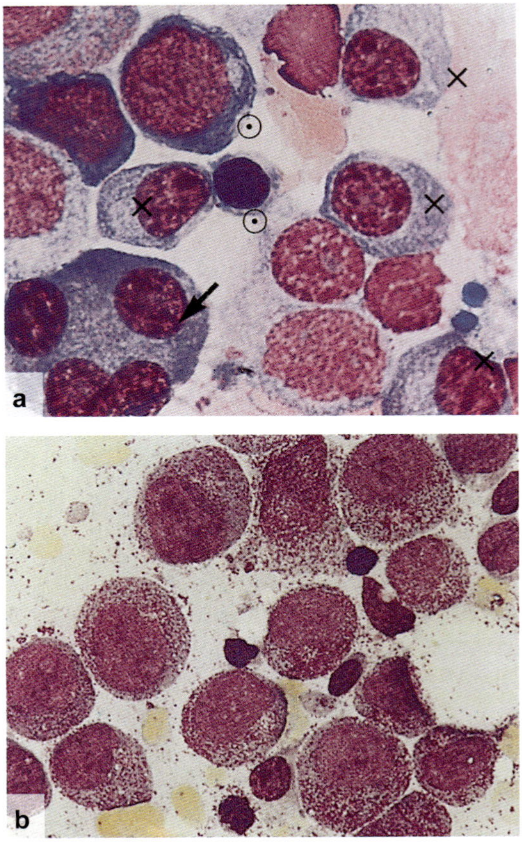

Abb. 5.17 Agranulozytose
a) Knochenmark: Granulopoese erloschen bei voller Ausprägung der Agranulozytose. Man sieht vorwiegend Plasmazellen (×), auch mehrkernige (→), und Lymphozyten, daneben Elemente der Erythropoese ⊙
b) Knochenmark: Promyelozytenmark bei massiver Regeneration nach Agranulozytose; zwischen den Promyelozyten einzelne Lymphozyten; die eosinophile Reihe bleibt bei Agranulozytose in der Regel erhalten.

Infektionen durch Würmer, allergische Erkrankungen, Atemwegserkrankungen, Vaskulitiden, neoplastische Erkrankungen und viele andere mehr. (Hypereosinophiles Syndrom: ➤ Kap. 5.3.6, Chronische myeloproliferative Erkrankungen)

Tab. 5.2 Klassifikation der Myelodysplastischen Syndrome nach WHO (modifiziert nach ⑧)

Bezeichnung	Peripherie	Knochenmark
Refraktäre Anämie (RA)	Anämie, keine oder wenige Blasten	ausschließlich erythroide Dysplasie, <5% Blasten, <15% Ringsideroblasten
Refraktäre Anämie mit Ringsideroblasten (RARS)	Anämie, keine Blasten	ausschließlich erythroide Dysplasie, <5% Blasten, >15% Ringsideroblasten
Refraktäre Zytopenie mit multilineärer Dysplasie (RCMD)	Zytopenien (Bizytopenie oder Panzytopenie), keine oder wenige Blasten, keine Auer-Stäbchen, <1000/µl) Monozyten	Dysplasie in >10% der Zellen von 2 oder mehr Linien der Myelopoese, <5% Blasten im Mark, keine Auer-Stäbchen, <15% Ringsideroblasten
Refraktäre Zytopenie mit multilineärer Dysplasie und Ringsideroblasten (RCMD-RS)	Zytopenien (Bizytopenie oder Panzytopenie), keine oder wenige Blasten, keine Auer-Stäbchen, <1000/µl Monozyten	Dysplasie in >10% der Zellen von 2 oder mehr Linien der Myelopoese, <5% Blasten im Mark, keine Auer-Stäbchen, >15% Ringsideroblasten
Refraktäre Anämie mit Blasten-Exzess-1 (RAEB-1)	Zytopenien, <5% Blasten, keine Auer-Stäbchen, <1000/µl Monozyten	Dysplasie einer oder mehrerer myeloischer Linien, 5–9% Blasten, keine Auer-Stäbchen
Refraktäre Anämie mit Blasten-Exzess-2 (RAEB-2)	Zytopenien, 5–19% Blasten, keine Auer-Stäbchen, <1000/µl Monozyten	Dysplasie einer oder mehrerer myeloischer Linien, 10–19% Blasten, Auer-Stäbchen +
Myelodysplasie, unklassifiziert	Zytopenien, keine oder nur wenige Blasten, keine Auer-Stäbchen	Dysplasie einer myeloischen Reihe, <5% Blasten, keine Auer-Stäbchen

5.3.3 Myelodysplastische Syndrome (MDS)

Die myelodysplastischen Syndrome sind eine heterogene Gruppe von klonalen malignen hämatologischen Erkrankungen, die durch Knochenmarkversagen mit Befall einer oder mehrerer Linien der Hämatopoese und einer vermehrten Proliferation unreifer Zellen gekennzeichnet sind. Der Unterschied zu den

Tab. 5.3 Klassifikation der myelodysplastischen Syndrome nach FAB (modifiziert nach ⑨)

Krankheitsbezeichnung	Abkürzung	Knochenmark	perpheres Blut
Refraktäre Anämie	RA	Blasten <5%*	Blasten <1%
Refraktäre Anämie mit Ringsideroblasten°°	RARS	Ringsideroblasten >15%** Blasten <5%	Blasten <1%
Refraktäre Anämie mit Blastenexzess	RAEB	Blasten 5–20%	Blasten <5%
RAEB in Transformation°°°	RAEB-t	Blasten 20–30%	Blasten ≤5%
Chronische myelomonozytäre Leukämie	CMML	Blasten <20%	Monozyten ≥1 x 10^9/l

* % aller kernhaltigen Markelemente
** % aller kernhaltigen Erythropoeseformen
°° Eine bestimmte Gruppe sideroachrestischer Anämien mit langem Krankheitsverlauf ohne Übergang in akute Leukose lässt sich als PSA (pure sideroblastic anemia) abgrenzen.
°°° Die Diagnose RAEB-t kann auch bei geringer Blastenzahl durch den Nachweis von Auer-Stäbchen gestellt werden!

Tab. 5.4 Abgrenzung von AML und MDS

	MDS	AML
FAB	Blasten ≤30% der nicht-erythroiden Zellen (NEZ)	Blasten >30% der NEZ
WHO	Blasten <20% in Mark oder Peripherie	Blasten ≥20% in Mark oder Peripherie (Erythroleukämien: ≥20% der NEZ) (bei Vorliegen spezifischer zytogenetischer Befunde kann eine AML auch bei geringeren Blastenzahlen diagnostiziert werden)

Tab. 5.5a Prognose der MDS nach dem Internationalen Prognosesystem (IPSS) ⑩

Prognostischer Risikofaktor	0 Punkte	0,5 Punkte	1 Punkt	1,5 Punkte	2 Punkte
Blasten im Knochenmark	<5%	5–10%		11–20%	21–30***
Zytogenetik*	gut	intermediär	schlecht		
Zytopenien (Anzahl)**	0/1	2/3			

* gut: normaler Karyotyp oder isoliert -Y, del(5)(q), del(20)(q) schlecht: komplexe Aberrationen (>3 Anomalien) oder Aberrationen Chr. 7 intermediär: alle anderen Aberrationen
** Hämoglobin <100 g/l (6,2 mmol/l), absolute Neutrophilenzahl <1500/µl, Thrombozytenzahl <100 n/l
*** nach WHO als AML klassifiziert

Tab. 5.5b Risikobewertung nach IPSS

Risiko	Punkte addiert
niedrig	0
intermediär-1	0,5–1,0
intermediär-2	1,5–2,0
hoch	>2,0

akuten Leukämien besteht darin, dass ein Teil der neoplastischen Zellen bereits im Knochenmark zugrunde geht. Bei der akuten myeloischen Leukämie (AML) werden die Blasten dagegen im Überschuss gebildet. Viele MDS gehen später in eine AML über.

Die Diagnose des MDS wird auf der Grundlage des peripheren Blutes (➤ Abb. 5.18), des Knochenmarkausstrichs und einer zytogenetischen Untersuchung (ggf. mit einer Fluoreszenz-in-situ-Hybridisierung, FISH) gestellt.

Heute sind nach wie vor 2 Klassifikationssysteme der MDS gebräuchlich: Die 2001 geschaffene Klassi-

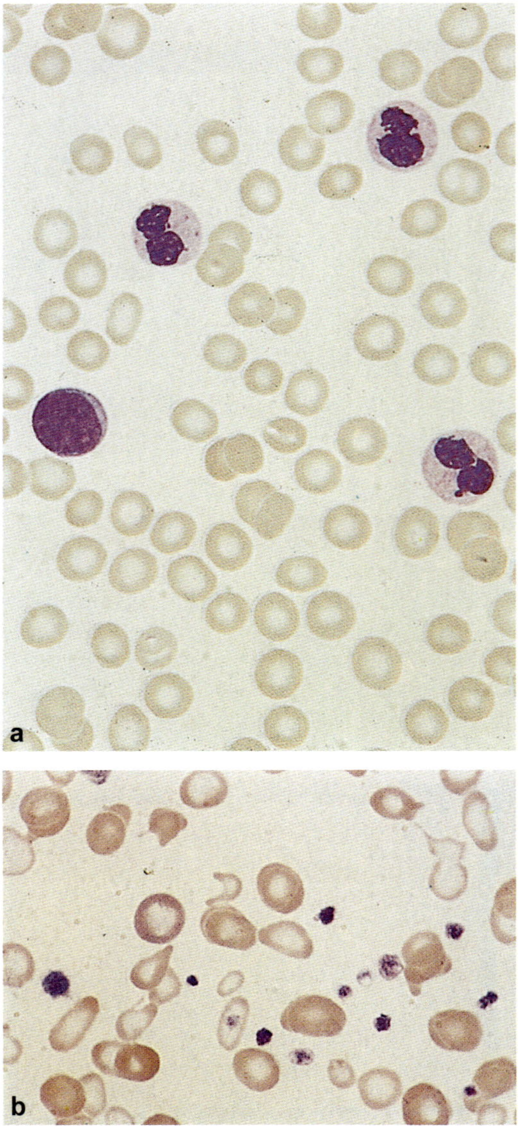

Abb. 5.18 Myelodysplastische Syndrome
a) Blutausstrich (Übersicht): neben einem Blasten drei Granulozyten mit bilobär konfigurierten Kernen (= Pseudo-Pelger-Zellen)
b) Blutausstrich: MDS in fortgeschrittenem Stadium mit ausgeprägten Erythrozytenveränderungen (ovale Anisozytose und Poikilozytose).

fikation nach WHO ❽ (➤ Tab. 5.2) und die FAB-Klassifikation ❾ (➤ Tab. 5.3). Ein wesentlicher Unterschied besteht in der Abgrenzung gegenüber der AML: Der für die Diagnose einer AML erforderliche Anteil der Blasten ist 20% nach WHO gegenüber 30% entsprechend der FAB-Klassifikation (➤ Tab. 5.4). Des Weiteren wird die chronische myelomonozytäre Leukämie nach der WHO-Klassifikation nicht mehr bei den Myelodysplasien, sondern in einer eigenen Gruppe von Erkrankungen geführt.

Für die Prognose der Patienten hat entscheidende Bedeutung die Einordnung nach dem Internationalen Prognosesystem (IPSS) ❿ (➤ Tab. 5.5 a, b).

Wichtig ist es, das günstig verlaufende **5q-Syndrom** – MDS mit isolierter del(5q) – zu erkennen. In der Peripherie liegt eine Anämie vor, während die Thrombozytenzahlen gesteigert sein können. Im Knochenmark ist die Megakaryopoese gesteigert, allerdings liegen zahlreiche kleine bis Mikromegakaryozyten vor.

Da sich die genaue Einteilung und Prognose der MDS zu einem großen Teil nach quantitativen Verhältnissen in Mark und Peripherie, sowie nach zytogenetischen Befunden richtet, wird in den nachfolgenden Abbildungen vor allem auf die Demonstration der Dysplasiezeichen wert gelegt, die für die morphologische Diagnose und Klassifikation des MDS entscheidend sind (➤ Abb. 5.19):

- **Dysplasie der Erythropoese:** Vielkernigkeit, megaloblastäre Kernveränderungen, abnorme Mitosen, Karyorrhexis, Ringsideroblasten, grobe Eisengranula, Zytoplasmavakuolen
- **Dysplasie der Granulozytopoese:** Pseudo-Pelger-Formen, Übersegmentierung, Riesenformen, Ringkerne, Hypogranulierung, abnorme Basophilie, Peroxidasedefekt, atypische positive Esterase in Neutrophilen und Eosinophilen
- **Dysplasie der Megakaryopoese:** Mikromegakaryozyten (kleiner, runder Kern, reifes Zytoplasma), große einkernige Formen, Formen mit vielen kleinen Kernen, übersegmentierten Kerne, ungleiche Ausreifung des Zytoplasmas, Anisozytose der Thrombozyten, Riesenthrombozyten.

Eisenfärbung mit Berliner Blau beim MDS

Der zytochemische Nachweis von Eisen erfolgt mit einer Berliner-Blau-Reaktion. Speichereisen sind Ferritin und Hämosiderin. Das Speichereisen ist ausschließlich in den Makrophagen lokalisiert und deshalb nur in Markausstrichen sichtbar, die reichlich Bröckelma-

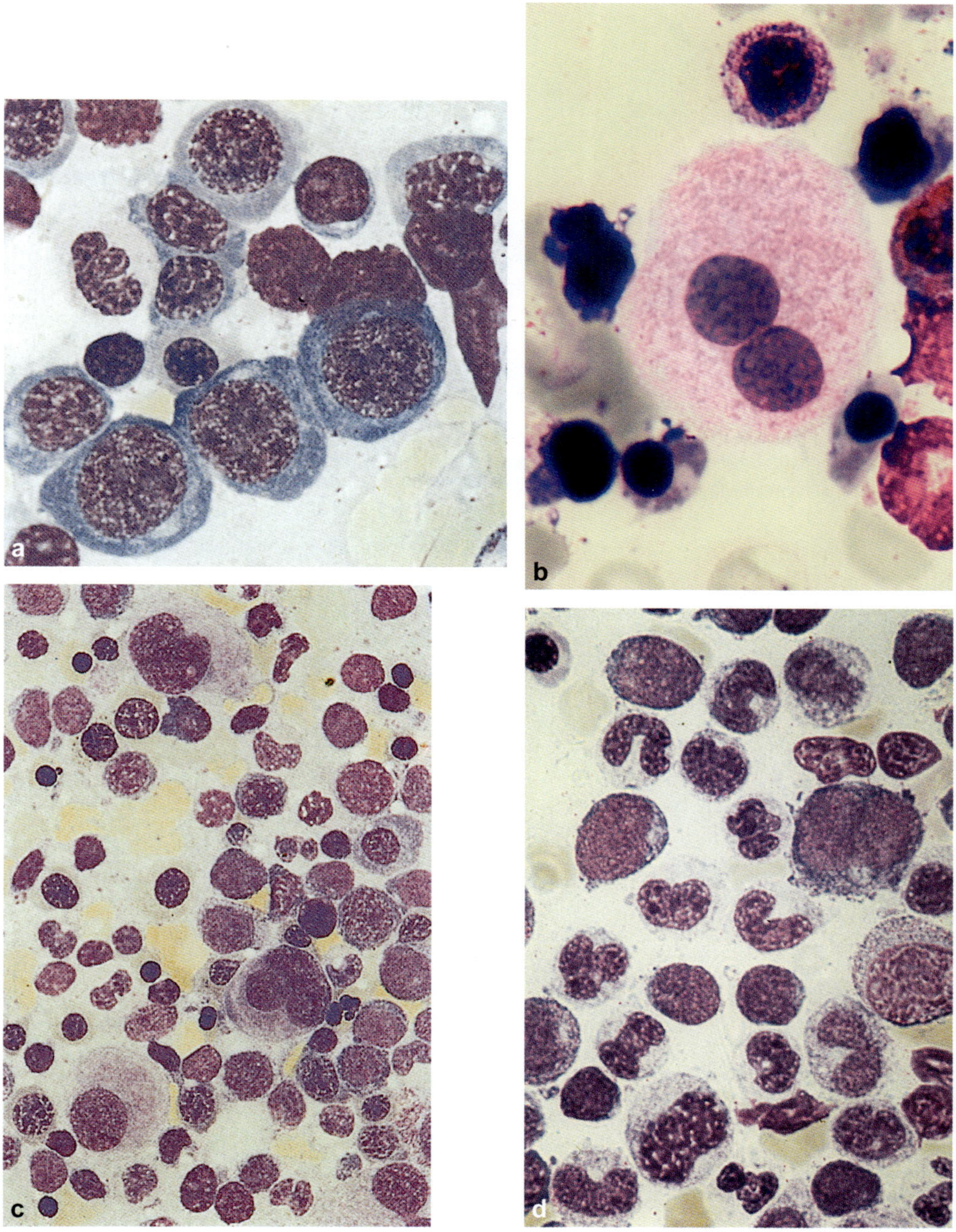

Abb. 5.19 Myelodysplastische Syndrome
a) Knochenmark: megaloblastäre Dysplasie der Erythropoese
b) Mikromegakaryozyt mit zwei rundlichen, abgegrenzten Kernen
c) Knochenmark (Übersicht): typische Dysplasie der Megakaryozyten mit vorwiegend ein-und zweikernigen Formen
d) Myelodysplasie (Knochenmark): ausgeprägte pseudopelgerartige Reifungsstörungen der Granulopoese, einige Blasten, ein sehr unreifer Mikromegakaryozyt

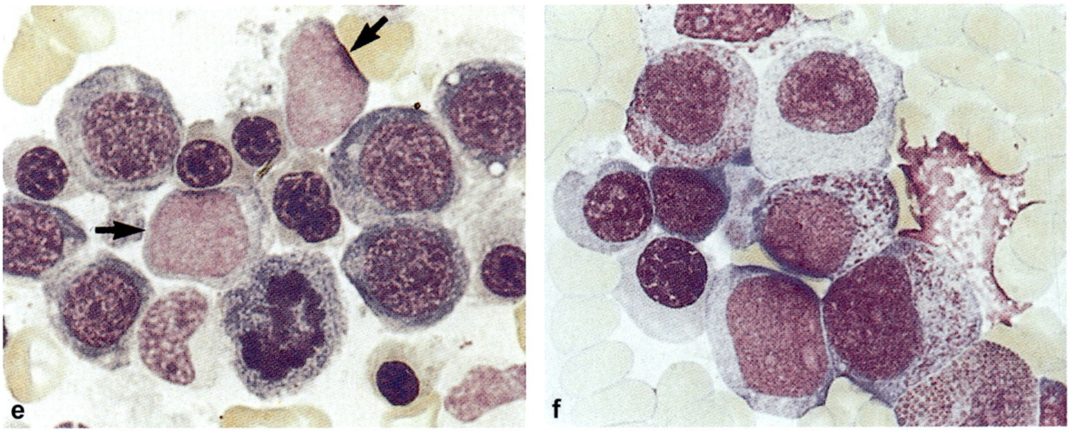

Abb. 5.19 *(Fortsetzung)* e) Knochenmark: zwei Blasten (→) in einem Areal mit ausgeprägter Dysplasie der Erythropoese
f) Dysplasie der Granulopoese (Knochenmark): ungranulierter Promyelozyt mit geringer Plasmabasophilie (rechts oben), ein Myeloblast, links seitlich außerdem zwei megaloblastär dysplastische Normoblasten; linksverschobene Granulopoese.

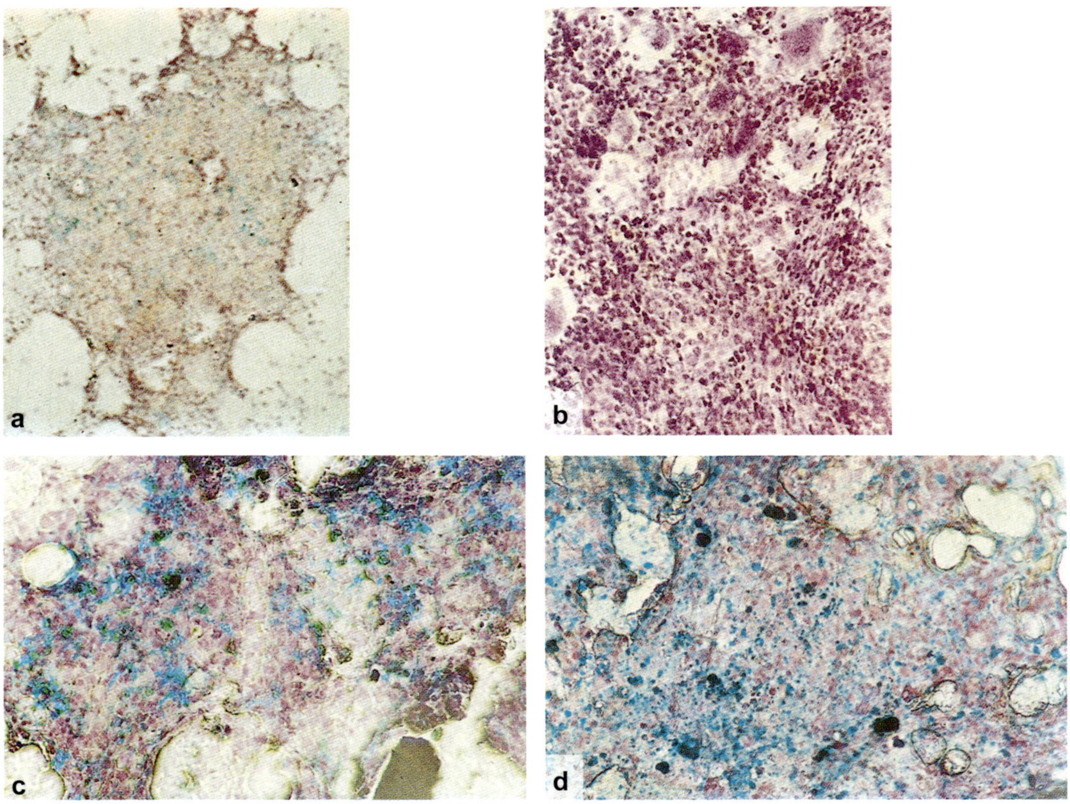

Abb. 5.20 Unterschiedliches Verhalten des Speichereisens im Knochenmark (Vergr. 1:120)
a) Normalbefund
b) Speichereisen komplett fehlend (echter Eisenmangel)
c) Speichereisen stark vermehrt
d) Speichereisen extrem vermehrt (DD Sideroachresie; Transfusionssiderose; Hämochromatose).

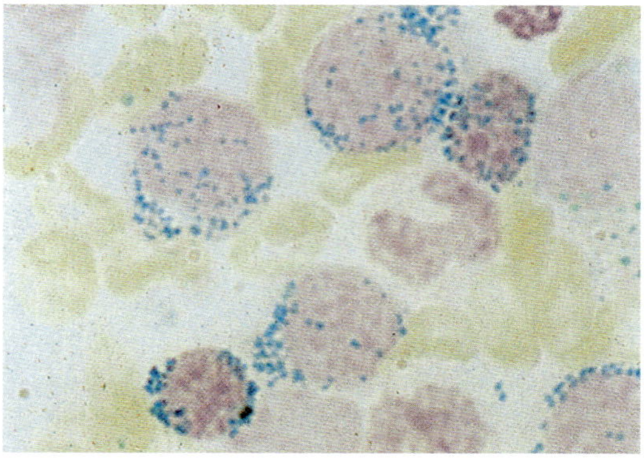

Abb. 5.21 Ringsideroblasten bei MDS

terial enthalten. Dieses Speichereisen kann semiquantitativ beurteilt werden (➢ Abb. 5.20). Außer dem Speichereisen im RHS/MMS werden siderophile Granula in den Normoblasten nachgewiesen. Normal sind 2 bis maximal 5 Granula. Ringsideroblasten müssen nach WHO-Klassifikation ≥10 Eisengranula enthalten, die den Kern ringförmig umspannen (➢ Abb. 5.21). Signifikant im Sinne der Diagnose beim MDS ist ein Nachweis von mindestens 15% Ringsideroblasten, gerechnet als Anteil der roten Vorstufen.

5.3.4 Myelodysplastische/ Myeloproliferative Erkrankungen

Diese Erkrankungsgruppe wurde in der WHO-Klassifikation geschaffen um die Erkrankungen einzuordnen, die in ihren Eigenschaften zwischen den chronischen myeloproliferativen Erkrankungen und den myelodysplastischen Syndromen stehen.

Myelodysplastische/Myeloproliferative Erkrankungen nach WHO
• Chronische myelomonozytäre Leukämie
• Atypische chronische myeloische Leukämie
• Juvenile myelomonozytäre Leukämie
• Myelodysplastische/Myeloproliferative Erkrankung, unklassifizierbar – Provisorische Entität: Refraktäre Anämie mit Ringsideroblasten und ausgeprägter Thrombozytose (RARS-T)

Die **chronische myelomonozytäre Leukämie** ist eine klonale Erkrankung der Knochenmarkstammzellen, bei der die Monozytose hervorstechendes Merkmal ist (➢ Abb. 5.22).

Diagnostische Kriterien für die chronische myelomonozytäre Leukämie
1. Persistierende periphere Blutmonozytose >1000/µl
2. Kein Philadelphia-Chromosom oder bcr-abl Fusionsgen
3. <20% Blasten in Blut oder Knochenmark (Blasten schließen Myeloblasten, Monoblasten und Promonozyten ein)
4. Dysplasie in einer oder mehreren Linien; wenn die Dysplasie fehlt oder nur minimal ist, kann die Diagnose einer CMML dennoch gestellt werden, wenn die folgenden Voraussetzungen gegeben sind: – Vorhandensein einer erworbenen Chromosomenaberration im Mark – Fortbestehen der Monozytose für mindestens 3 Monate und – Ausschluss aller anderen Ursachen für eine Monozytose.

Die **atypische chronische myeloische Leukämie** ist durch Leukozytose mit Granulozytose und Linksverschiebung gekennzeichnet. Die neutrophile Reihe ist dysplastisch, häufig liegt auch eine multiliniäre Dysplasie vor. Das Krankheitsbild entspricht einem Teil der früheren sogenannten „Philadelphia-negativen CML".

Die **juvenile myelomonozytäre Leukämie** ist eine seltene Erkrankung des Kindes- bis Jugendalters. 70% der Fälle treten bei Kindern unter 3 Jahren auf.

Myelodysplastische/Myeloproliferative Erkrankung, unklassifizierbar: Hier werden Krankheitsbilder eingeordnet, die Zeichen myelodysplastischer und myeloproliferativer Erkrankungen zeigen, sich jedoch nicht in die bisherigen Kategorien einordnen lassen. Eine interessante seltene Erkrankung ist dabei die **Refraktäre Anämie mit Ringsideroblasten und ausgeprägter Thrombozytose (RARS-T)**. Die Patienten haben eine Thrombozytenzahl von >600/nl, eine gesteigerte Thrombopoese mit Riesenmegakaryozyten im Knochenmark und >15% Ringsideroblasten [11]. Die Blasten liegen <5%. Kürzlich wurde bei einem Teil der Patienten eine JAK2 V617F Mutation wie bei vielen Fällen mit Essentieller Thrombozytose nachgewiesen [12] [13].

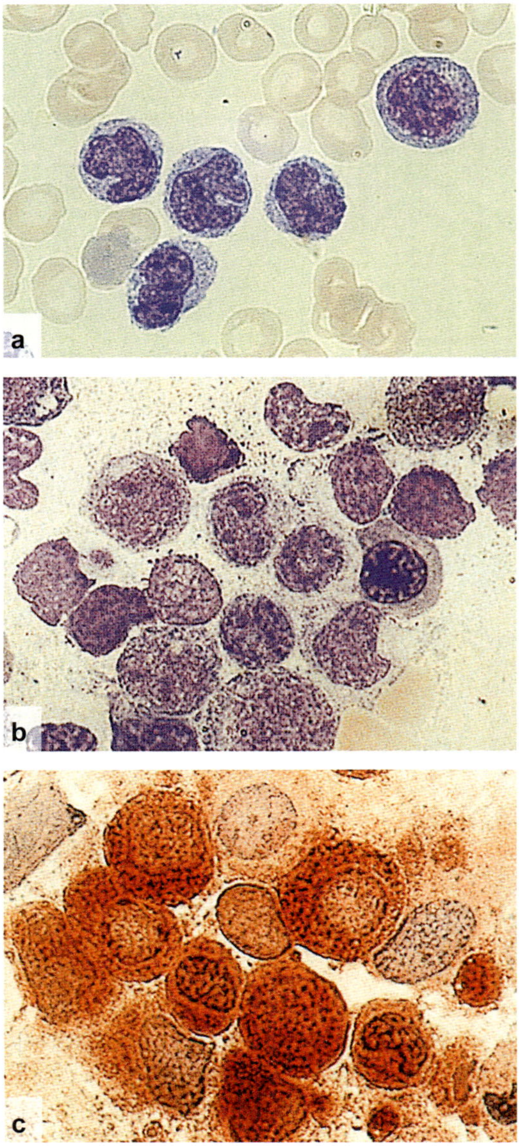

Abb. 5.22 Chronische myelomonozytäre Leukämie
a) Peripheres Blutbild
b) Myelomonozytäre Vorläufer im Knochenmark; sie werden gern mit Myelozyten verwechselt
c) Massive Anfärbung der myelomonozytären Vorläufer mit der unspezifischen Esterase-Färbung.

Tab. 5.6 Einteilung der AML nach WHO

Akute myeloische Leukämie mit definierten genetischen Aberrationen	
AML mit t(8;21)(q22;q22); (*AML1/ETO*)	
AML mit abnormen Eosinophilen inv(16)(p13;q22) oder t(16;16)(p13;q22) (*CBFß/MYH11*)	
Akute Promyelozytenleukämie t(15;17)(q22;q12) (*PML/RARα*) und Varianten	
AML mit 11q23 (*MLL*) Aberrationen	
Akute myeloische Leukämie mit mulitliniärer Dysplasie	
nach Myelodysplasie oder Myelodysplasie/myelproliferativer Erkrankung	
ohne vorhergehende Myelodysplasie	
Therapiebedingte akute myeloische Leukämie und MDS	
nach Alkylantien	
nach Topoisomerase-II-Inhibitoren (auch lymphatisch)	
andere	
Akute myeloische Leukämie, nicht anders klassifiziert	**(FAB)**
AML minimal differenziert	(M0)
AML ohne Ausreifung	(M1)
AML mit Ausreifung	(M2)
Akute myelomonozytäre Leukämie	(M4)
Akute Monoblasten- und Monozytenleukämie	(M5a, M5b)
Akute Erythroleukämie	(M6a, M6b)
Akute Megakaryoblastenleukämie (Variante: AML / transiente myeloproliferative Erkrankung bei M. Down)	(M7)
Akute Basophilenleukämie	
Akute Panmyelose mit Myelofibrose	
Myelosarkom	
Akute Leukämien ohne eindeutige Linienzuordnung	
Undifferenzierte akute Leukämie	
Biliniäre akute Leukämie	
Biphänotypische akute Leukämie	

5.3.5 Akute myeloische Leukämie (AML)

Die akute myeloische Leukämie ist eine neoplastische Erkrankung der myeloischen Stamm- und Vorläuferzellen. Je nach Subgruppe behalten die Zellen eine gewisse relative Fähigkeit zur Differenzierung, die jedoch in der Regel nicht die Ausbildung von morphologisch normalen Blutzellen erlaubt. Es besteht morphologisch ein Reifungsstopp auf früher Ebene. Die maligne Zellpopulation verdrängt das normale Knochenmark. Anämie, Thrombopenie und Granulopenie und die entsprechenden Krankheitserscheinungen sind die Folge.

Die Klassifikation der AML erfolgt heute üblicherweise nach der WHO-Klassifikation ❽ (➤ Tab. 5.6), wenn auch die FAB-Klassifikation ⓮⓯⓰⓱ (➤ Tab. 5.7) noch eine gewisse Verbreitung hat. Die WHO-Klassifikation berücksichtigt systematisch die zytogenetischen Befunde.

Tab. 5.7 Einteilung der akuten myeloischen Leukämie nach FAB

M0	AML mit minimaler myeloischer Differenzierung
M1	AML ohne morphologische Ausreifung
M2	AML mit morphologischer Ausreifung
M3	Promyelozytenleukämie
M3 var	Variante Form der Promyelozytenleukämie
M4	Akute myelomonozytäre Leukämie
M4 Eo	Akute myelomonozytäre Leukämie mit abnormen Eosinophilen
M5 a	Akute Monoblastenleukämie
M5 b	Akute Monozytenleukämie
M6 a	Erythroleukämie, erythroid-myeloid
M6 b	Erythroleukämie, rein erythroid
M7	Akute Megakaryoblastenleukämie

Die Zytochemie hat für die Diagnose der AML noch eine gewisse Bedeutung: Wichtig ist vor allem die die Peroxidasereaktion zur Differenzierung gegen lymphatische Neoplasien und die unspezifische Esterase bei den monozytär differenzierten Leukämien (➤ Tab. 5.8). In der Praxis konkurriert die schnell verfügbare Durchflusszytometrie.

AML mit t(8;21)(q22;q22)

- **Definition:** AML mit t(8;21)(q22;q22) normalerweise mit granulozytärer Differenzierung
- **Epidemiologie:** 5–12% der AML, vor allem jüngere Patienten
- **Klinik:** in einigen Fällen tumoröse Manifestationen (Myelosarkome)
- **Morphologie:** große Blasten, viel Zytoplasma, deutliche Granulation; gelegentlich in wenigen Blasten sehr große Granula; Auerstäbchen häufig: meist singulär, lang; einige kleinere Blasten im Blutausstrich; im Mark Promyelozyten, Myelozyten, reife Neutrophile mit Dysplasiezeichen (Pseudopelger); Fälle mit <20% Blasten sind möglich; Eosinophile und/oder Basophile können gesteigert sein (➤ Abb. 5.23)
- **Marker:** CD13+, CD33+, MPO+, häufig in einem Subset CD19+; CD34+, nicht so häufig CD56+
- **Genetik:** t(8;21)(q22;q22) führt zu Fusion von AML1 (kodiert CBFα = core binding factor α) und ETO (eight-twenty-one)
- **Prognose:** günstig bei Therapie mit Hd-AraC, wenn keine zusätzlichen zytogenetischen Aberrationen vorliegen.

Tab. 5.8 Zytochemie der akuten myeloischen Leukämien

FAB	Sudan-Schwarz (Peroxidase)	PAS (Perjodsäure-Schiff-Reaktion)	α-Naphthyl-acetat-Esterase
Mo	<3% +	–	–
M1	≥3% +	neg. bis feingranulär +	–
M2	++	neg. bis feingranulär +	–
M3, M3 var	+++	neg. bis feingranulär +	–
M4, M4 Eo	>5% +	neg. bis feingranulär +	+
M5a, b	±	neg. bis feingranulär +	+++
M6	+ (myeloische Blasten)	schollig pos. (Erythropoese)	–
M7	–	±	±

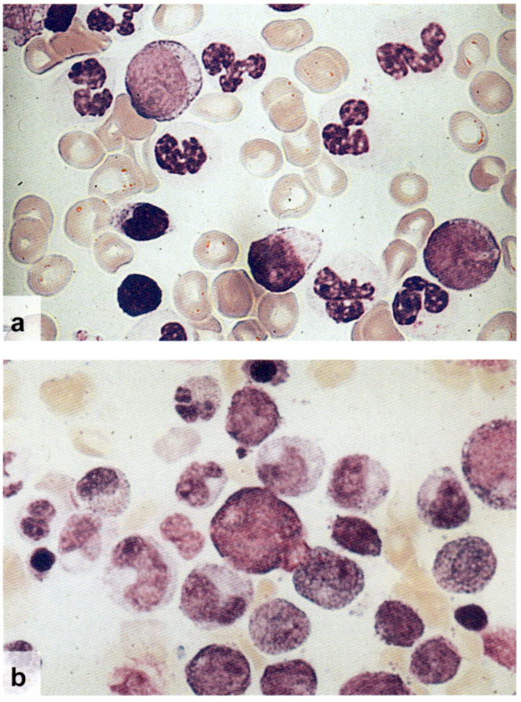

Abb. 5.23 AML mit t(8;21)(q22;q22)
a) Peripheres Blut: Blasten und reichlich dysplastische Neutrophile
b) Knochenmark: Es sind 6 Blasten zu sehen, die neutrophile Reihe ist deutlich dysplastisch.

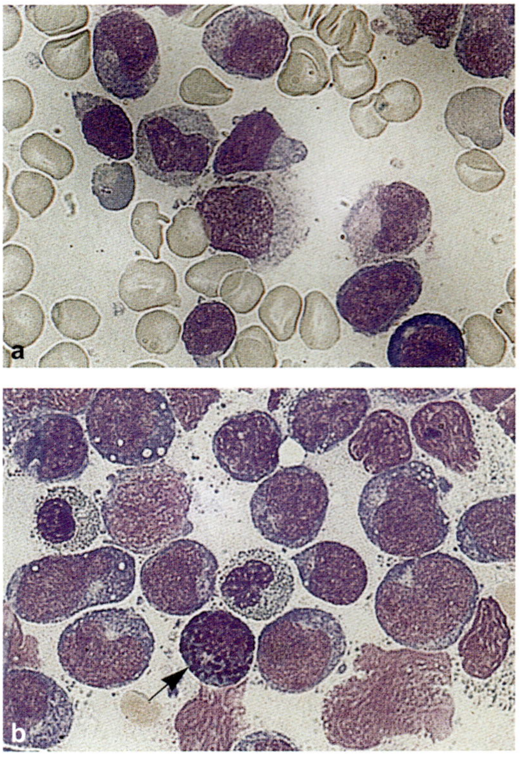

Abb. 5.24 AML mit inv(16)(p13;q22) oder t(16;16)(p13;q22)
a) Peripheres Blut: In der Abbildung sind der teils myeloische Charakter (Granulation) und der monozytäre Anteil (Kernlappung) deutlich zu erkennen.
b) Knochenmark: Es sind eosinophile Zellen im Mark vorhanden. Die Eosinophilen zeigen neben den reifen eosinophilen Granula auch unreife eosinophile Granulationen, die basophil anmuten (→). Diese Zellen sind ein wichtiges diagnostisches Charakteristikum.

AML mit inv(16)(p13;q22) oder t(16;16)(p13;q22)

- **Definition:** AML mit inv(16)(p13;q22) oder t(16;16)(p13;q22), normalerweise mit myelomonozytärer Differenzierung und abnormen Eosinophilen im Mark
- **Epidemiologie:** 10–12% der AML, alle Altersgruppen, jüngere Patienten
- **Klinik:** in einigen Fällen Myelosarkome bei Diagnose oder Rezidiv
- **Morphologie:** Myelomonozytäre Morphologie der Blasten; im Mark unterschiedliche Zahl von Eosinophilen, gelegentlich <5% in allen Reifungsstadien; in den unreifen Eosinophilen charakteristische rot-violette, grobe (unreife) Granula, Eosinophile gelegentlich hyposegmentiert; Chloracetatesterase schwach positiv in den abnormen Eosinophilen; in den Blasten Auerstäbchen möglich; Blasten ≥3% MPO positiv; Monoblasten und Promonozyten Esterase +; Blasten gelegentlich <20%; peripheres Blut ohne Unterschiede zu anderen AMML (➤ Abb. 5.24)
- **Marker:** CD13+, CD33+, MPO+; monozytäre Marker: CD14+, CD4+, CD11b+, CD11c+ CD64+, CD36+, Lysozym+; häufiger CD2+ Koexpression
- **Genetik:** inv(16)(p13;q22) oder t(16;16)(p13;q22) führt zu Fusion von CBFβ (core binding factor β) und MYH11 (Glattmuskulatur-Myosin-Schwerketten-Gen)
- **Prognose:** günstig bei Therapie mit Hd-AraC.

AML mit t(15;17)(q22;q12) und Variante

- **Definition:** AML mit t(15;17)(q22;q12), bei der abnorme Promyelozyten vorwiegen; typische hypergranuläre APL und mikrogranuläre APL
- **Epidemiologie:** 5–8% der AML, alle Altersgruppen, mittleres Alter
- **Klinik:** Verbrauchskoagulopathie und massive Blutungsneigung; Mikrogranuläre Variante: Hyperleukozytose
- **Morphologie:** Promyelozyten mit oft bilobären oder nierenförmigen Kernen, Zytoplasma voll von basophilen groben Granula; in einigen Fällen massiv feine staubförmige Granula; charakteristische Zellen mit Bündeln von Auerstäbchen (Faggots); MPO massiv positiv, bei 25% der Fälle Esterase schwach positiv; Mikrogranuläre/hypogranuläre Variante: wenig oder fehlende Granulation, bilobäre Kernform dominant; Verwechselungsgefahr mit monozytären Leukämien; in einer Minderzahl der Zellen jedoch charakteristische Hypergranulation, MPO +++ (➤ Abb. 5.25)

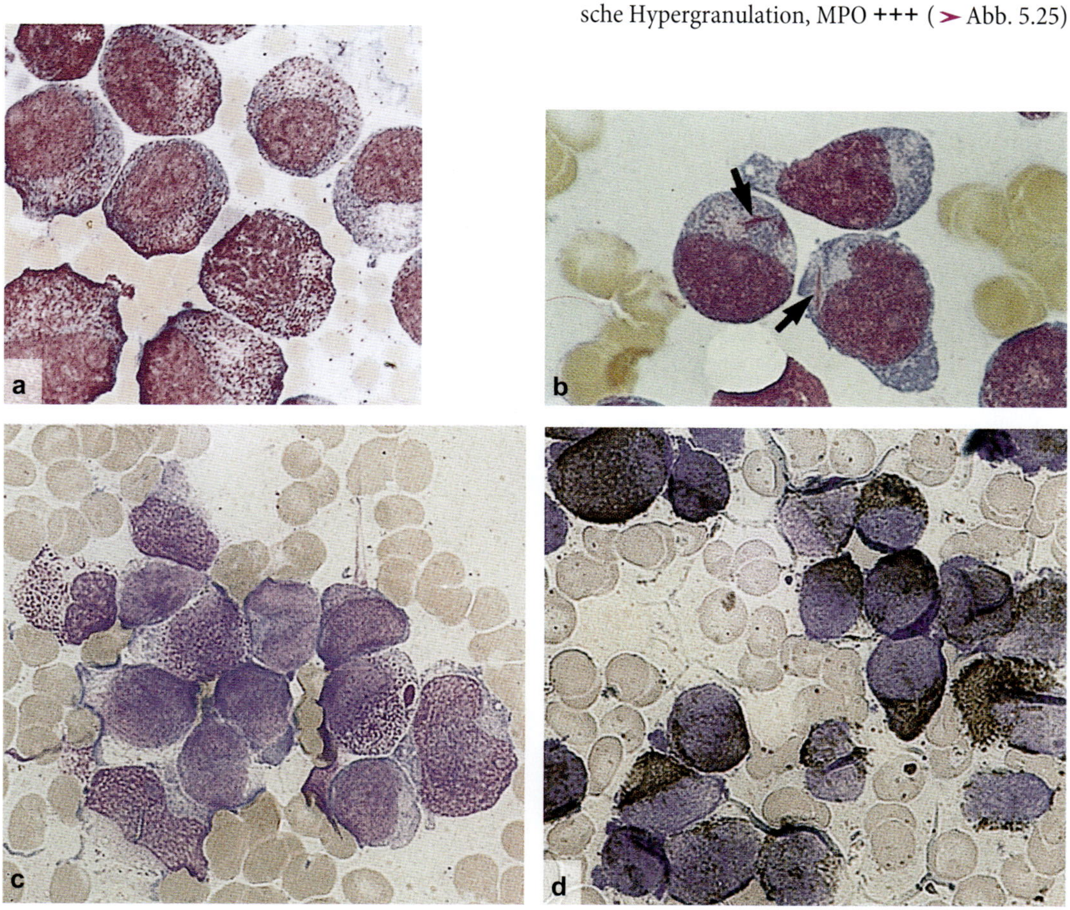

Abb. 5.25 AML mit t(15;17)(q22;q12) und Variante
a) Knochenmark: abnorme Promyelozyten mit charakteristischer Hypergranulation
b) Variante Form der Promyelozytenleukämie: Es finden sich nur wenige Zellen mit Hypergranulation oder Bündeln von Auer-Stäben. Im peripheren Blut sind die Zellkerne praktisch aller Zellen bilobär, multilobär oder nierenförmig. Die Mehrzahl der Zellen enthält jedoch keine Granula oder nur wenig azurophile Granula.
c) Deutlich erkennbare Auerstäbchen bei Variante der Promyelozytenleukämie
d) Sudan-Schwarz-Färbung bei Variante der Promyelozytenleukämie.

- **Marker:** CD33+, CD13 heterogen, MPO+, HLA-DR–, CD34–; CD15 neg. bis schwach +; häufig Koexpression von CD2+ und CD9+
- **Genetik:** t(15;17)(q22;q12) führt zu Fusion von RARα (Retinolsäurerezeptor α) und einem nukleären Regulationsfaktor-Gen auf Chromosom 17 (PML = Promyelozytenleukämie-Gen). Varianten: t(11;17)(q23;q21), t(5;17)(q32;q12), t(11;17)(q13;q21)
- **Prognose:** günstig bei Therapie mit all-trans-Retinolsäure (ATRA) und Anthrazyklinen.

AML mit 11q23-Aberrationen

- **Definition:** AML mit Anomalie an 11q23, meist mit monozytärer Morphologie
- **Epidemiologie:** 5–6% der AML, alle Altersgruppen, häufig Kinder
- **Klinik:** Verbrauchskoagulopathie, extramedulläre monozytäre Sarkome und/oder Infiltrate (Haut, Gingiva; ➤ Abb. 5.26 a)
- **Morphologie:** meist akute Monoblasten- oder Monozytenleukämien oder myelomonozytäre Leukämien; charakteristische Monoblasten mit reichlich Zytoplasma mit pseudopodienartigen Ausläufern, azurophile Granula möglich, Kerne rundlich mit feinem Chromatin; Promonozyten; Monoblasten oft MPO negativ, Esterase++ (➤ Abb. 5.26 b)
- **Marker:** CD33+, CD13+, in Monoblasten CD34–; monozytäre Marker: CD14+, CD4+, CD11b+, CD11c+, CD64+, CD36+, Lysozym+
- **Genetik:** Beteiligung von 11q23 führt zu Fusion von MLL (Trithorax-Gen bei Drosophila) mit etwa 20 Partner-Chromosomen; häufigste Translokationen: t(9;11)(p21;q23), t(11;19)(q23;p13.1)
- **Prognose:** intermediär.

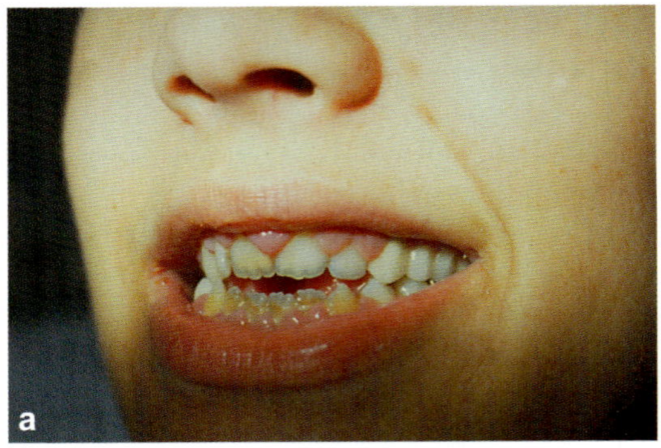

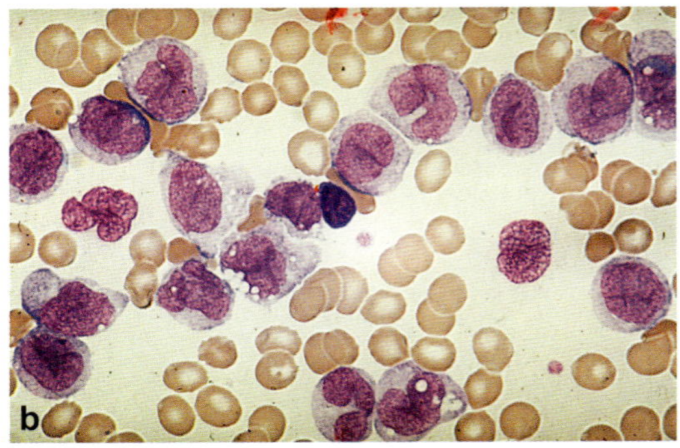

Abb. 5.26 AML mit 11q23 Aberrationen
a) Typische Gingivainfiltrate bei Monozytenleukämie
b) Peripheres Blut: akute Monozytenleukämie mit 11q23 Aberration.

AML mit multilinärer Dysplasie

- **Definiton:** AML mit ≥20% Blasten in Blut oder Mark und Dysplasiezeichen in ≥50% der Zellen von zwei oder mehr Reihen der Myelopoese, normalerweise mit Einschluss der Megakaryozyten; die Entität kann *de novo* oder nach MDS oder myeloproliferativer Erkrankung (MDS/MPD) auftreten
- **Epidemiologie:** vor allem ältere Patienten
- **Klinik:** häufig schwere Panzytopenie
- **Morphologie:** Dysplasie-Anteil wie in der Definition angegeben;
  Dysgranulopoese: hypogranuläres Zytoplasma, hyposegmentierte Kerne (Pseudo-Pelger) oder bizarr segmentierte Kerne, in einigen Fällen mehr in der Peripherie als im Mark zu identifizieren; Dyserythropoese: megaloblastäre Reifungsstörungen, Kernfragmentationen, Vielkernigkeit, Ringsideroblasten, Zytoplasmavakuolen, PAS-Positivität; Dysmegakaryopoese: Mikromega-

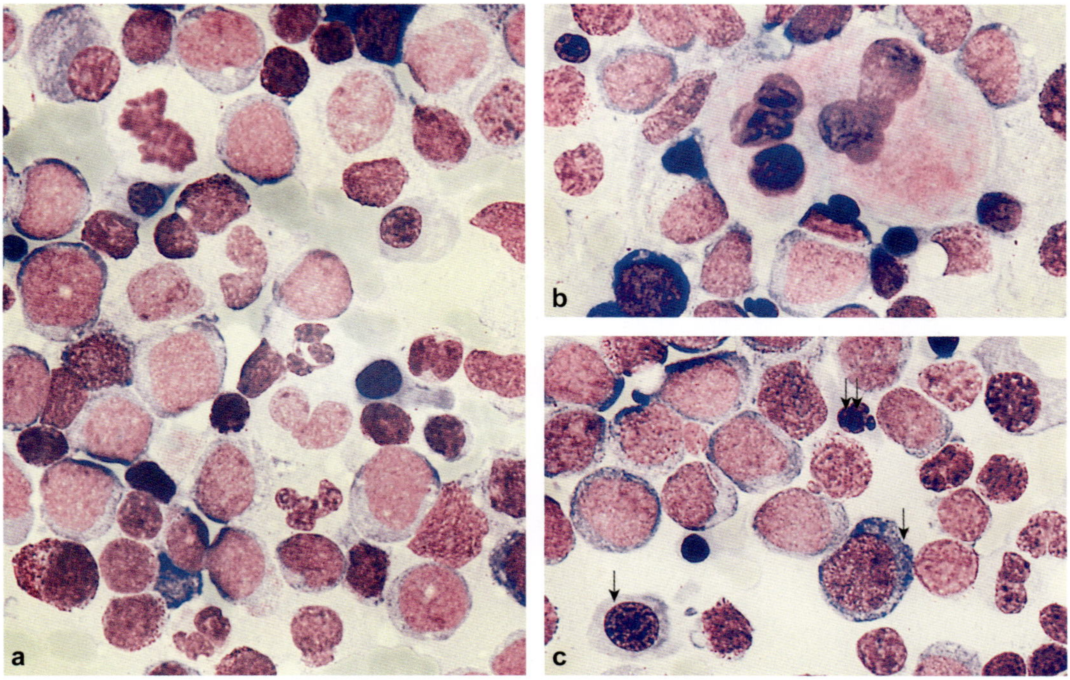

Abb. 5.27 AML mit multiliniärer Dysplasie
a) Knochenmark (Übersicht): gut zu erkennen die Dysplasie der neutrophilen Reihe mit Pseudopelger-Zellen
b) Atypische Mikromegakaryozyten
c) Dysplasie der Erythropoese: diskrete megaloblastäre Reifungsstörung (↓), Kernentrundung (↓↓).

karyozyten oder normal große oder vergrößerte Megakaryozyten mit monolobären oder multipel separierten Zellkernen (➤ Abb. 5.27)

- **Marker:** die Blasten sind CD33+, CD13+, CD34+; häufig CD56+ und/oder CD7+; in Blasten MDR-1-Expression (multple drug resistance gene) häufig
- **Genetik:** häufig –7/del(7q), –5/del(5q), +8, +9, +11, del(11q), del(12p), –18, +19, del(20q), +21; weniger häufig spezifische Translokationen wie t(2;11), t(1;7) oder Translokationen mit Beteiligung von 3q21 und 3q26
- **Prognose:** schlecht.

AML, nicht anders klassifiziert: AML mit minimaler Differenzierung (FAB M0)

- **Definiton:** AML morphologisch undifferenziert, einzuordnen aufgrund von Markern und ultrastrukturellen Eigenschaften
- **Epidemiologie:** 5% der AML, Erwachsene
- **Klinik:** Knochenmarkinsuffizienz, Leukozytose möglich
- **Morphologie:** mittelgroße Blasten, feines Chromatin, leichte Kerneindellung möglich, 1–2 Nucleoli; Zytoplasma ungranuliert; MPO <3%, Esterase negativ (➤ Abb. 5.28)
- **Marker:** die Blasten sind CD33+, CD13+, CD117+, negativ für cCD3, cCD79a, cCD22; anti-MPO teils pos.; CD34+, CD38+, HLA-DR+, keine monozytären Antigene (CD11b, CD15, CD14, CD65); TdT+ in 1/3 der Fälle, Koexpression von CD7, CD2, CD19 häufig
- **Genetik:** keine exklusiven Veränderungen
- **Prognose:** schlecht.

AML, nicht anders klassifiziert: AML ohne Ausreifung (FAB M1)

- **Definiton:** AML mit ≥90% Blasten in den nicht erythroiden Zellen

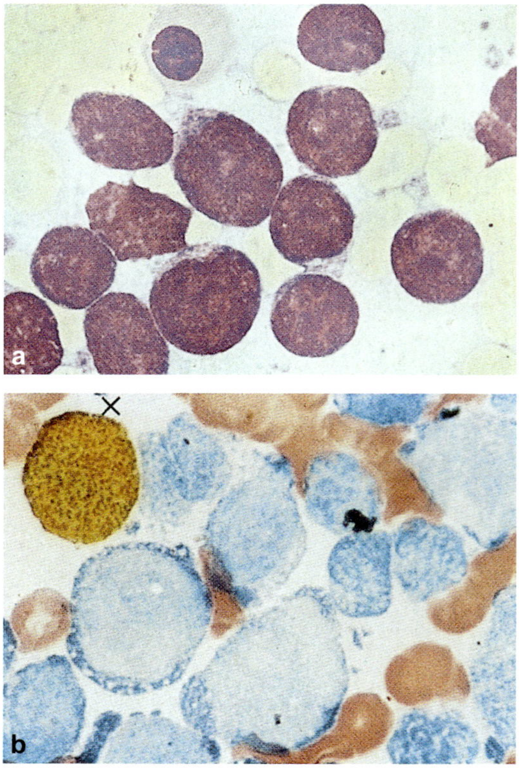

Abb. 5.28 AML mit minimaler Differenzierung
a) Große, undifferenzierte Blasten ohne erkennbare Granulation; die morphologische Abgrenzung gegen lymphatische Blasten (ALL) ist nicht möglich.
b) Peroxidase-Reaktion: Positivität eines reifen Neutrophilen, ansonsten negativ in Blasten.

- **Epidemiologie:** 10% der AML, Erwachsene, median 46 Jahre
- **Klinik:** Knochenmarkinsuffizienz, Leukozytose möglich
- **Morphologie:** Blasten von unterschiedlicher Morphologie, teils mit Granulation und/oder Auer-Stäbchen; MPO oder SBB in ≥3% der Blasten positiv und/oder Auer-Stäbchen (➤ Abb. 5.29)
- **Marker:** die Blasten sind CD33+, CD13+, CD117+, und/oder anti-MPO positiv; CD34+, keine monozytären Antigene (CD11b, CD14); CD3, CD20 und CD79a negativ.
- **Genetik:** keine exklusiven Veränderungen
- **Prognose:** aggressiver Verlauf, vor allem bei Hyperleukozytose.

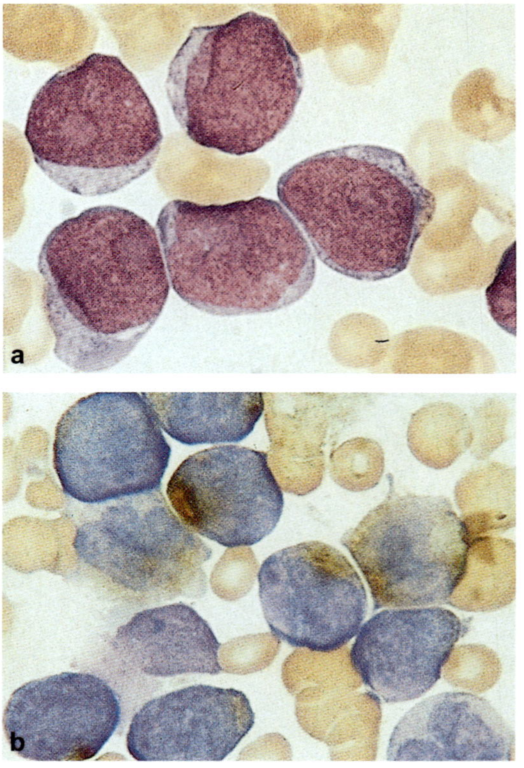

Abb. 5.29 AML ohne Ausreifung
a) Blasten ohne Differenzierungszeichen
b) Peroxidase-Positivität in Blasten. Abb. 5.29ab

AML, nicht anders klassifiziert: AML mit Ausreifung (FAB M2)

- **Definiton:** AML mit ≥20% Blasten in den nicht erythroiden Zellen; Ausreifung in reifere neutrophile Zellen in ≥10%; Monozyten <20% der Zellen im Knochenmark
- **Epidemiologie:** 30–35% der AML, 2 Altersgruppen: 20% unter 20 Jahre, 40% der Patienten über 60 Jahre
- **Klinik:** Knochenmarkinsuffizienz, Leukozytenzahl unterschiedlich
- **Morphologie:** Blasten mit und ohne Granulation; Promyelozyten, Myelozyten und reife Neutrophile machen ≥10% der Zellen im Mark aus; Dysplasiezeichen in unterschiedlichem Ausmaß besonders bei den Neutrophilen; Eosinophilie, aber ohne die charakteristischen Zeichen der AML mit inv(16); Basophile können vorhanden sein (➤ Abb. 5.30)

- **Marker:** die Blasten sind CD33+, CD13+, CD15+; auch CD117, CD34 und HLA-DR können positiv sein
- **Genetik:** bei Basophilie: Deletionen und Translokationen mit Beteiligung von 12p; selten t(8;16)(p11;p13)
- **Prognose:** unterschiedlicher Verlauf.

AML, nicht anders klassifiziert: Akute myelomonozytäre Leukämie (FAB M4)

- **Definiton:** AML mit Beteiligung der neutrophilen und monozytären Progenitoren; ≥20% Blasten im Knochenmark; Neutrophile und ihre Vorläufer sind ≥20% der Zellen im Mark; Monozytoide Zellen und ihre Vorläufer machen ≥20% der Zellen im Mark aus
- **Epidemiologie:** 15–25% der AML, alle Altersgruppen, häufiger bei Älteren
- **Klinik:** Anämie, Abgeschlagenheit, Thrombopenie, öfter Leukozytose
- **Morphologie:** Monoblasten, Promonozyten, Blasten (➤ Abb. 5.31)
- **Marker:** die Blasten sind CD33+, CD13+; monozytäre Marker (CD14, CD4, CD11b, CD11c, CD64, CD36 und Lysozym +); in undifferenzierten Blasten CD34+ und pan-myeloische Marker
- **Genetik:** uncharakteristisch
- **Prognose:** unterschiedlicher Verlauf, unterschiedliches Ansprechen.

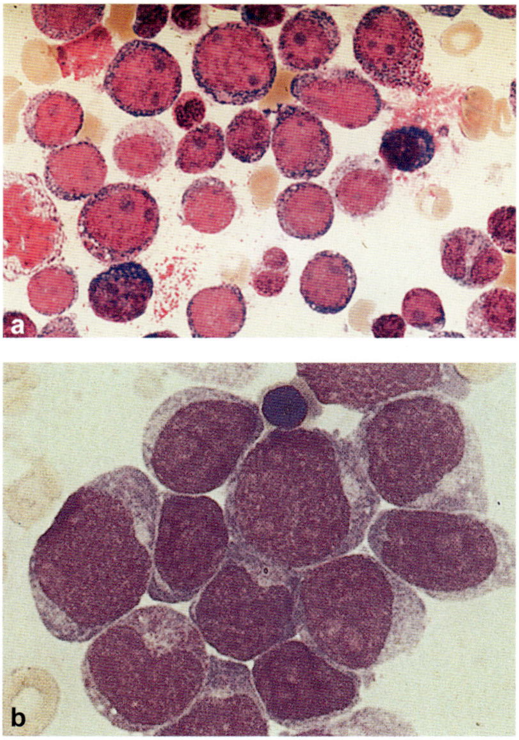

Abb. 5.30 AML mit Ausreifung
a) Knochenmark (Übersicht, 500×): Man erkennt neben den Blasten Zellen, die zu Myelozyten und pseudoplegerartigen Neutrophilen ausdifferenzieren
b) Blasten mit deutlich erkennbarer Granulation und Reifungstendenz.

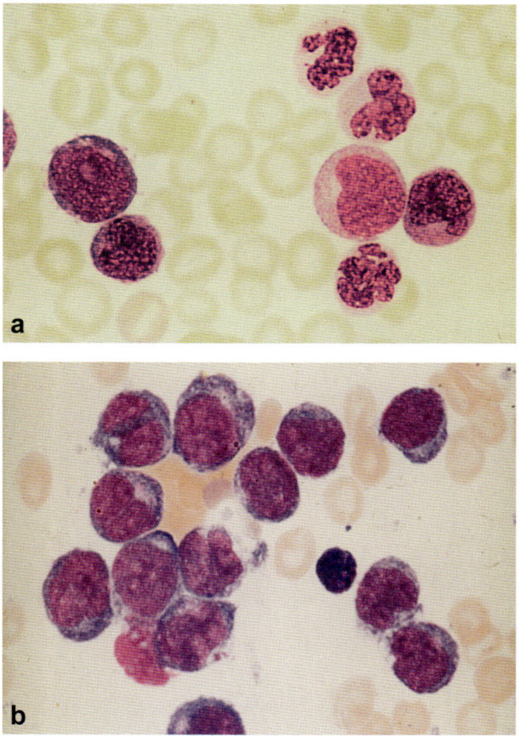

Abb. 5.31 Akute myelomonozytäre Leukämie
a) Akute myelomonozytäre Leukämie mit weiter Ausreifung in der Peripherie: bizarre reifungsgestörte neutrophile und monozytoide Zellen
b) Myelomonozytäre Blasten im Knochenmark: man beachte die Neigung zur Kernlappung.

AML, nicht anders klassifiziert: Akute Monoblasten- und Monozytenleukämie (FAB M5a, M5b)

- **Definiton:** AML ≥80% monozytoide Zellen (Monoblasten, Promonozyten, Monozyten); ein neutrophiler Anteil von <20% kann vorhanden sein; bei der akuten Monoblastenleukämie sind ≥80% der Zellen Monoblasten; bei der akuten Monozytenleukämie sind die Mehrzahl der Zellen Promonozyten oder Monozyten
- **Epidemiologie:** Monoblastenleukämie: 5–8% der AML, alle Altersgruppen, häufiger bei jungen Individuen; Monozytenleukämie: 3–6% der AML, Erwachsene, Altersmedian 49 Jahre.
- **Klinik:** Blutungsneigung, extramedulläre Manifestationen
- **Morphologie:** Monoblasten, Promonozyten; unspezifische Esterase intensiv pos., bei 10–20% der Fälle jedoch auch neg.; MPO häufig negativ (➤ Abb. 5.32)
- **Marker:** die Blasten sind CD33+, CD13+, CD117+; monozytäre Marker (CD14, CD4, CD11b, CD11c, CD64, CD68, CD36 und Lysozym+); CD34 häufig neg.
- **Genetik:** Hämophagozytose mit t(8;16)(p11;p13) assoziiert
- **Prognose:** aggressiver Verlauf.

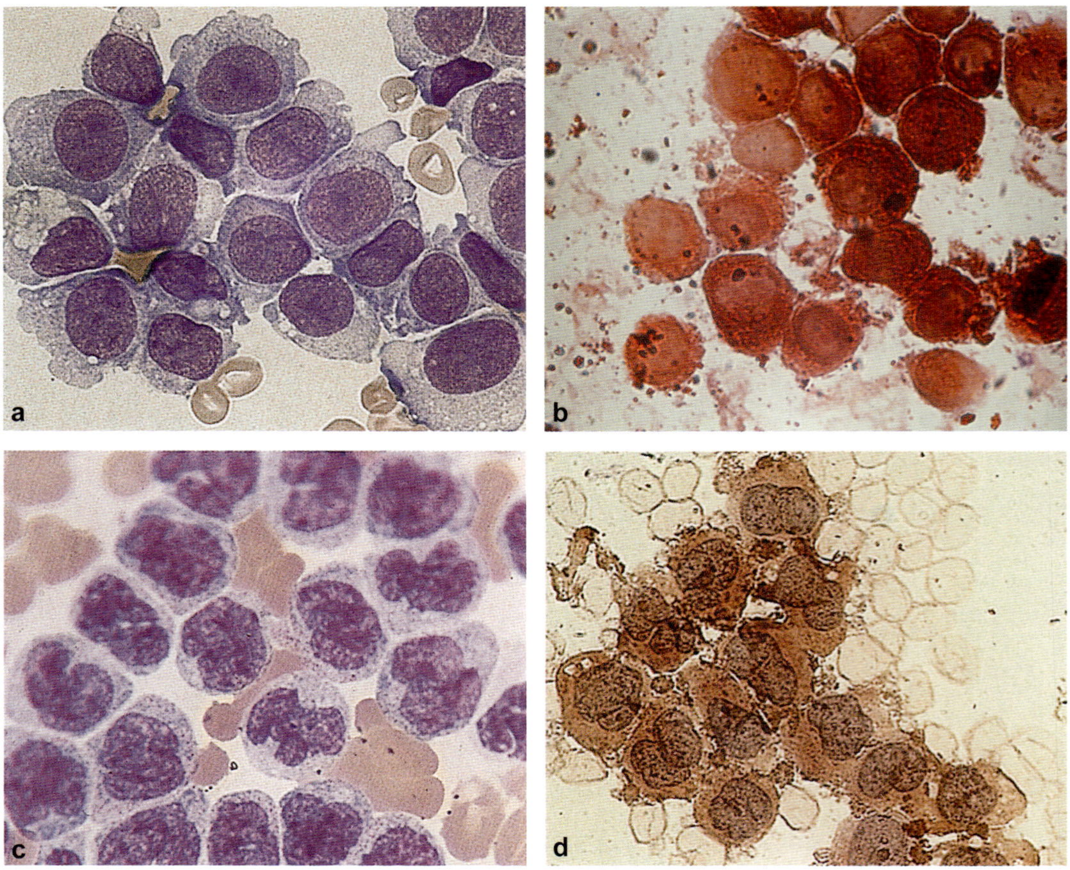

Abb. 5.32 Akute Monoblasten- und Monozytenleukämie
a) Akute Monoblastenleukämie: Mit über 80% stehen Blasten mit großen rundlich ovalären, zentralständigen Kernen im Vordergrund; das Zytoplasma ist basophil-grau und reichlich.
b) Zytochemie im gleichen Fall (a): α-Naphtylacetat-Esterase positiv
c) Akute Monozytenleukämie: Große monozytär differenzierte Zellen stehen im Vordergrund
d) Zytochemie im gleichen Fall (c): α-Naphtylacetat-Esterase positiv.

AML, nicht anders klassifiziert: Akute Erythroleukämie, erythroid-myeloid (FAB M6a)

- **Definiton:** AML mit prädominanter erythroider Zellpopulation; Anteil ≥50% erythroide Vorläufer in den kernhaltigen Zellen; ≥20% Blasten in den nicht-erythroiden Zellen
- **Epidemiologie:** 5–6% der AML, Erwachsene
- **Klinik:** Anämie, Normoblasten in der Peripherie, zum Teil auf Grundlage eines MDS
- **Morphologie:** alle Reifungsstufen der Erythropoese, megaloblastäre Reifungsstörungen, zweikernige Formen, Vakuolen; Myeloblasten mittelgroß, wenig Granulation, MPO pos.
- **Marker:** die Erythroblasten haben keine myeloischen Marker und sind anti-MPO negativ; Glykophorin A+, Hämoglobin A+; Myeloblasten sind CD33+, CD13+, CD117+, anti-MPO+; CD34 und HLA-DR unterschiedlich
- **Genetik:** nicht spezifisch
- **Prognose:** aggressiver Verlauf.

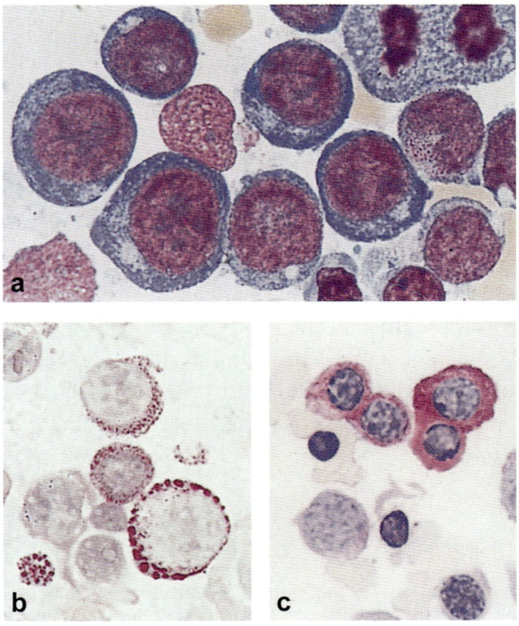

Abb. 5.33 Akute Erythroleukämie, rein erythroid
a) Knochenmark: große erythroide Blasten stehen im Vordergrund
b) Granuläre PAS-Positivität in Erythroblasten
c) Diffuse PAS-Positivität in Normoblasten (PAS-positive Erythroblasten können auch bei RARS, Thalassämie und gelegentlich bei Eisenmangel vorkommen).

AML, nicht anders klassifiziert: Akute Erythroleukämie, rein erythroid (FAB M6b)

- **Definiton:** AML mit prädominanter erythroider Zellpopulation; neoplastische Proliferation erythroider Zellen (≥ 80% der Zellen im Mark) ohne signifikanten myeloischen Anteil
- **Epidemiologie:** extrem selten, jedes Lebensalter
- **Morphologie:** mittelgroße bis große Erythroblasten mit runden Kernen, feinem Chromatin und 1–2 Nukleoli, stark basophiles Zytoplasma; Blasten MPO negativ, teilweise Esterase positiv, PAS positiv (➤ Abb. 5.33)
- **Marker:** die Erythroblasten haben keine myeloischen Marker und sind anti-MPO negativ; die reiferen Erythroblasten sind A+, Hämoglobin A+; Identifikation von unreifen Blasten mit Car-

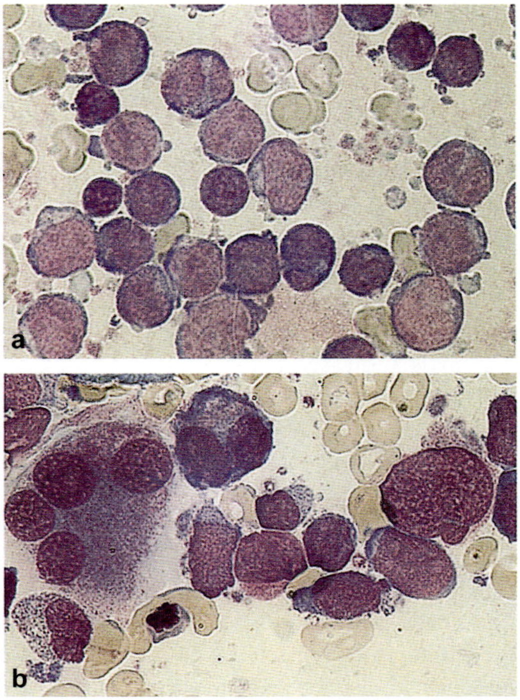

Abb. 5.34 Akute Megakaryoblastenleukämie
a) Peripheries Blut: undifferenzierte, POX-negative Blasten. Es ist teils eine deutliche Ausbildung von Zytoplasmaausbuchtungen erkennbar. Einige Zellen sind zweikernig und ähneln auch morphologisch Megakaryoblasten. Man beachte die zahlreichen Thrombozyten im Ausstrich.
b) Knochenmark eines anderen Falls: Neben Megakaryoblasten sind unreife Megakaryozyten erkennbar.

boanhydrase-1, Gerbich-Blutgruppen-Ak; CD36+, jedoch nicht spezifisch; megakaryozytäre Antigene (CD41–, CD61–)
- **Genetik:** nicht spezifisch
- **Prognose:** aggressiver Verlauf.

AML, nicht anders klassifiziert: Akute Megakaryoblastenleukämie (FAB M7)

- **Definiton:** AML mit ≥50% Megakaryoblasten im Mark
- **Epidemiologie:** 3–5% der AML, Kinder und Erwachsene
- **Klinik:** Zytopenie, Thrombopenie, aber auch Thrombozytose; Dysplasie der Neutrophilen und Thrombozyten; Kinder: Hepatosplenomegalie; bei jungen Erwachsenen Assoziation mit Keimzelltumoren (Leukämie 0–122 Monate nach Keimzelltumor)
- **Morphologie:** mittelgroße bis große Blasten, runder ggf. eingedellter Kern, 1–3 Nukleoli, Zytoplasma basophil, oft ohne Granula, Pseudopodienbildung; zirkulierende Mikromegakaryozyten, dysplastische Plättchen (➤ Abb. 5.34), extensive Markfibrose möglich; Spezialfälle bei Kindern
- **Marker:** die Megakaryoblasten exprimieren CD41, CD61; CD42 ist seltener; CD13 und CD33 können positiv sein; CD34, CD45 und HLA-DR oft neg.; CD36 pos., Anti-MPO neg.
- **Genetik:** nicht spezifisch
- **Prognose:** schlecht.

5.3.6 Chronische myeloproliferative Erkrankungen (CMPE)

Die chronischen myeloproliferativen Erkrankungen sind klonale hämatopoetische Stammzellerkrankungen, die durch die Proliferation einer oder mehrerer Reihen der Myelopoese (Granulopoese, Erythropoese, Thrombopoese) gekennzeichnet sind. Die Proliferation führt zu relativ normaler Ausreifung und Funktionalität der Zellen und Zellprodukte, so dass sich vermehrt Granulozyten, Erythrozyten oder Thrombozyten in der Peripherie finden (➤ Tab. 5.9). Diese Tatsache steht im scharfen Gegensatz zu den myelodysplastischen Syndromen.

Klassifikation der chronischen myeloproliferativen Erkrankungen nach WHO
• Chronische myeloische Leukämie (Philadelphia-Chromosom, t(9;22)(q34;q11), bcr-abl positiv)
• Chronische Neutrophilenleukämie
• Chronische Eosinophilenleukämie (und Hypereosinophiles Syndrom)
• Polycythaemia vera
• Chronische idiopathische Myelofibrose (mit extramedullärer Hämatopoese)
• Essentielle Thrombozythämie
• Chronische myeloproliferative Erkrankung, unklassifizierbar

Chronische myeloische Leukämie

Die chronische myeloische Leukämie (CML) geht von frühen hämatopoetischen Stammzellen aus. Sie ist immer mit der Philadelphia-Translokation t(9;22)(q34;q11) verbunden, bzw. bcr-abl positiv. Der anfänglich im Vordergrund stehende Befund der CML ist die Vermehrung von neutrophilen Granulozyten mit kontinuierlicher Linksverschiebung in der Peripherie (➤ Abb. 5.35, ➤ Abb. 5.37). Die Philadelphia-Translokation wird allerdings in allen Reihen der Myelopoese gefunden und gelegentlich auch in einigen lymphatischen (B-)Zellen.

Das Krankheitsbild schreitet von der anfänglichen chronischen Phase über eine Phase der Akzeleration (➤ Abb. 5.36 a–c) zur Blastenkrise fort (➤ Tab. 5.10). Die Blastenkrise kann lymphatisch (meist B-lymphoid), myeloisch, erythroid oder megakaryoblastisch differenziert sein (➤ Abb. 5.36 d–h, ➤ Tab. 5.11). Sie verläuft aggressiv und führt zum Tode.

Chronische Neutrophilenleukämie

Seltene Ph^1-negative myeloproliferative Erkrankung mit vermehrten Neutrophilenzahlen, dabei sind vorwiegend Segmentkernige vorhanden. Gesteigerte Granulopoese im Knochenmark und Hepatosplenomegalie (➤ Abb. 5.38). Andere Ursachen für die Granulozytose müssen ausgeschlossen werden.

Tab. 5.9 Wegweisende Befunde in der Differentialdiagnose der chronisch myeloproliferativen Erkrankungen

	CML	CNL	CEL	HES	PV	CIMF		ET
						früh	spät	
Peripherie								
Hb	milde Anämie				massiv erhöht	milde Anämie	milde bis ausgeprägte Anämie	normal
Besonderheiten					EPO vermindert	wenig Tränentropfenzellen, wenig Normoblasten	viele Tränentropfenzellen, viele Normoblasten	
Neutrophile	erhöht	erhöht	normal	normal	erhöht	erhöht	normal, vermindert oder erhöht	normal
Linksverschiebung	vorhanden, kontinuierlich	nein	nein	nein	nein	vorhanden, kontinuierlich	vorhanden, kontinuierlich, zunehmend	nein
Eosinophile	mäßig erhöht	normal	>1500/µl erhöht	>1500/µl erhöht	normal	normal	normal	normal
Thrombozyten					erhöht	leicht erhöht bis normal	vermindert	massiv erhöht
Organe / Knochenmark								
Leber-Milz-Vergrößerung	zunehmend	vorhanden	kaum	kaum	kaum	wenig bis leicht vermehrt	massiv vergrößert	keine
Besonderheiten	immer Philadelphia-Translokation t(9;22) bzw. bcr/abl Rearrangement		Organschäden durch Eosinophile; oft FIP1L1-PDGFRα oder ETV6-PDGFRβ positiv	Organschäden durch Eosinophile; T-Zell-Neoplasie ausschließen		wenig Retikulinfaserfibrose	Retikulin- / Kollagenfaserfibrose; extramedulläre tumoröse Blutbildungsherde möglich	
JAK-2 Mutation					97%	57%		50%

CML = chronische myeloische Leukämie; CNL = chronische Neutrophilenleukämie; CEL = chronische Eosinophilenleukämie; HES = Hypereosinophiles Syndrom; PV = Policythaemia vera; CIMF = chronische idiopathische Myelofibrose; ET = Essentielle Thrombozythaemie

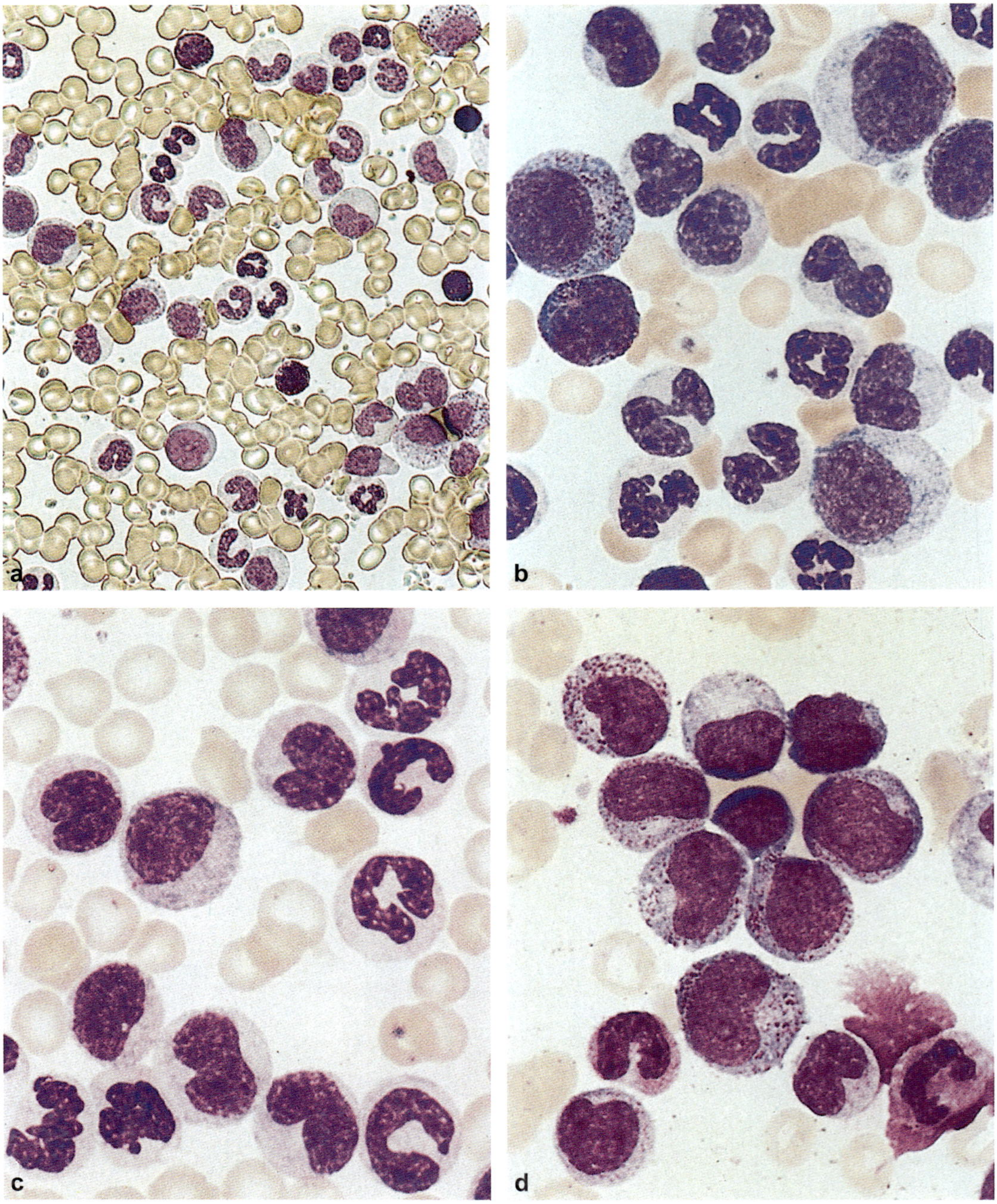

Abb. 5.35 Chronische myeloische Leukämie (CML)
a) Blutausstrich (Übersicht 250×): Leukozytose mit Linksverschiebung bis hin zu den Blasten (chronische Phase)
b) Ausschnitt aus a) (1200×)
c) Frühe CML (mäßige Linksverschiebung im Differentialblutbild)
d) Akzeleration.

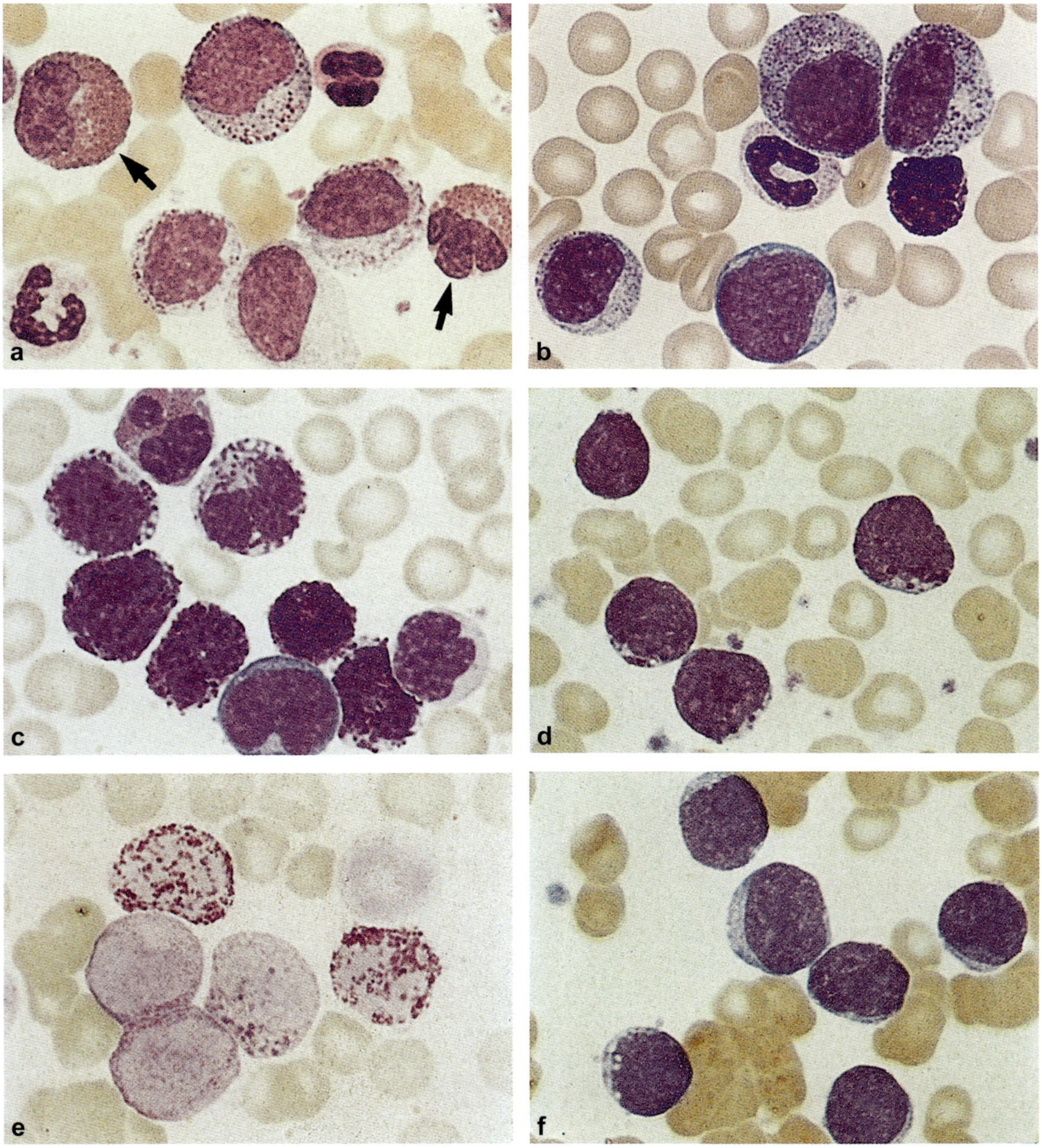

Abb. 5.36 Chronische myeloische Leukämie (Blut)
a) Chronische Phase: vermehrtes Auftreten von Eosinophilen (→)
b) Chronische Phase: rechts oben zwei Promyelozyten, darunter ein Stabkerniger und ein Basophiler, unten links ein Myelozyt, rechts daneben ein Myeloblast
c) Typische Basophilenvermehrung (Akzeleration)
d) Maligner Basophilenschub (Blastenphase)
e) wie d), Toluidinblaufärbung
f) Verschiedene Blastentypen (Blastenphase)

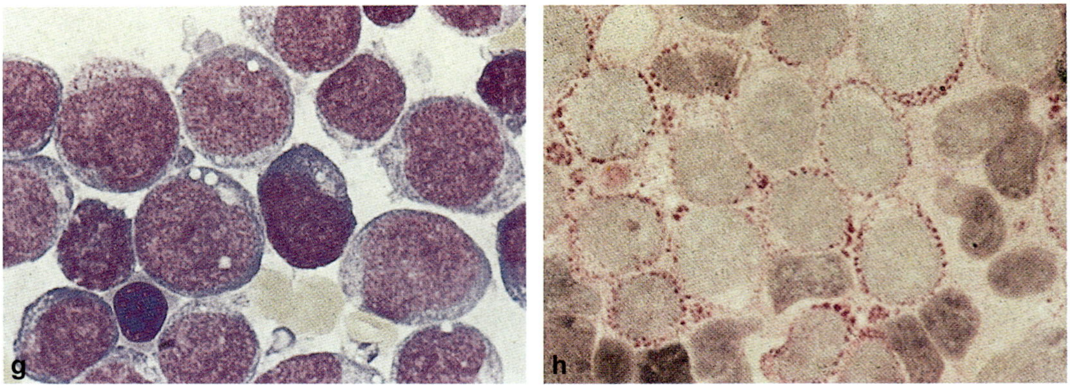

Abb. 5.36 *(Fortsetzung)* g) Verschiedene Blastentypen, es sind Granulationen erkennbar: myeloisch differenzierter Blastenschub h) Lymphoider Blastenschub (PAS-Reaktion z. T. granulär positiv).

Tab. 5.10 Definition der Krankheitsphasen bei der CML nach WHO

Chronische Phase
Kriterien für Akzeleration oder Blastenkrise sind nicht erfüllt
Akzeleration
Die Diagnose wird gestellt, wenn eines oder mehrere der folgenden Kriterien vorhanden sind: • Blasten 10–19% in peripherem Blut und/oder kernhaltigen Zellen des Knochenmarks • Basophilie im Blut ≥20% • Anhaltende Thrombopenie (<100.000/µl) ohne Erklärung durch die Therapie oder anhaltende Thrombozytose (>1.000.000/µl), nicht auf die Therapie ansprechend • Zunehmende Splenomegalie oder Leukozytenanstieg ohne Ansprechen auf die Therapie • Zytogenetischer Nachweis einer klonalen Evolution • Ein zusätzliches Zeichen kann die nesterartige oder rasenförmige Proliferation von Megakaryozyten mit ausgeprägter Retikulinfaser- oder Kollagenfaserfibrose sein.
Blastenphase
Die Diagnose wird gestellt, wenn eines oder mehrere der folgenden Kriterien vorhanden sind: • Blasten ≥20% in peripherem Blut und/oder kernhaltigen Zellen des Knochenmarks • Extramedulläres Wachstum von Blasten • Große Nester oder Ansammlungen von Blasten in der Knochenmarkbiopsie

Tab. 5.11 Immunologische Subtypen der CML-Blastenkrise

Typ Blastenkrise	Charakteristische Markerbefunde
B-Vorläufer	HLA-DR, CD10, CD19, TdT
T-Vorläufer (extrem selten!)	CD2, CD5, CD7, TdT
Myeloblastisch	HLA-DR, CD13, CD33
Erythroblastisch	Glykophorin A
Megakaryoblastisch	CD41, CD42a/b (CD33)

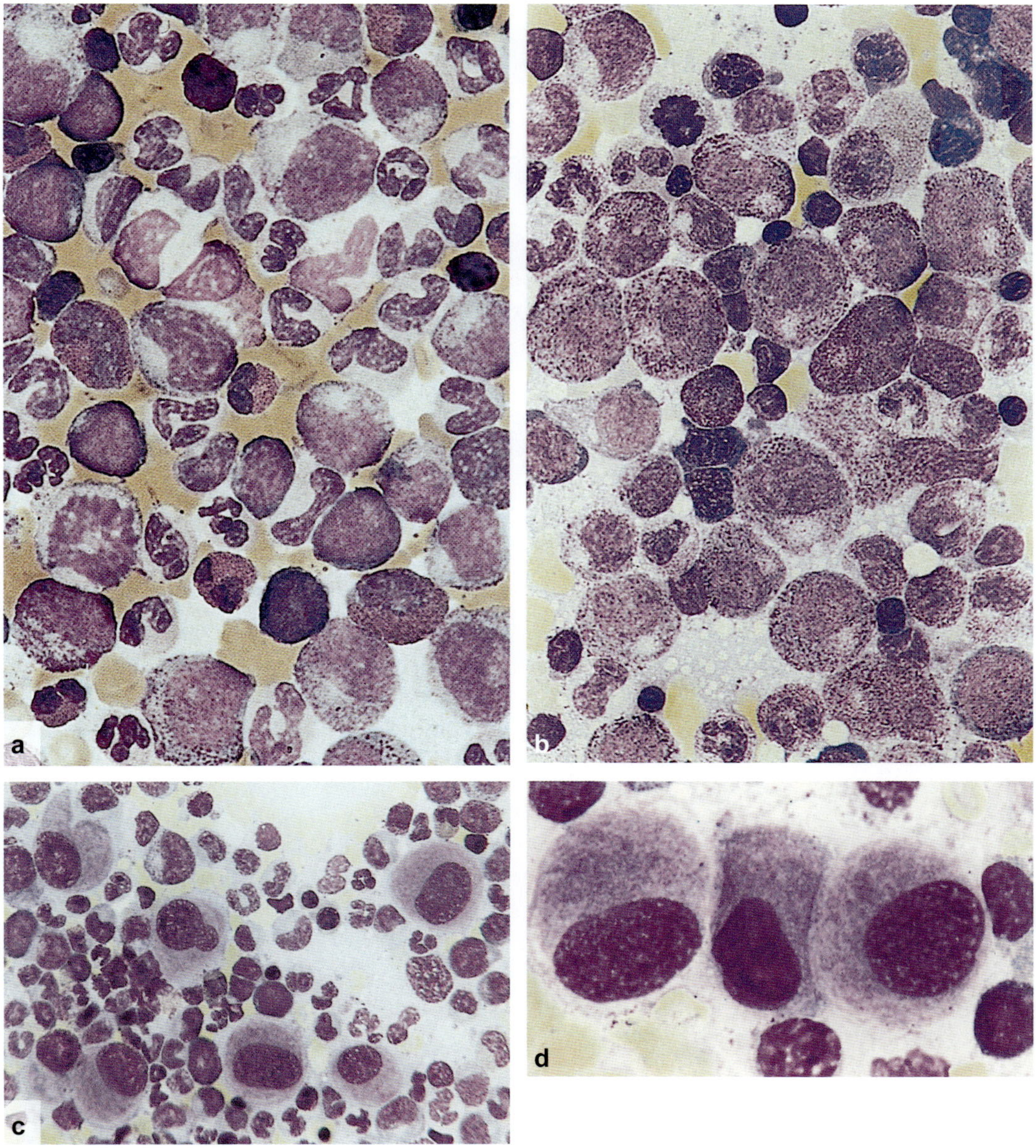

Abb. 5.37 Chronische myeloische Leukämie (Knochenmark)

a) Chronische Phase: wenig granulierte, mäßig nach linksverschobene Granulopoese, auch Eosinophile und Basophile vermehrt, GE-Index erhöht (Übersicht)

b) Im Vergleich zu a): reaktive Granulopoese bei Entzündungsprozess; man beachte die toxische Granulation

c) Typische Morphologie der Thrombopoese bei CML (Übersicht): Es liegen zahlreiche kleine Megakaryozyten vor, jedoch sind die Zellen meist nicht so klein wie die Mikromegakaryozyten beim MDS.

d) Megakaryozyten bei CML (stärkere Vergrößerung)

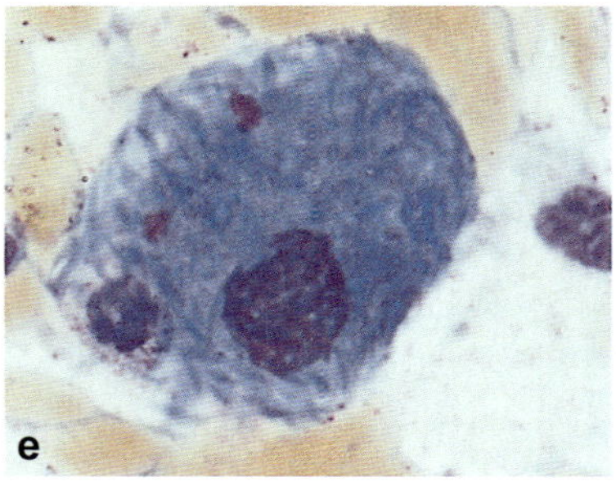

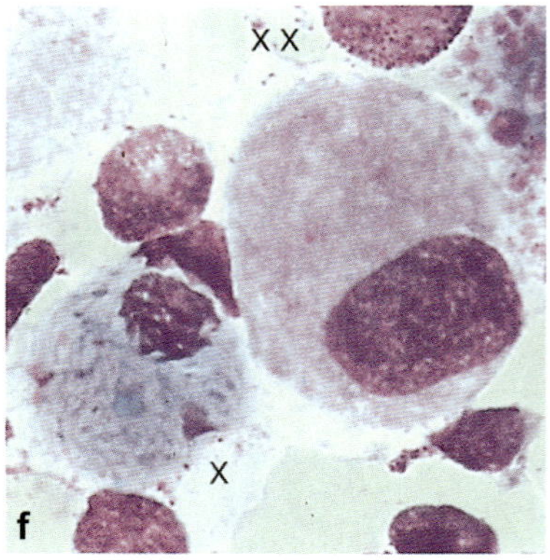

Abb. 5.37 *(Fortsetzung)* e) Einzelne Pseudo-Gaucher-Zelle im Mark bei CML in chronischer Phase (seltenes Ereignis), kein Bezug zum M. Gaucher (➤ Abb. 5.42 d)
f) Pseudo-Gaucher-Zelle (×) neben einem kleinen Megakaryozyten (××).

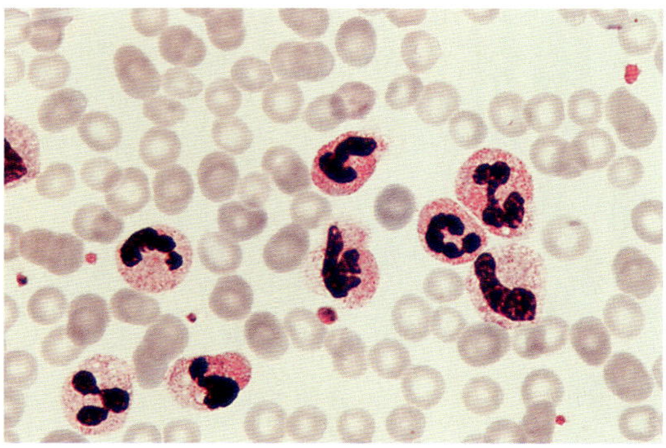

Abb. 5.38 Chronische Neutrophilenleukämie: Neutrophile Leukozytose in der Peripherie, im Bild Tendenz zu Riesenthrombozyten.

Chronische Eosinophilenleukämie und hypereosinophiles Syndrom

Bei der **chronischen Eosinophilenleukämie (CEL)** führt eine klonale, autonome Proliferation von Vorläufern der Eosinophilen zu fortbestehend erhöhten Eosinophilenzahlen in Blut, Knochenmark, peripheren Geweben. Organschäden entstehen durch leukämische Infiltration, Freisetzung von Zytokinen, Enzymen oder anderen Proteinen aus den Eosinophilen.

Eine CEL kann nach der WHO-Klassifikation diagnostiziert werden, wenn die Eosinophilenzahl ≥1500/µl beträgt, kein Philadelphia-Chromosom oder bcr-abl Fusionsgen vorhanden ist, weniger als 20% Blasten in Knochenmark oder Peripherie vorliegen und ein Nachweis der Klonalität der Eosinophilen besteht. Es handelt sich in diesem Fall meist um FIP1L1-PDGFRα oder ETV6-PDGFRβ positive chronische myeloproliferative Erkrankungen oder maligne Erkrankungen mit andern Gendefekten, die sich mit dem Medikament Imatinib relativ gut behandeln lassen.

Von einem **hypereosinophilen Syndrom (HES)** spricht man bei >1500/µl Eosinophilen über mindestens 6 Monate nach Ausschluss anderer Ursachen (➤ Abb. 5.39). In der Gruppe der HES verbergen sich durch T-Zell-Neoplasien induzierte Eosinophilien. Die Suche nach einem T-Zell-Lymphom oder einer klonalen T-Zell-Erkrankung wird daher empfohlen. Ein Teil der Patienten mit HES entwickelt im Laufe der Erkrankung eine T-Zell-Neoplasie. Andere Fälle bleiben ohne erkennbare Ursache. Insgesamt ist die Krankheitsgruppe sicherlich heterogen.

Polycythaemia vera

Die Polycythaemia vera (PV) ist charakterisiert durch eine vermehrte und autonome Produktion von Erythrozyten. Die Granulopoese ist meist gesteigert mit peripher erhöhten Neutrophilenzahlen ohne Linksverschiebung. Die Thrombopoese ist in Mark und Peripherie meist vermehrt. Charakteristisch sind die in Nestern liegenden Riesenmegakaryozyten. (➤ Abb. 5.41 a, b; ➤ Tab. 5.12) Im fortgeschrittenen Stadium kann eine Markfibrose mit in-

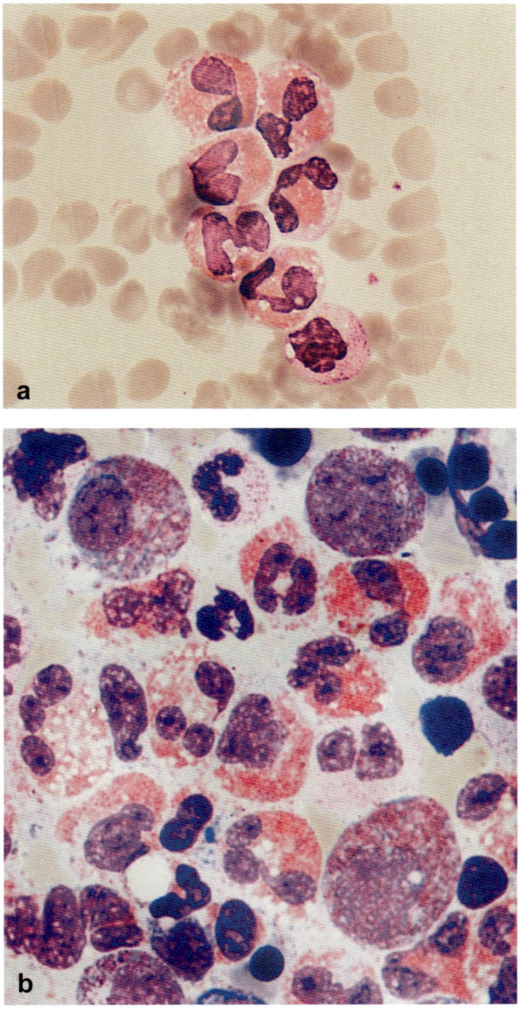

Abb. 5.39 Hypereosinophiles Syndrom
a) Massive Eosinophilie im peripheren Blutbild; der Patient entwickelte ein Jahr später eine T-ALL.
b) Der gleiche Fall wie a): massive Vermehrung von Eosinophilen und ihren Vorstufen im Knochenmark.

effektiver Hämatopoese oder eine Konversion in eine Blastenphase eintreten. Die Mehrzahl der Fälle von PV hat eine JAK2 V617F Mutation.

Tab. 5.12 Diagnose der Polycythaemia vera (nach WHO, Vardiman, ASCO 2008)
Beide Hauptkriterien oder Hauptkriterium 1 plus beide Nebenkriterien müssen erfüllt sein.
Hauptkriterien:
1. Hb >185 g/l (11,5 mmol/l) bei Männern, >165 g/l (10,4 mmol/l) bei Frauen oder Hb oder Hämatokrit >99. Perzentile des lokalen Normalwerts oder Erythrozytenmasse >25% über dem mittleren Normalwert
2. JAK2 V617F Mutation oder funktionell ähnliche Mutation von JAK2
Nebenkriterien:
1. In der Knochenmarkbiopsie im Vergleich zur Altersgruppe hyperzelluläres Knochenmark mit Panmyelose
2. Niedrige Serum-Epo-Spiegel
3. Autonome Bildung von erythroiden Kolonien im Stammzellassay

Tab. 5.13 Diagnose der Primären Myelofibrose/chronischen idiopathischen Myelofibrose (nach WHO, Vardiman, ASCO 2008)
Alle 3 Hauptkriterien und 2 Nebenkriterien müssen erfüllt sein.
Hauptkriterien:
1. Proliferation atypischer Megakaryozyten mit Retikulin- und/oder Kollagenfaserfibrose im Knochenmark, oder bei Megakaryozytenproliferation ohne Fibrose Nachweis einer erhöhten Knochenmarkzellularität mit Proliferation der Granulopoese und meist verminderter Erythropoese (präfibrotisches Stadium)
2. Keine Diagnose einer Polycythaemia vera, Primären Myelofibrose, bcr-abl-positiven CML, eines MDS oder einer anderen myeloproliferativen Erkrankung nach WHO-Kriterien
2. JAK2 V617F Mutation oder Ausschluss einer Myelofibrose bedingt durch Infektion, Autoimmunerkrankung, chronisch entzündliche oder lymphoproliferative Erkrankung, metastasierenden Tumor oder eine toxische Einflüsse.
Nebenkriterien:
1. Leukozytose und Normoblasten in der Peripherie
2. Anämie
3. Anstieg der LDH
3. Palpable Splenomegalie

Primäre Myelofibrose/Chronische idiopathische Myelofibrose

In der frühen Phase der Primären Myelofibrose (chronische idiopathische Myelofibrose) steht im Knochenmark eine Proliferation von Megakaryozyten und Granulozyten im Vordergrund, dabei besteht im Blutbild eine neutrophile Leukozytose mit kontinuierlicher Linksverschiebung (➤ Abb. 5.40 a–d, ➤ Abb. 5.41 e). Einige Fälle haben eine JAK2 V617F Mutation (➤ Tab. 5.13).

Die Erkrankung schreitet mit Ausbildung einer Myelofibrose (➤ Abb. 5.41 f) und extramedullärer Blutbildungsherde in Leber und Milz voran. Schließlich steht die Knochenmarkinsuffizienz durch Fibrose und eine erhebliche Leber- und Milzvergrößerung im Vordergrund. Im peripheren Blutbild findet sich zu diesem Zeitpunkt eine Linksverschiebung der Neutrophilen bis hin zu Blasten, zirkulierende Normoblasten und Tränentropfenzellen.

Essentielle Thrombozythämie

Die Essentielle Thrombozythaemie (ET) ist eine klonale vorwiegend die Megakaryozyten betreffende myeloproliferative Erkrankung. Sie ist durch erhöhte Thrombozytenzahlen in der Peripherie und eine Steigerung der Megakaryozytenzahl mit sehr großen, in Nestern angeordneten Megakaryozyten charakterisiert (➤ Abb. 5.40 e, f; ➤ Abb. 5.41 c, d). Die meisten Fälle haben eine JAK2 V617F Mutation (➤ Tab. 5.14).

Tab. 5.14 Diagnose der Essentiellen Thrombozythaemie (Vorschlag für WHO-Kriterien, Vardiman, ASCO 2008)

Die Diagnose erfordert das Vorhandensein aller 4 Hauptkriterien.
1. Kontinuierliche Erhöhung der Thrombozyten >450 /nl 2. Vermehrung von reifen, vergrößerten Megakaryozyten; keine signifikante Vermehrung der Granulopoese oder Erythropoese in der Knochenmarkbiopsie 3. Keine Diagnose einer Polycythaemia vera, Primären Myelofibrose, bcr-abl-positiven CML oder eines MDS nach WHO-Kriterien 4. Nachweis einer JAK2 V617F Mutation oder Ausschluss einer reaktive Thrombozytose

Chronische myeloproliferative Erkrankungen, unklassifizierbar

Diese Kategorie soll nur für chronische myeloproliferative Erkrankungen (CMPE) angewendet werden, die (noch) nicht in die Kriterien der oben aufgeführten definierten Erkrankungen passen.

5.4 Pathomorphologie des retikulohistiozytären Systems

Erkrankungen der dendritischen Zellen

Dendritische Zellen (in der Haut: Langerhans-Zellen) spielen eine wichtige Rolle in der Antigenpräsentation (➤ Kap. 3.1 und ➤ Kap. 3.6.1). Bei der **Langerhans-Zell-Histiozytose (LCH)** findet sich eine klonale Vermehrung dieser Zellen. Die Infiltrate sind mit nicht malignen eosinophilen Zellen durchsetzt.

Die Erkrankung weist breite Variationen auf: von einzelnen eosinophilen Granulomen im Skelettsystem (meist bei Kindern) über aggressive Formen mit Befall von Haut, Leber, Lunge, Knochen (Abt-Letterer-Sieve-Erkrankung bei Kindern) bis hin zur Hand-Schüller-Christian-Erkrankung mit Skelett- und Multiorganbefall. Die Erkrankung wird histologisch diagnostiziert und liegt praktisch nie als zytologisch sichtbarer Knochenmarkbefall vor (➤ Abb. 5.42 a).

rechts: **Abb. 5.40** Chronische myeloproliferative Erkrankungen (Peripherie)
a) Chronische idiopathische Myelofibrose: ovale Anisozytose und Poikilozytose der Erythrozyten, deutliche Linksverschiebung (von rechts oben nach links unten) = Segmentkerniger, Normoblast, Promyelozyt, unreifer Myelozyt
b) wie a), dazu Kernfragmente von Megakaryozyten (↑) bzw. Megakaryoblasten (↑↑)
c) Chronische idiopathische Myelofibrose, akzeleriert: Thrombozytose, Riesentrombozyten, deutliche Linksverschiebung, ein Normoblast
d) Chronische idiopathische Myelofibrose: neben einem Myelozyten zahlreiche Tränentropfenzellen
e) Essentielle Thrombozythämie: Thrombozytose mit Riesenthrombozyten
f) Essentielle Thrombozythämie: riesiger Thrombozyt (→), der größer ist als umgebende Granulozyten.

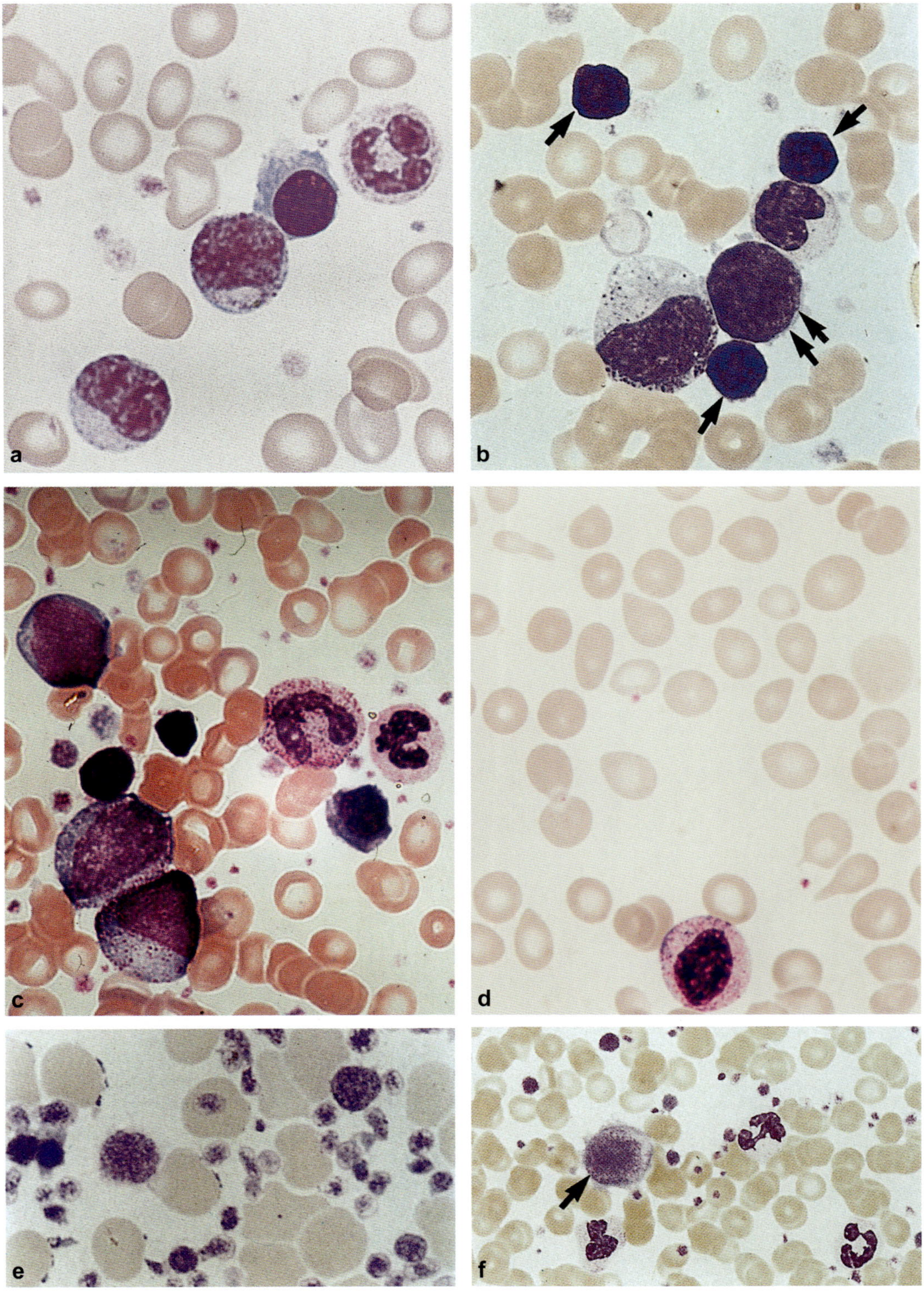
a
b
c
d
e
f

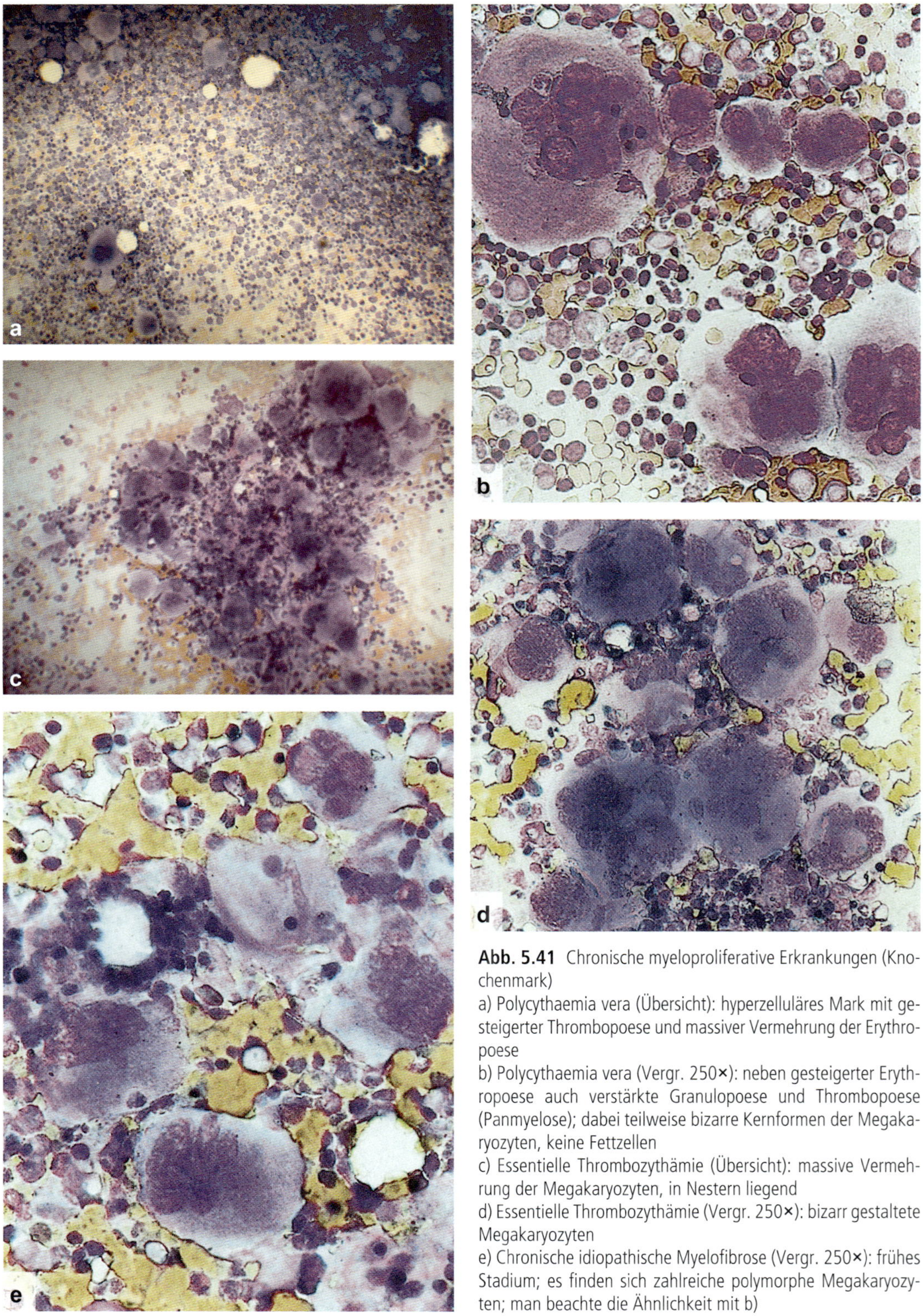

Abb. 5.41 Chronische myeloproliferative Erkrankungen (Knochenmark)

a) Polycythaemia vera (Übersicht): hyperzelluläres Mark mit gesteigerter Thrombopoese und massiver Vermehrung der Erythropoese

b) Polycythaemia vera (Vergr. 250×): neben gesteigerter Erythropoese auch verstärkte Granulopoese und Thrombopoese (Panmyelose); dabei teilweise bizarre Kernformen der Megakaryozyten, keine Fettzellen

c) Essentielle Thrombozythämie (Übersicht): massive Vermehrung der Megakaryozyten, in Nestern liegend

d) Essentielle Thrombozythämie (Vergr. 250×): bizarr gestaltete Megakaryozyten

e) Chronische idiopathische Myelofibrose (Vergr. 250×): frühes Stadium; es finden sich zahlreiche polymorphe Megakaryozyten; man beachte die Ähnlichkeit mit b)

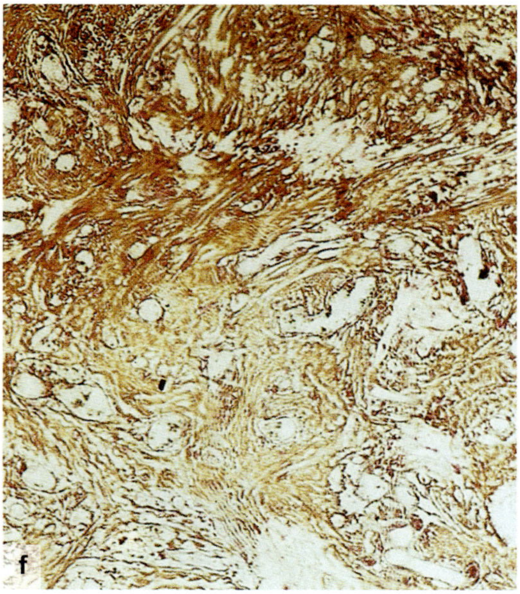

Abb. 5.41 *(Fortsetzung):*
f) Chronische idiopathische Myelofibrose mit totaler Markfibrose, Blutbildung erloschen (Färbung nach Gomori; histologisches Präparat Prof. Lennert, Kiel).

Hämophagozytische Syndrome

Es handelt sich um eine heterogene Gruppe von Erkrankungen teils mit hereditärer Ursache (familiäre Hämophagozytose bei Kindern), teils mit infektionsassoziierter Ursache. Fieber, Splenomegalie und periphere Zytopenien mit Beteiligung von 2 oder 3 Linien sind hervorstechende Symptome. Im Knochenmark sind **Hämophagozyten** charakteristisch

Neoplasien des retikulohistiozytären Systems

Verwirrend war in diesem Zusammenhang der Gebrauch des Begriffs „histiocytic“ in früheren Lymphomklassifikationen im angloamerikanischen Sprachraum. Er ist in manchen älteren Büchern noch zu finden. Hier handelte es sich nicht um echte Erkrankungen des Makrophagensystems. Der Begriff sollte die Großzelligkeit dieser lymphatischen Neoplasien beschreiben.

Die Neoplasien der monozytären Reihe (akute und chronische myelomonozytäre Leukämie, akute Monozytenleukämie, monozytäre Sarkome) werden in ➢ Kap. 5.3.5 (Akute myeloische Leukämie) behandelt.

Sarkome mit Ableitung aus den dendritischen Zellen oder Makrophagen sind sehr seltene Erkrankungen (maligne Histiozytose, Histiozytensarkom u. a.).

Lysosomale Speicherkrankheiten

Es handelt sich um genetische Erkrankungen, bei denen es durch Defekte im physiologischen Metabolismus zu einer Anhäufung und Speicherung von Substraten kommt. Die Speicherung ist bei einem Teil der Erkrankungen in den Makrophagen des Knochenmarks sichtbar. Das bekannteste Beispiel ist der **M. Gaucher**. Hier findet eine Speicherung von Glucocerebrosiden statt (➢ Abb. 5.42 d). Beim **M. Niemann-Pick** wird Sphingomyelin gespeichert (➢ Abb. 5.42 c).

Infektionen

Bei einigen Infektionskrankheiten liegt eine sichtbare Beteiligung durch das retikulohistiozytäre System vor. Beispiele sind die Bildung von **Granulomen** und **Langerhans-Riesenzellen** (➢ Abb. 5.43 a, b). Bei der **Leishmaniose** (Kala Azar – Schwarzwasserfieber) findet eine massive intrazelluläre Vermehrung der Erreger in den Makrophagen statt. Die Erreger können in den Makrophagen des Knochenmarks aufgefunden werden (➢ Abb. 5.43 c).

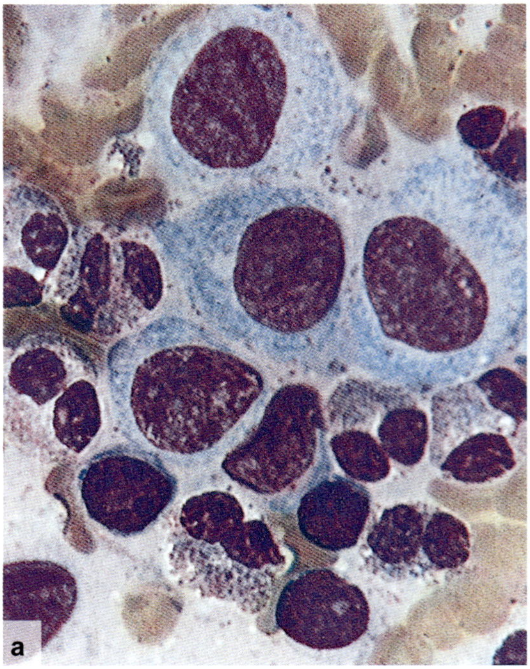

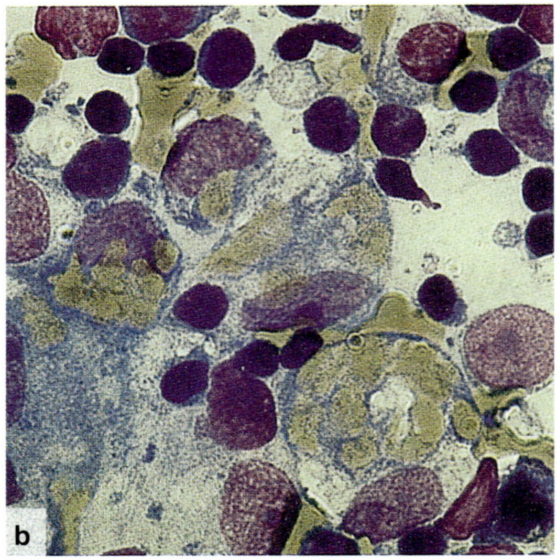

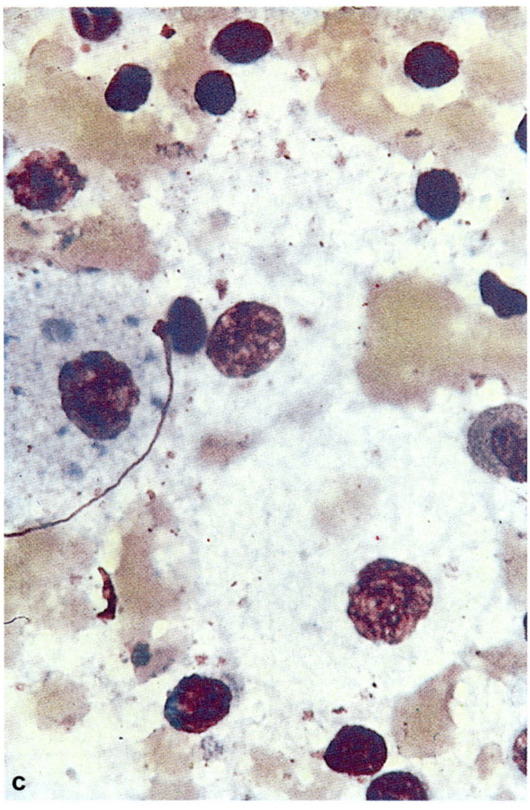

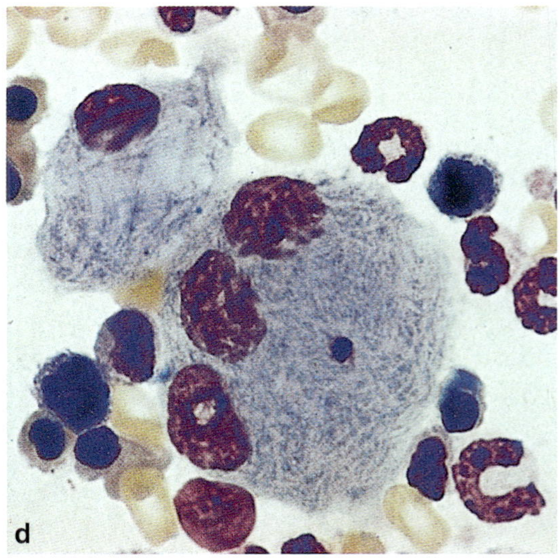

Abb. 5.42 Erkrankungen des retikulohistiozytären Systems und Speicherkrankheiten

a) Eosinophiles Granulom (LCH, Histiocytosis X): unreife Langerhans-Zellen neben eosinophilen Granulozyten

b) Hämophagozyten (Knochenmark): die phagozytierten Erythrozyten sind deutlich zu erkennen

c) M. Niemann-Pick (Knochenmark): Aufblähung und tropfige Musterung von Makrophagen infolge Sphingomyelin-Speicherung

d) M. Gaucher (Knochenmark): Prinzipiell derselbe Vorgang wie in c), jedoch werden hier Glucocerebroside gespeichert; Speicherungsbild eher lamellär.

NB: Pseudo-Gaucher-Zellen bei CML, siehe ➤Abb. 5.37 e und f.

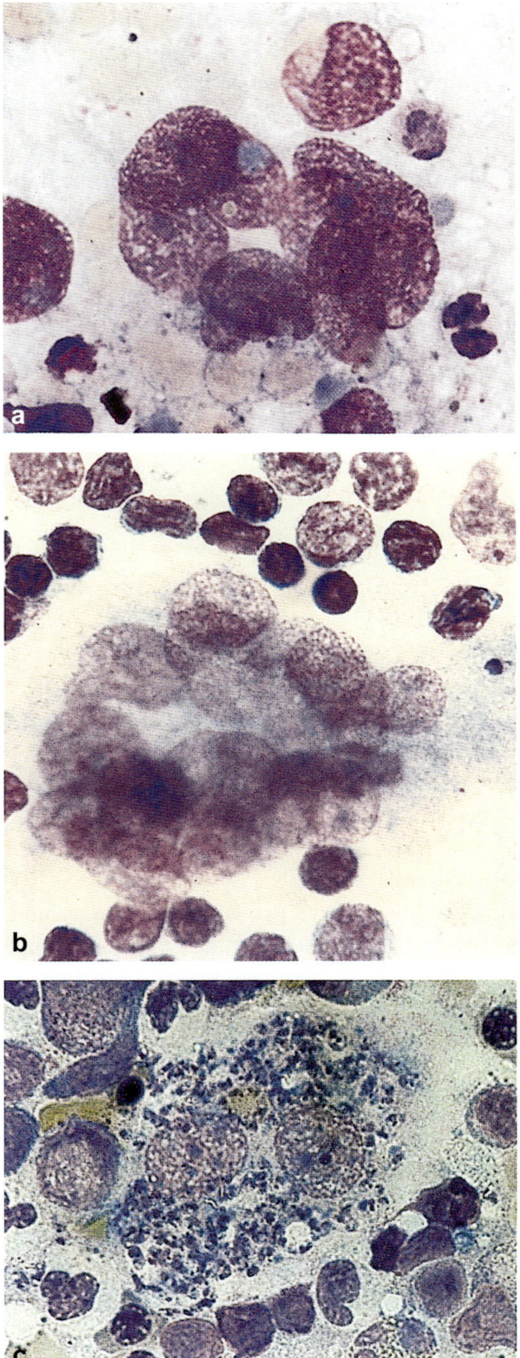

Abb. 5.43 Beteiligung des retikulohistiozytären Systems bei Infektionen
a) Granulombildung im Knochenmark oder Lymphknoten, z. B. bei Tbc, M. Boeck, M. Bang; die Granulomzellen entsprechen Makrophagen
b) Langhans-Riesenzelle bei Lymphknoten-Tbc (Lymphknotentupfpräparat)
c) Leishmanien in einem Makrophagen bei HIV-Infektion.

5.5 Pathomorphologie der Mastzellen und Basophilen

Mastozytosen sind proliferative Erkrankungen der Mastzellen. Die Mastzellen akkumulieren in einem oder mehreren Organen (➤ Abb. 5.44). Bei der kutanen Mastozytose sind die Manifestationen auf die Haut beschränkt, bei der systemischen Mastozytose (➤ Tab. 5.15) liegt eine Beteiligung mindestens eines Organs, mit oder ohne Hautbeteiligung vor. Häufig haben die Patienten klinische Symptome durch die bei der Erkrankung vorhandene Histamin-Ausschüttung.

Tab. 5.15 Diagnostische Kriterien für die Diagnose der Systemischen Mastozytose

Die Diagnose kann gestellt werden • wenn das Hauptkriterium und ein Nebenkriterium erfüllt sind oder • wenn drei Nebenkriterien erfüllt sind
Hauptkriterium
Multifokale, dichte Mastzellinfiltrate (15 oder mehr zusammenliegende Mastzellen) in Knochenmarkbiopsien oder Biospien anderer extrakutaner Organe mit Nachweis der Mastzellen durch Tryptase-Immunhistochemie oder andere Spezialfärbungen
Nebenkriterien
a) Mehr als 25% der Mastzellen in den histologisch nachgewiesenen Infiltraten in Knochenmark oder anderen extrakutanen Organen sind spindelförmig oder haben eine atypische Morphologie oder mehr als 25% der Mastzellen im Knochenmarkausstrich sind unreif oder haben eine atypische Morphologie b) Nachweis einer kit-Punktmutation bei Kodon 816 in Knochenmark, Haut oder extrakutanen Organen c) Mastzellen mit Koexpression von CD117 und CD2 in Knochenmark, Blut oder anderen extrakutanen Organen d) Konstanter Nachweis der Serum-Tryptase >20 ng/ml bei fehlendem Nachweis einer anderen klonalen myeloischen Erkrankung

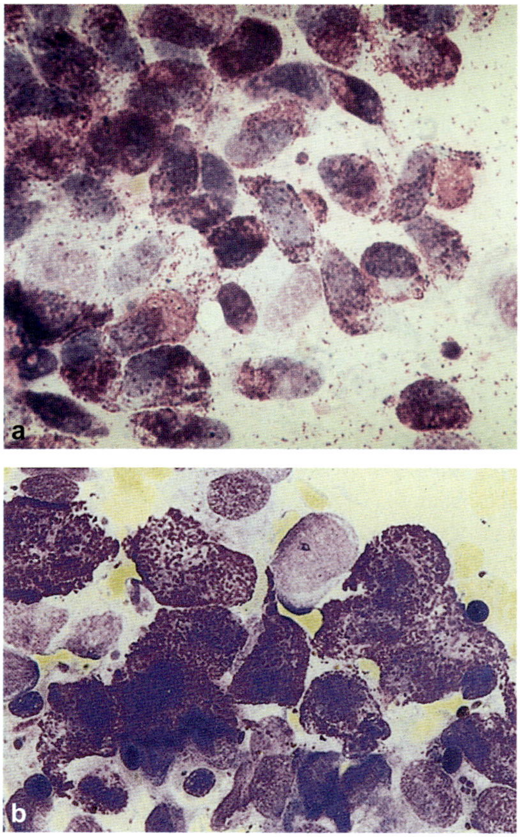

Abb. 5.44 Systemische Mastozytose
a) Übersicht: dichtes Infiltrat mit Mastszellen im Knochenmark
b) Knochenmark-Infiltration durch systemische Mastozytose (Vergr. 1000×).

5.6 Pathomorphologie der Thrombopoese

Während Thrombozytosen ganz überwiegend in den Bereich myeloproliferativer oder myelodysplastischer Erkrankungen gehören oder nach Splenektomie beobachtet werden, muss die isolierte Thrombopenie, soweit sie nicht Begleitsymptom einer anderen Knochenmarkerkrankung ist, als eigenes Krankheitsgeschehen gesondert betrachtet werden.

Die wichtigsten Ursachen der Thrombopenie sind:

1. Infekte, vor allem Virusinfekte bei Kindern (transitorische Thrombopenie)
2. Autoimmunantikörper gegen Thrombozyten (M. Werlhof = idiopathische Thrombozytopenie, ITP)
3. Medikamentenassoziierte Antikörper.

Thrombopenien bei Hypersplenismus, SLE, Evans-Syndrom, akuten Leukosen und Knochenmarkinsuffizienz usw. sind gewöhnlich mit weiteren Zytopenien oder Blut- bzw. Knochenmarkveränderungen vergesellschaftet.

Für die morphologische Diagnostik verbleibt neben der postinfektiösen Thrombopenie hauptsächlich der M. Werlhof, der eine charakteristische, kompensatorisch zu deutende Megakaryozytose mit oder ohne mäßige Linksverschiebung aufweisen kann (➤ Abb. 5.45). In einigen Fällen kann die Steigerung der Megakaryopoese allerdings nicht so sicher nachgewiesen werden.

5.7 Pathomorphologie des lymphatischen Systems

5.7.1 Lymphatische Reaktionen und infektiöse Mononukleose

Die infektiöse Mononukleose wird durch das Epstein-Barr-Virus hervorgerufen. Die Durchseuchung in der erwachsenen Bevölkerung ist hoch mit mehr als 90%. Je nach hygienischen Verhältnissen und sozioökonomischem Status tritt die Infektion im Kindesalter oder später im zweiten Lebensjahrzehnt ein. Klinische Symptome sind Fieber, Pharyngitis, Tonsillitis, Milzvergrößerung und Lympknotenschwellungen, meist im Bereich des Halses.

Charakteristisch ist das Auftreten von reaktiven Lymphozyten (zur Begrifflichkeit „reaktive Lymphozyten“ versus „atypische Lymphozyten“ siehe ➤ Kap. 3.6.2). Sie machen 60 bis 70% der weißen Blutzellen aus, die mit 12.000 bis 18.000/µl erhöht sind (➤ Abb. 5.46). Die reaktive Lymphozytose beginnt in der ersten Woche der Erkrankung und hat ihren Höhepunkt zwischen der zweiten und dritten Erkrankungswoche. Die reaktiven Lymphozyten variieren bunt verteilt in ihrer Morphologie zwischen fast blastär anmutenden Zellen (mit retikulär-homogener Kernstruktur mit erkennbaren Nukleoli und basophilem Zytoplasma) –

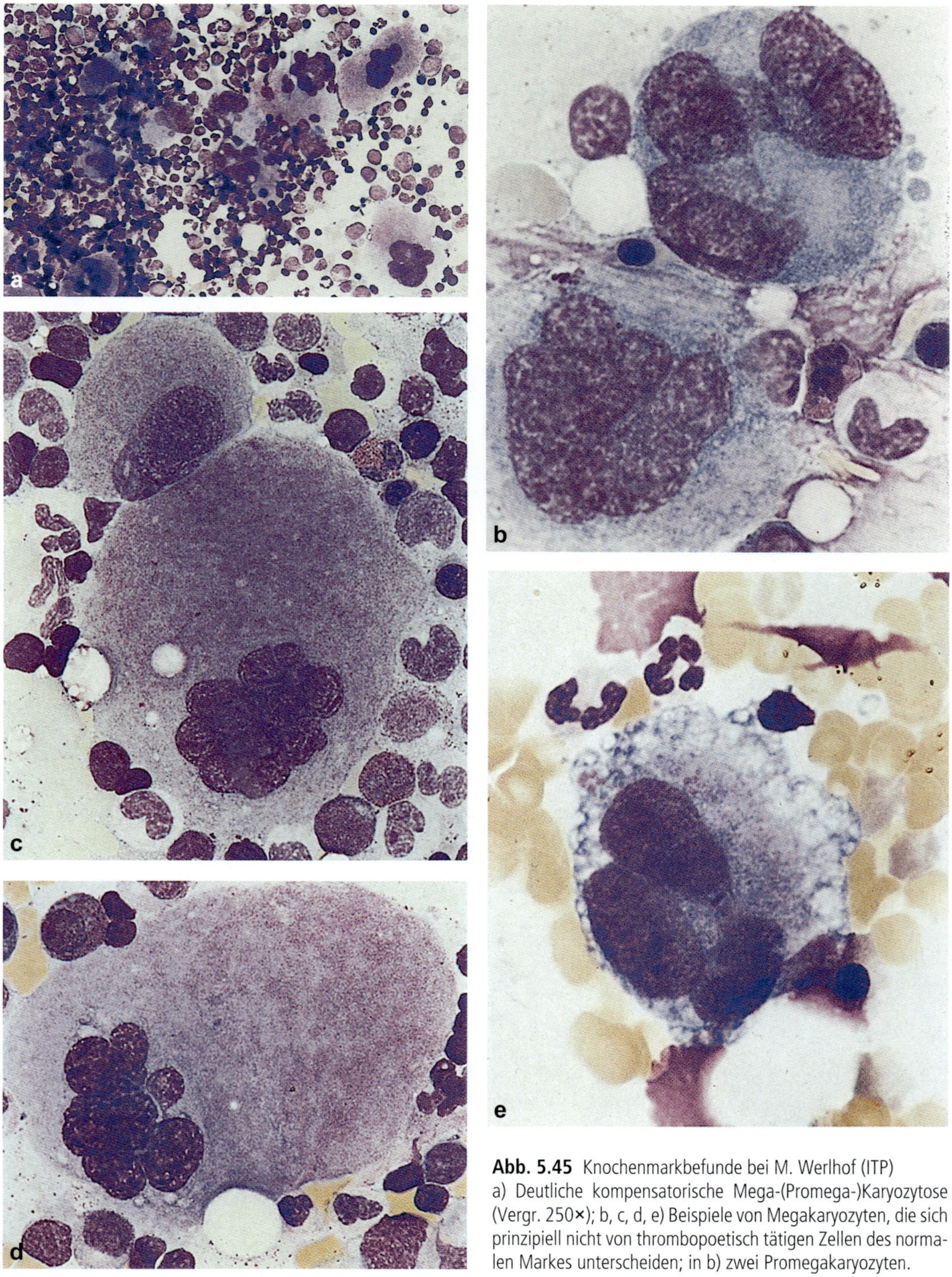

Abb. 5.45 Knochenmarkbefunde bei M. Werlhof (ITP)
a) Deutliche kompensatorische Mega-(Promega-)Karyozytose (Vergr. 250×); b, c, d, e) Beispiele von Megakaryozyten, die sich prinzipiell nicht von thrombopoetisch tätigen Zellen des normalen Markes unterscheiden; in b) zwei Promegakaryozyten.

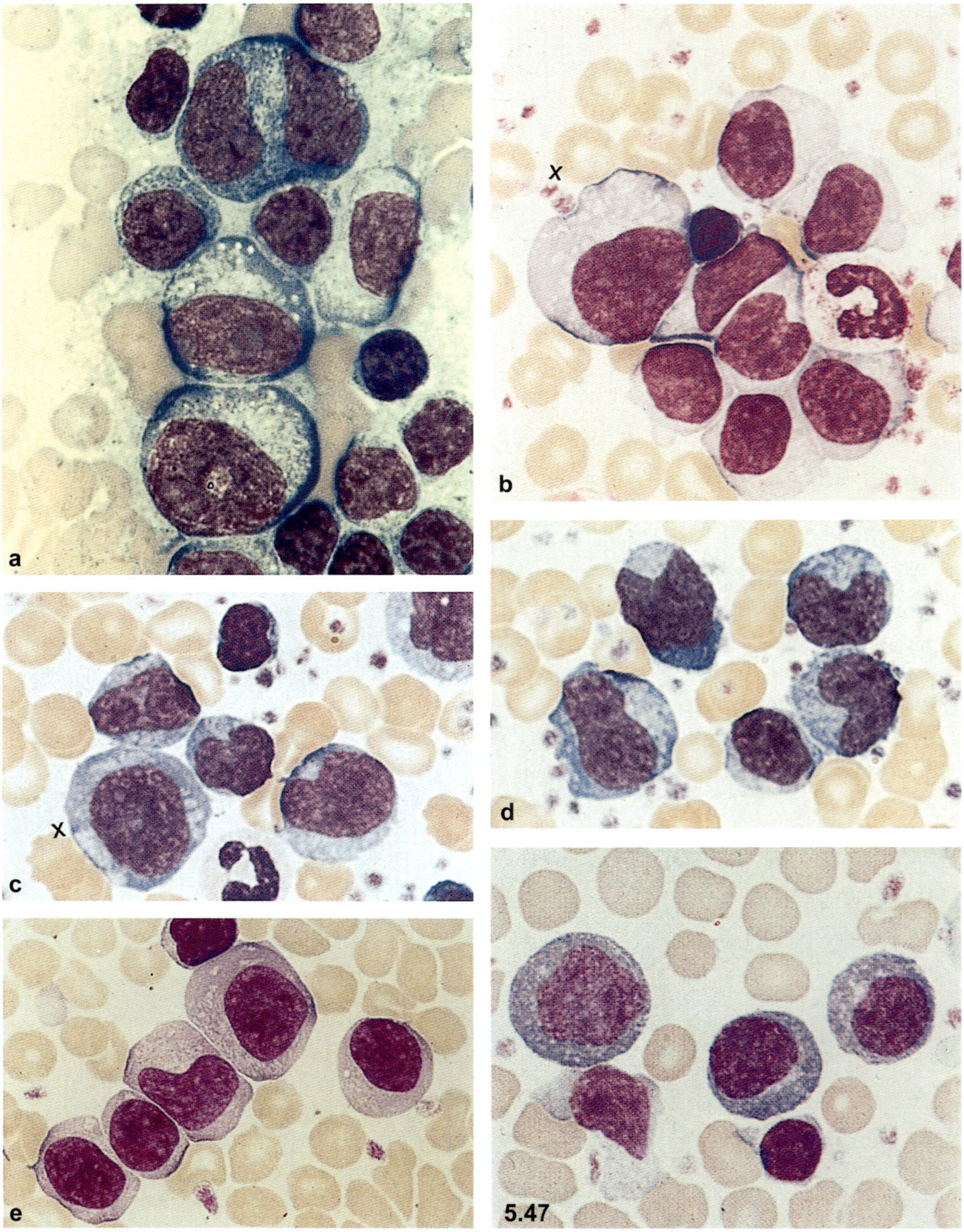

Abb. 5.46 Infektiöse Mononukleose (peripheres Blut oder Leukozytenkonzentrat)
a) Lymphknotenpunktat: immunoblastische Lymphopoese vor Bildung von Lymphoidzellen
b, c) Typisches lymphoidzelliges Bild mit einzelnen großen, immunoblastisch anmutenden Zellen (×)
d) Reaktive Lymphozyten mit gelapptem Kern, basophilem Zytoplasma und perinukleärer Aufhellung (häufiger Befund)
e) Reaktive Lymphozyten mit unterschiedlicher Plasmaweite. NB: Die Zellen verändern rasch ihre Kernform im EDTA-Blut!

Abb. 5.47 Lymphatische Reaktionsformen bei Rubeolen (Leukozytenkonzentrat): Die Zellen erinnern teils an unreife Plasmazellen.

hin zu großen zytoplasmareichen Zellen (mit etwas gröber strukturierten Kernen, hellblau-basophilem Zytoplasma mit strähniger perinukleärer Aufhellung und gebuchteten, strähnig strukturierten Zellkernen). Das bunte Bild und die Morphologie der reaktiven Lymphozyten unterscheiden sich vom eher monomorphen Erscheinungsbild maligner Erkrankungen. Im Knochenmark sind die Zellen nicht nachweisbar.

Begleitend kann eine milde Anämie, seltener auch eine autoimmunhämolytische Anämie, milde Thrombopenie und Neutropenie vorhanden sein. Die Diagnose der Mononukleose wird durch serologische Testverfahren erhärtet.

Reaktive Lymphozyten (oder Lymphoidzellen genannt) können auch bei anderen Viruserkrankungen wie Hepatitiden, CMV, HHV-6, Rubella etc. auftreten (➤ Abb. 5.47).

5.7.2 Akute lymphatische Leukämie (ALL)

Die akute lymphatische Leukämie ist eine maligne lymphatische Systemerkrankung. Sie ist insofern auch als Teil der lymphatischen Systemerkrankungen in die WHO-Klassifikation aufgenommen worden. Wegen ihrer Bedeutung in der Hämatologie wird die ALL hier an hervorgehobener Stelle gesondert besprochen.

Bei den meisten Subgruppen der ALL geht die Erkrankung von frühen lymphatischen Vorläufern der B- oder T-Zell-Linie aus. Eine Ausnahme bildet die B-ALL. Es handelt sich um eine extrem aggressive Erkrankung, die jedoch immunologisch die Zeichen reifer B-Zellen trägt. Die Diagnose der B-ALL ist von großer Bedeutung, da sie eine spezielle Behandlung erfordert.

Lymphoblastische Lymphome und ALL sind zytomorphologisch und immunologisch gleiche Erkrankungen. Die Abgrenzung der ALL zu den lymphoblastischen Non-Hodgkin-Lymphomen erfolgt rein definitorisch über das Ausmaß des Knochenmarkbefalls. Bei der ALL liegen >25% lymphatische Blasten im Knochenmark vor. Sind <25% Blasten im Knochenmark vorhanden, wird die Erkrankung als lymphoblastisches Lymphom klassifiziert. Der in diesem Sinne lokalisierte Konterpart der B-ALL ist das Burkitt-Lymphom.

Für die Diagnose und Abgrenzung gegen die akute myeloische Leukämie sind Morphologie und Zytochemie nützlich. Allerdings können nur akute myeloische Leukämien mit eindeutigen myeloischen Differenzierungszeichen von der ALL morphologisch unterschieden werden: Eindeutige myeloische Differenzierungszeichen sind Granulationen, Auer-Stäbchen oder positive Peroxidase-Reaktion.

In ➤ Tab. 5.16 sind die Kriterien für die morphologische Einteilung der ALL in L1 bis L3 dargestellt ⑱. Die Unterscheidung zwischen ALL-L1 und L2 hat sich klinisch als nicht bedeutsam erwiesen (➤ Abb. 5.48 a, b, d). Der Phänotyp L3 allerdings korreliert bis zu einem gewissen Grad mit dem Immunphänotyp der B-ALL und kann auf diese Weise einen wichtigen ersten Hinweis auf die Diagnose dieser Erkrankung geben (➤ Abb. 5.48 f).

Durch die Möglichkeiten der Immunphänotypisierung hat die Zytochemie für die Diagnostik der ALL an Bedeutung verloren (➤ Abb. 5.48 c, e). Wichtig ist nach wie vor die Peroxidase-Reaktion zur Differentialdiagnose gegen die AML. Die folgende Übersicht führt die wichtigsten zytochemischen Färbungen und ihre Ergebnisse an.

Zytochemische Hinweise auf eine ALL
• Peroxidase negativ (0–1%)
• Esterase Grad 3–4 negativ
• PAS granulär oder schollig (Perjodsäure-Schiff-Reaktion)
• Saure Phosphatase fokal positiv (bei einem Teil der T-ALL)

Für die Einteilung der ALL sind heute Immunphänotypisierung, Zytogenetik und Molekularbiologie entscheidend (➤ Tab. 5.17). Für die Immunphänotypisierung wurde 1995 eine europäische Klassifikation vorgeschlagen, die die ALL nach Linien und Reifung einteilt (➤ Tab. 5.18) ⑲. Eine leicht abweichende Einteilung wird von der Deutschen Multizentrischen ALL-Studiengruppe (GMALL) vorgeschlagen (➤ Tab. 5.19; ➤ Tab. 5.20) ⑳.

Tab. 5.16 Morphologische Klassifikation der ALL nach FAB (18)

Zytologische Charakteristika*	L1	L2	L3
Zellgröße	kleine Zellen herrschen vor	große Zellen, heterogene Größenverteilung	große Zellen, homogene Größenverteilung
Chromatinstruktur	homogen innerhalb eines jeden Falls	unterschiedlich, heterogen	feinkörnig und homogen innerhalb jeden Falls
Kernform	regelmäßig, gelegentliche Einkerbungen oder Eindellung	unregelmäßig, Einkerbungen und Eindellungen häufig	regelmäßig, oval bis rund
Nukleolen	nicht sichtbar oder klein und unverdächtig	einer oder mehrere, häufig groß	prominent, einer oder mehrere, vesikulär
Zytoplasma-Menge	spärlich	unterschiedlich, oft mäßig vermehrt	mäßig vermehrt
Zytoplasma-Basophilie	gering oder mäßig, selten intensiv	unterschiedich, deutlich in einigen Fällen	sehr intensiv
Zytoplasma-Vakuolen	unterschiedlich	unterschiedlich	oft sehr deutlich
Inzidenz	**27,5%**	**67,6%**	**4,9%**

* In Bezug auf jede dieser Eigenschaften können bis 10% der Zellen von den vorherrschenden Charakteristika abweichen.

Tab. 5.17 Einige zytogenetische Subgruppen bei ALL (21) (22)

Häufigkeit Kinder	Häufigkeit Erwachsene	Aberration	Immunologie	Klinik
3%	19%	t(9;22)(q34;q11.2) BCR-ABL (Philadelphia-Translokation)	B-Vorläufer, meist CD10+	ältere Patienten, Prognose schlecht
3%	7%	t(4;11)(q21;q23)	B-Vorläufer, häufig Koexpression myeloischer Antigene	Prognose schlecht, gebessert mit aggressiver Therapie
6%	3%	t(1;19)(q21;p13.3)	B-Vorläufer, meist pre-B	
	2%	t(8;14)(q24.1;q32)	typischerweise B-ALL, teils aber auch C-ALL oder Pre-B-ALL	meist L3-Morphologie; aggressiver Verlauf; Prognose gut mit spezieller Therapie
	2%	t(10;14)(q24;q11.2)	T-ALL	
25%		t(12;21)(p13;q22)		Prognose gut
	5%	komplexe Aberrationen		Prognose schlecht
5%	4%	hypdiploid /nahezu triploid		Prognose schlecht
25%	10%	hoch hyperdiploid		Prognose gut
	2%	tetraploid		Prognose gut

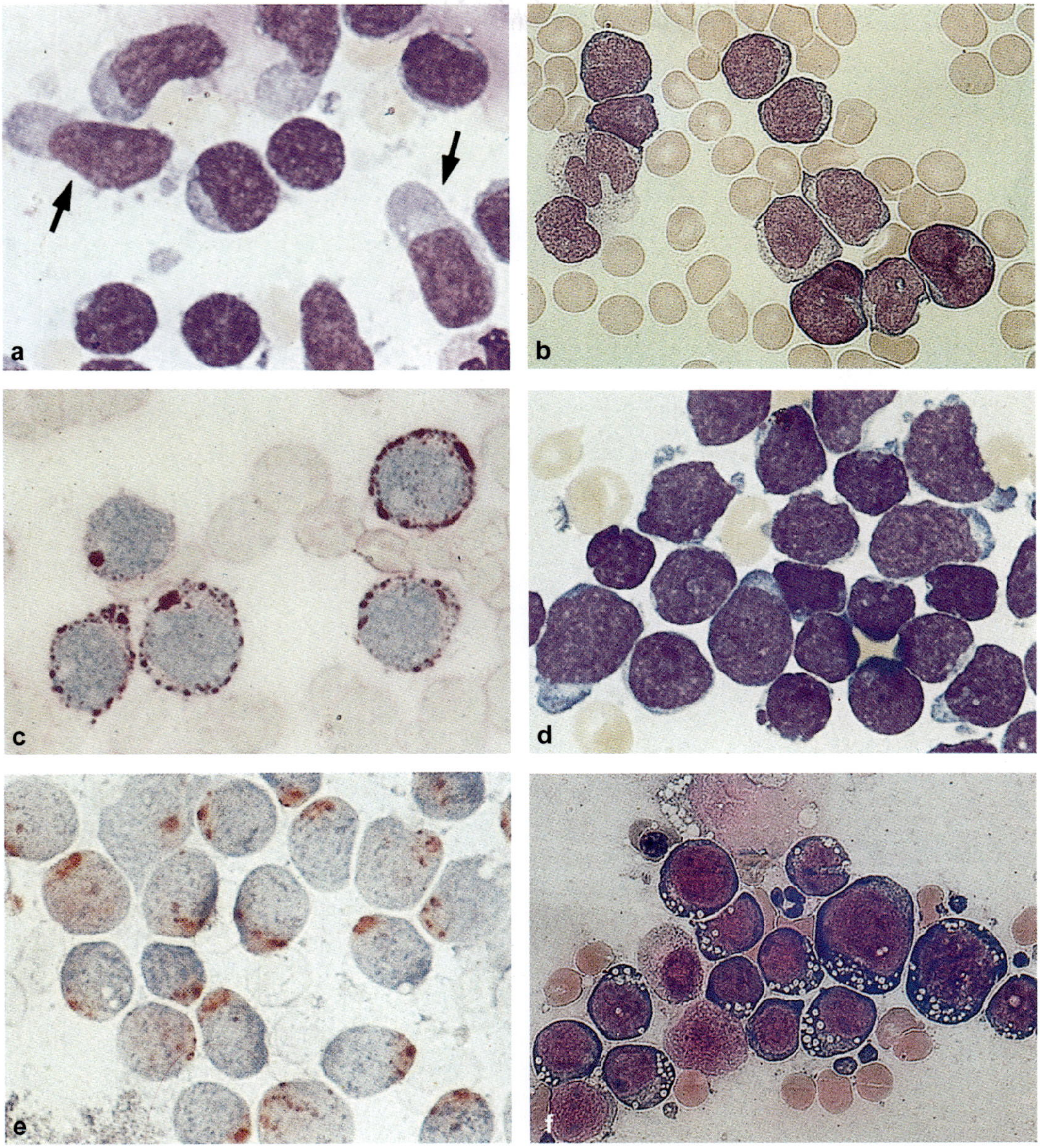

Abb. 5.48 Akute lymphatische Leukämie
a) c-ALL (Typ L1 FAB), sog. Pan-Handle-Formen (selten auch bei AML vorkommend)
b) c-ALL (Typ L2 FAB)
c) PAS granulär ++
d) T-ALL (Typ L1 FAB)
e) Saure Phosphatase Reaktion fokal ++
f) B-ALL (Burkitt-Typ; L3 FAB)

Tab. 5.18 Immunologische Klassifikation der ALL [19]

B-Linien-ALL				T-Linien-ALL					
pro-B	common ALL	pre-B	reife B-ALL	pro-T	pre-T	kortikale T-ALL	reife T-ALL	α/β+ T-ALL	γ/δ+ T-ALL
B-I	B-II	B-III	B-IV	T-I	T-II	T-III	T-IV	Gruppe a	Gruppe b
CD19+ und/oder CD79a+ und/oder CD22+ mindestens 2 von 3 Markern positiv; die meisten Fälle sind Tdt+ und HLA-DR+, bis auf B-IV (oft Tdt–)				zytoplasmatisches (cy) CD3+ die meisten Fälle sind Tdt+, HLA-DR–, CD34–; diese Marker werden jedoch für Diagnose und Klassifikation nicht berücksichtigt					
–	CD10+	cyIg	cy oder mIg κ oder λ	CD7+	CD2+ und/oder CD5+ und/oder CD8+	CD1a+	mCD3+	anti-TCR α/β+	anti-TCR γ/δ+
ALL mit Expression myeloischer Antigene (My + ALL)									

Tab. 5.19 Immunologische Klassifikation der B-Linien ALL und Abgrenzung zur AML nach GMALL [20]

Antigen	pro-B*	common	pre-B	B	T	AML
cyCD22	+	+	+	+	–	–
CD19	+	+	+	+	–	–/(+)
CD24	+/–	+	+	+	–	–
CD20	–/+	+/–	+/–	+	–	–
sIg	–	–	–	+	–	–
cyIg	–	–	+	+	–	–
cyCD3	–	–	–	–	+	–
CD7	–	–	–	–	+	–/+
CD5	–	–	–	–	+/–	–/(+)
CD2	–	–	–	–	+/–	–/(+)
CD1a	–	–	–	–	+/–	–
CD4	–	–	–	–	+/–	–/+
CD8	–	–	–	–	+/–	–
CD10	–	+	+	+	–/+	–/(+)
HLA-DR	+	+	+	+	–	+/(–)
TdT	+	+	+	–/(+)	+	–/(+)
CD33	–/(+)	–/(+)	–/(+)	–/(+)	–/(+)	+
CD13	–/(+)	–/(+)	–/(+)	–/(+)	–/(+)	+
CD65s	–/+	–/(+)	–/(+)	–/(+)	–/(+)	+
CD117	–/(+)	–/(+)	–/(+)	–/(+)	–/(+)	+
cyMPO	–	–	–	–	–	+

* Synonyme Bezeichnungen: pre-pre-B ALL, B-lymphoide „Null"-ALL

\+ bedeutet Expression in 10% (intranukleäre/intrazytoplasmatische Antigene) bzw. auf 20% (membranständige Antigene) der Leukämiezellen

Tab. 5.20 Immunologische Klassifikation der T-Linien ALL nach GMALL und Risiko-Zordnung (20)

	Hochrisiko		Standardrisiko
Antigen	early-T**	mature-T***	thymisch differenzierte T-ALL
cyCD3	+	+	+
CD7	+	+	+
CD5	+/–	+/(–)	+
CD2*	–/(+)	+	+
CD1a*	–	–	+
CD4	–	+/–	+
CD8	–/(+)	–/+	+
sCD3	–	+/–	–/+

* Bei bestätigter T-ALL entscheidend für die Subklassifikation in early, mature und thymische T-ALL.
** Eine weitere Unterscheidung in pro-T (nur CD7+, cyCD3+) ist aus Fallzahlgründen nicht vorgesehen, wird aber registriert (EGIL-Klassifikation). Ein early-T-Immunphänotyp liegt auch bei CD2+ und gleichzeitig CD4–, CD8–, sCD3– und CD1a– vor
*** Reife sCD3+ T-ALL werden zwar registriert, aber nicht zusätzlich subklassifiziert (z. B. TCRα/β+ bzw. TCRγ/δ+)

Tab. 5.21 WHO-Klassifikation der B-Zell-Neoplasien (adaptiert nach (23))

B-Vorläufer-Neoplasien	Anteil in % an allen NHL
Vorläufer B-lymphoblastische Leukämie / lymphoblastisches Lymphom	<1%
Reife (periphere) B-Zell Neoplasien	
Chronische lymphatische Leukämie, kleinzelliges lymphozytisches Lymphom	6,7%
B-Zell Prolymphozytenleukämie	<<1%
Lymphoplasmazytisches Lymphom	1,5%
Splenisches Marginalzonen-Lymphom	1%
Haarzell-Leukämie	2%
Plasmazell-Myelom	20–30%
Monoklonale Gammopathie unsicherer Signifikanz (MGUS)	1% > 50 Jahre 3% > 70 Jahre
Solitäres Plasmozytom im Skelett	
Extraossäres Plasmozytom	
Primäre Amyloidose	
Schwerkettenkrankheit	
Extranodales Marginalzonen-B-Zell-Lymphom des Mukosa-assoziierten lymphatischen Gewebes (MALT)	7,6%
Nodales Marginalzonen-B-Zell-Lymphom	1,8%
Follikuläres Lymphom	22,1%
Mantelzell-Lymphom	6%
Diffus großzelliges B-Zell-Lymphom	30,6%
Mediastinales großzelliges B-Zell-Lymphom (des Thymus)	2,4%
Intravaskuläres großzelliges B-Zell-Lymphom	<1%
Primäres intrakavitäres B-Zell-Lymphom mit Erguss	<1%
Burkitt-Lymphom / B-ALL	2,5%

Auch für die akute lymphatische Leukämie bilden sich auf der Grundlage zytogenetischer und molekularer Untersuchungsergebnisse distinkte Leukämieentitäten mit einheitlicher Immunologie und Prognose heraus. In ➤ Tab. 5.20 sind einige dieser Entitäten aufgeführt. Es wird deutlich, dass bei der kindlichen ALL Entitäten mit günstigerer Prognose häufiger repräsentiert sind.

5.7.3 B-Zell-Neoplasien

Im folgenden Abschnitt wird ein Überblick über die Klassifikation der B-Zell-Lymphome gegeben. Die Darstellung konzentriert sich auf die B-Zell-Neoplasien, die für die morphologische Diagnostik in Blut und Knochenmark relevant sind. Der Anspruch einer umfassenden Darstellung wird nicht erhoben.

Über viele Jahre existierte keine einheitliche, weltweit akzeptierte Einteilung der B- und T-Zell-Neoplasien. Karl Lennert leistete mit der 1974 begründeten Kiel-Klassifikation bahnbrechende Arbeit. 2001 wurde auf Grundlage morphologischer, immunologischer und zytogenetisch-molekularbiologischer Daten die WHO-Klassifikation der Lymphome veröffentlicht. Sie bildet den international akzeptierten Standard für die Einteilung dieser Neoplasien.

B-Zell-Neoplasien machen etwa 88% aller diagnostizierten Non-Hodgkin-Lymphome (NHL) aus (➤ Tab. 5.21).

Chronische lymphatische Leukämie, Kleinzelliges lymphozytisches Lymphom

Die chronische lymphatische Leukämie (CLL) (➤ Abb. 5.49 bis ➤ Abb. 5.51) ist eine leukämisch verlaufende Tumorerkrankung. Morphologisch sind für die Erkrankung im peripheren Blutbild zahlreiche kleine, runde, weitgehend normal aussehende Lymphozyten und einige Prolymphozyten sowie gelegentlich Paraimmunoblasten charakteristisch. Die Zellen zeigen im Ausstrich eine besondere Vulnerabilität, wodurch sich die sogenannten Gumprecht-Kernschatten bilden. Achtung: Kernschatten können auch bei anderen Erkrankungen oder als artifizielles Phänomen auftreten! Das Knochenmark ist durch die CLL infiltriert.

Immunologisch handelt es sich um CD23+ bzw. CD19+ und CD5+ B-Lymphozyten. Im Gegensatz zu früheren Vorstellungen haben die Zellen wohl eine teilweise Immunkompetenz. Gelegentlich treten Autoimmunphänomene wie autoimmunhämolytische Anämie, ITP oder pure red cell aplasia auf. Die CLL beginnt meist im höheren Lebensalter und hat je nach Risikofaktoren einen sehr heterogenen Verlauf. Auf die Diskussion über Risikofaktoren kann hier nicht näher eingegangen werden. Klinisch treten in fortgeschrittenen Stadien Lymphknotenschwellungen und Milzvergrößerung sowie Allgemeinsymptome auf. Beim kleinzelligen lymphozytischen Lymphom können nodale oder extranodale Manifestationen ohne leukämischen Verlauf und Knochenmarkbeteiligung vorliegen. Die Immunologie des Tumors entspricht der CLL.

Konservativ morphologisch basiert die Diagnose einer CLL auf dem Nachweis einer Knochenmarkinfiltration plus einer peripheren Lymphozytose >10.000/µl [24]. Die Diagnose kann allerdings auch bei niederigeren Zellzahlen gestellt werden, wenn Morphologie und immunologischer Befund dafür sprechen. Andere Definitionen geben als Grenze für eine Diagnose 5000 CD19/CD5+-Zellen/µl an. In ➤ Tab. 5.22 ist ein System zur Differentialdiagnose der CLL dargestellt.

Durch die modernen Durchflusszytometer ist die Identifikation auch sehr kleiner Zellpopulationen mit dem immunologischen Phänotyp einer CLL möglich geworden. Entsprechende Veränderungen fanden sich bei 4,4% von 500 klinisch gesunden Probanden im Alter über 65 Jahre [25]. Es wurde für diese Befunde der Begriff monoklonale B-Zell-Lymphozytose vorgeschlagen [26]. Eine Wertung dieser Befunde kann nur aufgrund langzeitiger Beobachtung erfolgen. Vor dem Hintergrund dieser Entwicklung ist die Diagnose der CLL zur Zeit in gewissem Sinn „nach unten unscharf".

Die Stadieneinteilung der CLL erfolgt heute meist nach Binet [27] (➤ Tab. 5.23). In den USA ist auch noch die Stadieneinteilung nach Rai [28] gebräuchlich (➤ Tab. 5.24).

Tab. 5.22 Immunologische Differentialdiagnose der CLL [24]

Marker	CLL	Punkte	Andere B-lymphoide leukämisch verlaufende NHL	Punkte
Oberflächen-Ig	(+)	1	++	0
CD5	+	1	– (bis auf Mantelzell-Lymphom)	0
CD23	+	1	–	0
CD79b/CD22	(+)	1	++	0
FMC7	–	1	+	0
Übliche Punktezahl	**CLL**	**4–5**	**Andere NHL**	**0–2**

Tab. 5.23 Stadieneinteilung der CLL nach Binet

Stadium	Anteil	Merkmale	Medianes Überleben
A	52%	Hb >100 g/l und Thrombozyten >100/nl, <3 Regionen beteiligt	kein Unterschied zur Normalbevölkerung
B	34%	Hb >100 g/l und Thrombozyten >100/nl, ≥3 Regionen beteiligt	6 Jahre
C	14%	Hb <100 g/l und Thrombozyten <100/nl	2 Jahre
Zervikale, axilläre und inguinale Lymphknoten (gleichgültig ob unilateral oder bilateral), Milz und Leber zählen als je eine „Region".			

Tab. 5.24 Stadieneinteilung der CLL nach Rai

Rai-Stadium	3-Stadien Staging	Merkmale	Medianes Überleben
0	niedriges Risiko	Lymphozytose >10.000/µl + KM-Lympho >40%	>10 Jahre
I	intermediär	Lymphozytose + Lymphknoten	7 Jahre
II		+ Milz ± Hepatomegalie	
III	hohes Risiko	Lymphozytose + Anämie <110 g/l	1,5 Jahre
IV		+ Thrombopenie <100/nl	

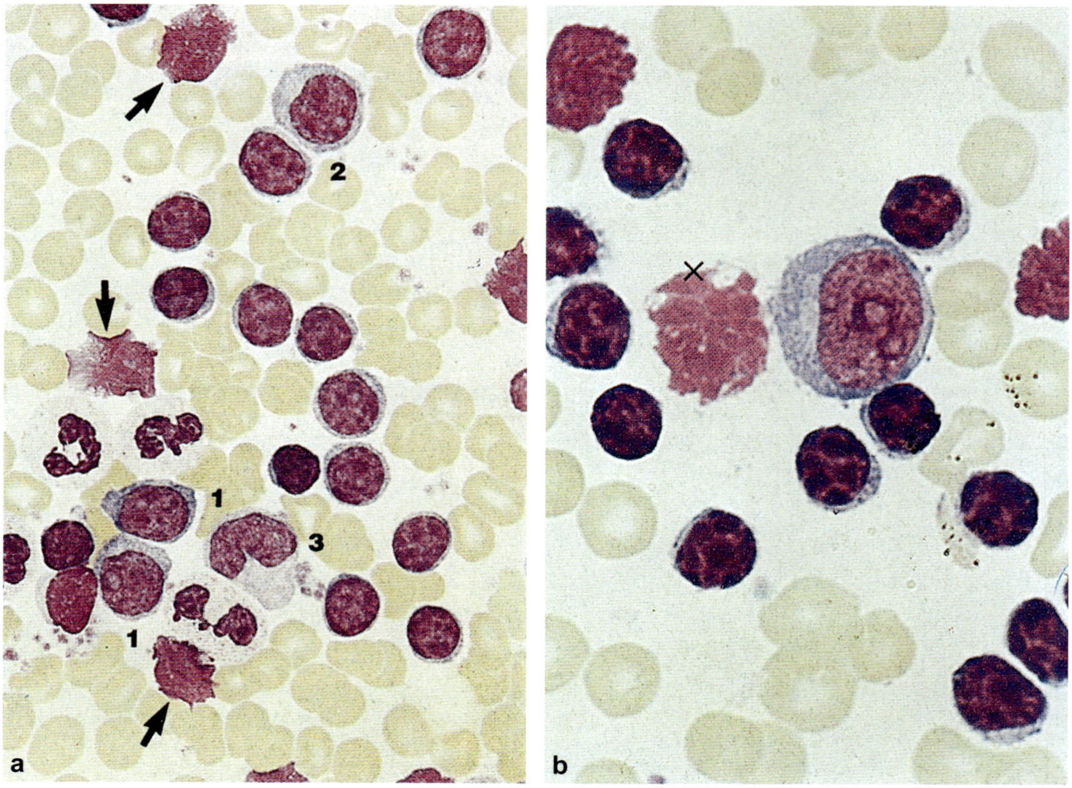

Abb. 5.49 Chronische lymphatische Leukämie (B-CLL)
a) Typischer Befund im peripheren Blut (Übersicht): deutliche Vermehrung von kleinen Lymphozyten; Gumprecht-Kernschatten (→), Prolymphozyten (1), fraglicher Paraimmunoblast (2), Monozyt (3)
b) Peripheres Blut: neben Lymphozyten eine blastoide Zelle (Paraimmunoblast); ausstrichbedingtes Artefakt (×).

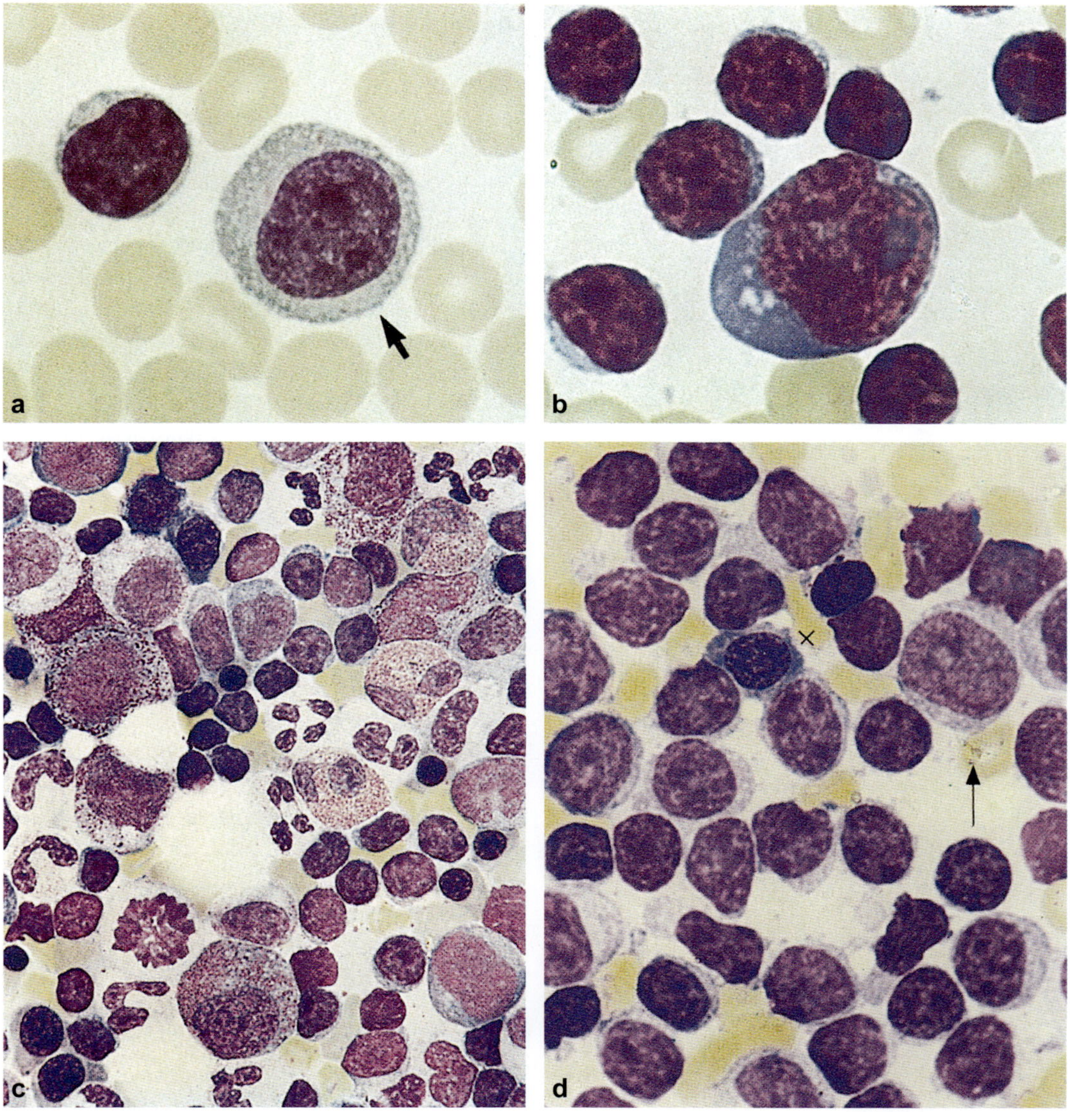

Abb. 5.50 Chronische lymphatische Leukämie (CLL)

a) Blastoide Zelle (→) (Vergr. 1400×)

b) Besonders große Blastenform im peripheren Blut: typischer Paraimmunoblast (Vergr. 1400×)

c) Knochenmarkpunktat bei CLL (Übersicht): Neben mäßiger Vermehrung von Lymphozyten sind noch viele Elemente der normalen Myelopoese nachweisbar.

d) Knochenmarkpunktat bei CLL (Bröckelausstrich): ausgeprägte lymphatische Zellinfiltration, bestehend aus kleinen Lymphozyten und einem Prolymphozyten (→); außerdem ein Normoblast (×).

NB: **Marklymphozytosen** kommen auch außerhalb lymphatischer Leukosen, so z. B. bei Myelopathien, Autoimmunkrankheiten, juvenilem Eisenmangel vor. Auch können Anteile eines zufällig anpunktierten normalen oder reaktiv vergrößerten Marklymphknötchens den Eindruck einer diffusen lymphatischen Markinfiltration erwecken (➤ Abb. 4.1 d).

B-Zell-Prolymphozytenleukämie

Die B-Zell-Prolymphozytenleukämie (➤ Abb. 5.52) ist eine seltene lymphatische Neoplasie mit Beteiligung des Bluts, Knochenmarks und der Milz. Zur Diagnose müssen ≥55% Prolymphozyten im Blut vorliegen. Fälle mit CLL in Transformation und erhöhtem Prolymphozytenanteil werden nicht in diese Kategorie eingeordnet.

Morphologisch fallen mittelgroße runde lymphatische Zellen mit prominenten Nucleoli auf. Immunologisch exprimieren die Zellen stark Oberflächen-Immunglobuline (IgM ± IgD) und B-Zell-Antigene (CD19, CD20, CD22, CD79a und b, FMC7). CD5 fehlt in 1/3 der Fälle. CD23 ist typischerweise nicht exprimiert. Die Prognose der Erkrankung ist schlecht.

Lymphoplasmozytisches Lymphom (M. Waldenstöm)

Das lymphoplasmozytische Lymphom (➤ Abb. 5.53) ist eine B-Zell-Neoplasie, bei der gewöhnlich eine Infiltration des Knochenmarks, der Lymphknoten und der Milz mit kleinen B-Lymphozyten, plasmazytoiden Lymphozyten und Plasmazellen vorliegt. Es liegt in den meisten Fällen ein monoklonales IgM-Paraprotein mit einer Konzentration von >30 g/l vor. Ein leukämischer Verlauf mit sichtbarer Manifestation im Blut ist selten.

Immunologisch exprimieren die Zellen Oberflächen-Immunglobulin, meist Typ IgM, gelegentlich IgG, selten IgA. Die Zellen haben B-Zell-Marker (CD19, CD20, CD22, CD79a) und sind negativ für CD5, CD10, und CD23. CD43 ist ±. Der Verlauf der Erkrankung ist relativ gutmütig.

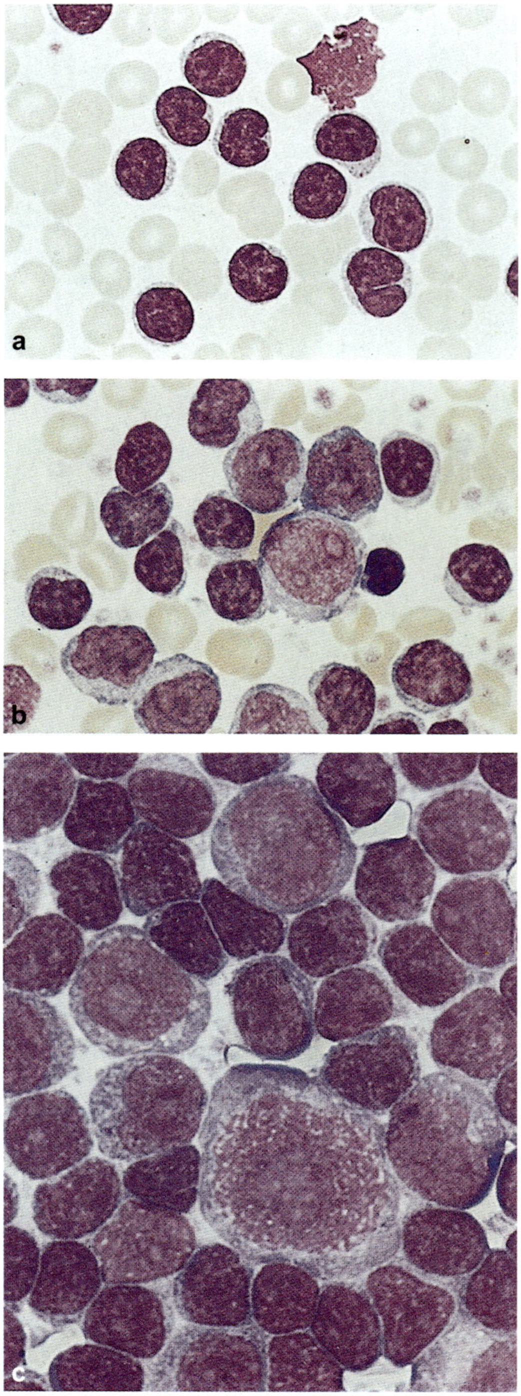

Abb. 5.51 Chronische lymphatische Leukämie (CLL)
a) Blutausstrich: teilweise gekerbte Lymphozyten bei B-CLL (Vergr. 750×)
b) Blutausstrich: fortgeschrittenes Stadium einer CLL mit starken Atypien der lymphatischen Zellelemente (Vergr. 750×)
c) Lymphknotentupfpräparat: auffallend stark proliferative CLL; neben kleinen Lymphozyten vermehrt Paraimmunoblasten (histologisch bestätigt).

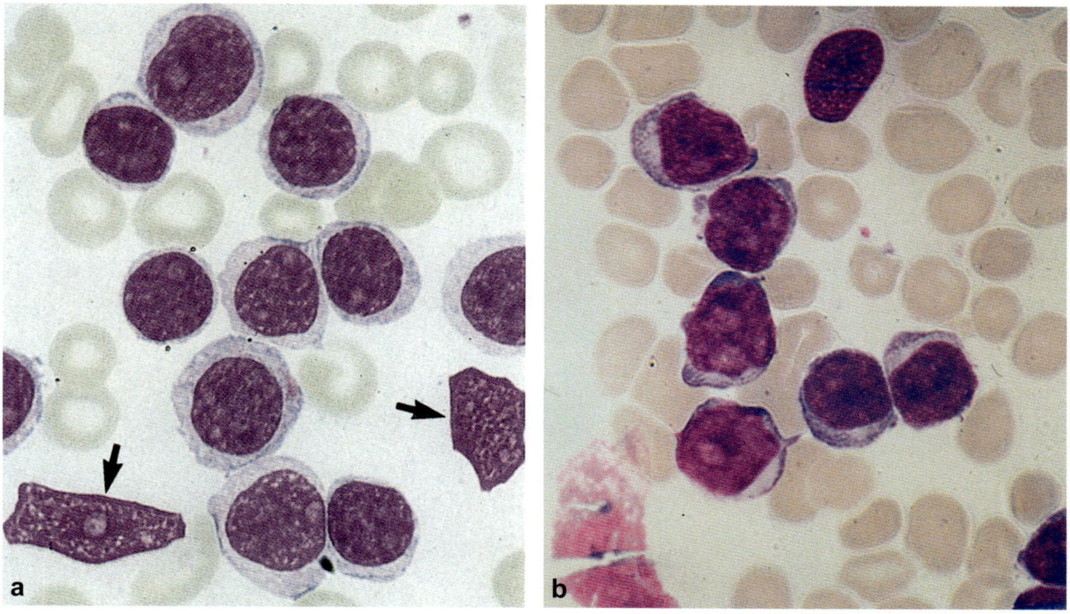

Abb. 5.52 Prolymphozytenleukämie
a) Typische Prolymphozyten, Kernschatten (→)
b) Ein anderer Fall mit deutlich erkennbaren Nukleoli.

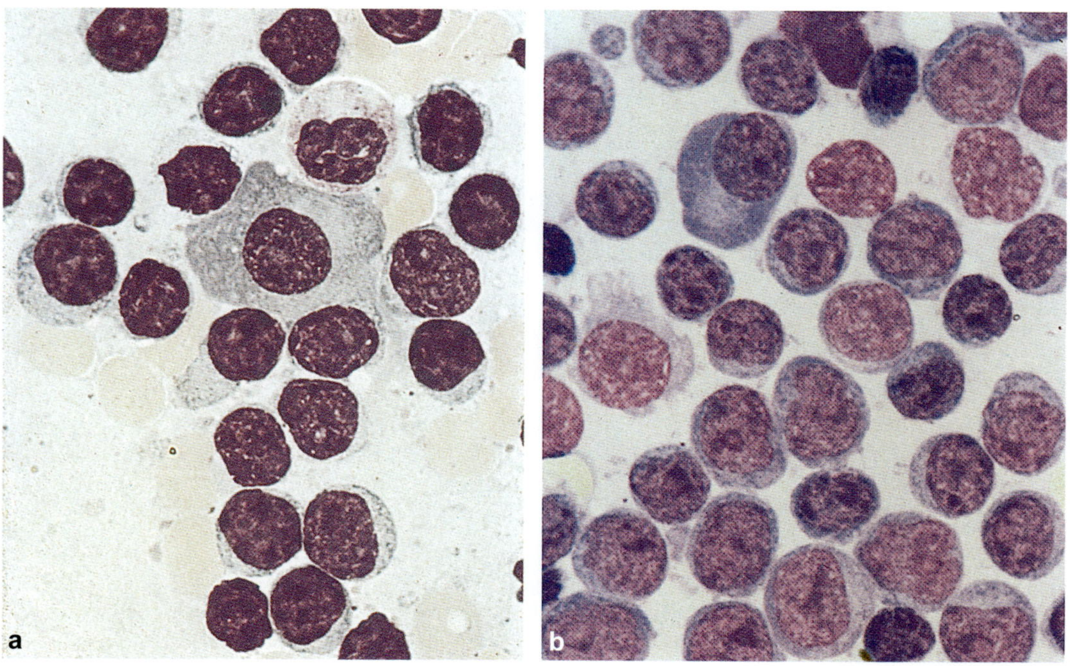

Abb. 5.53 Lymphoplasmazytisches Lymphom/M. Waldenström
a) Vorwiegend kleine Lymphozyten mit nur wenig vermehrten Plasmazellen im Knochenmark, daneben manchmal vermehrt Gewebsmastzellen (nicht im Bild)
b) Typischer Befund im Lymphknotentupfpräparat

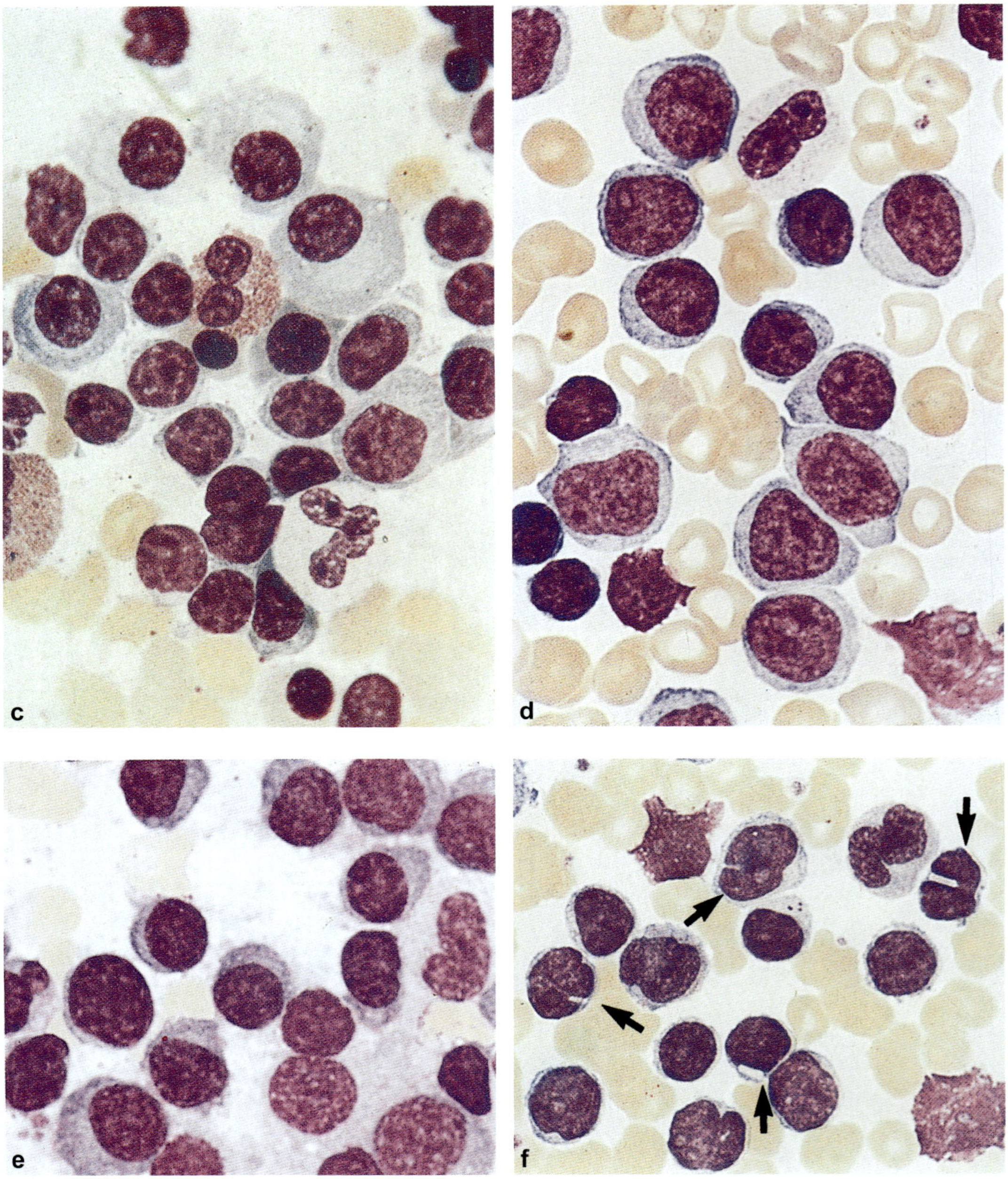

Abb. 5.53 Lymphoplasmazytisches Lymphom/M. Waldenström *(Fortsetzung)*
c) Lymphozytenvermehrung mit Plasmazellen und plasmazytoiden Zellen im Knochenmark
d) Polymorphes lymphoplasmazytisches Lymphom (monoklonale IgM-Gammopathie, Leukozytenkonzentrat): leukämische Ausschwemmung blastoider und proplasmozytischer Elemente ins periphere Blut, daneben normale Lymphozyten
e) Lymphoplasmazytisches Lymphom (Knochenmark)
f) Lymphoplasmazytisches Lymphom (Leukozytenkonzentrat): kristalline Eiweißeinschlüsse in einigen Zellen (→).

Splenisches Marginalzonen-Lymphom

Das splenische Marginalzonen-Lymphom (➤Abb. 5.54) ist eine seltene Neoplasie aus kleinen B-Lymphozyten mit einer im Vordergrund stehenden Milzbeteiligung. Lokoregionäre Lymphknoten nahe der Milz und das Knochenmark können beteiligt sein. Im peripheren Blut fallen die neoplastischen Zellen als villöse Lymphozyten auf. Immunologisch haben die Zellen Oberflächen-IgM und IgD und sind CD20+, CD79a+, CD5–, CD10–, CD23–, CD43–.

Haarzell-Leukämie

Die Haarzell-Leukämie (➤Abb. 5.55) ist eine seltene B-Zell-Neoplasie mit Beteiligung des Knochenmarks, der Milz und wechselnden, meist eher geringen Zahlen an neoplastischen Zellen in der Peripherie. Morphologisch sind die neoplastischen Zellen als kleinere bis mittelgroße lymphoide Zellen mit ovalem oder eingekerbtem Zellkern gekennzeichnet. Die Kernstruktur ist retikulär und weniger kompakt ist als bei normalen Lymphozyten. Das Zytoplasma ist reichlicher, teils schaumig anmutend und zeigt haarförmige Ausläufer im Blutausstrich.

Im Knochenmarkausstrich sind die haarförmigen Ausläufer schlechter zu erkennen und können übersehen werden. Im Knochenmark liegt meist eine Retikulinfaserfibrose in den Haarzell-Infiltraten vor. Auf diese Weise kommt es häufig zu einer trockenen Aspiration bei der Knochenmarkpunktion. Wegen der Fixierung der Zellen in den Infiltraten ist das Auffinden der Haarzellen im Knochenmarkausstrich oft zusätzlich erschwert.

Durch die Knochenmarkinfiltration steht bei den Patienten meist eine Panzytopenie mit Splenomegalie im Vordergrund. Die Zahl an zirkulierenden Haarzellen ist in der Regel gering. Gelegentlich ist auch im Knochenmark die Zellularität eher vermindert. Charakteristisch ist eine Monozytopenie in der Peripherie.

In der Zytochemie sind die Haarzellen positiv für die tartratresistente saure Phosphatase. Allerdings ist die Reaktion nicht letztlich spezifisch und daher auch keine obligate Voraussetzung für die Diagnose. Immunologisch sind die Zellen Oberflächen-Immunglobulin positiv (IgM/IgD, IgG oder IgA) und exprimieren B-Zell-Antigene (CD19+, CD20+, CD22+, CD79a+, jedoch nicht CD79b). Die Zellen sind typischerweise CD5–, CD10–, CD23–, und exprimieren CD11c (stark), CD25 (stark), FMC7 und CD103.

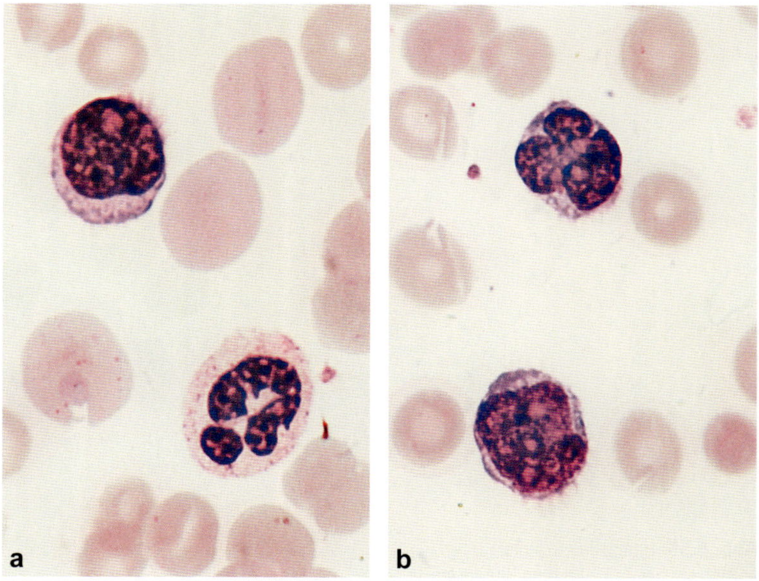

Abb. 5.54 Splenisches Marginalzonen-Lymphom
a) Bei der Zelle oben sind deutlich die polar orientierten Villi zu erkennen; die Zelle hat einen strähnig konfiguierten Zellkern und einen deutlich erkennbaren Nukleolus.
b) Zellen mit teils lobulierten Zellkernen, erkennbaren Nukleoli und villösen Zytoplasmaausläufern.

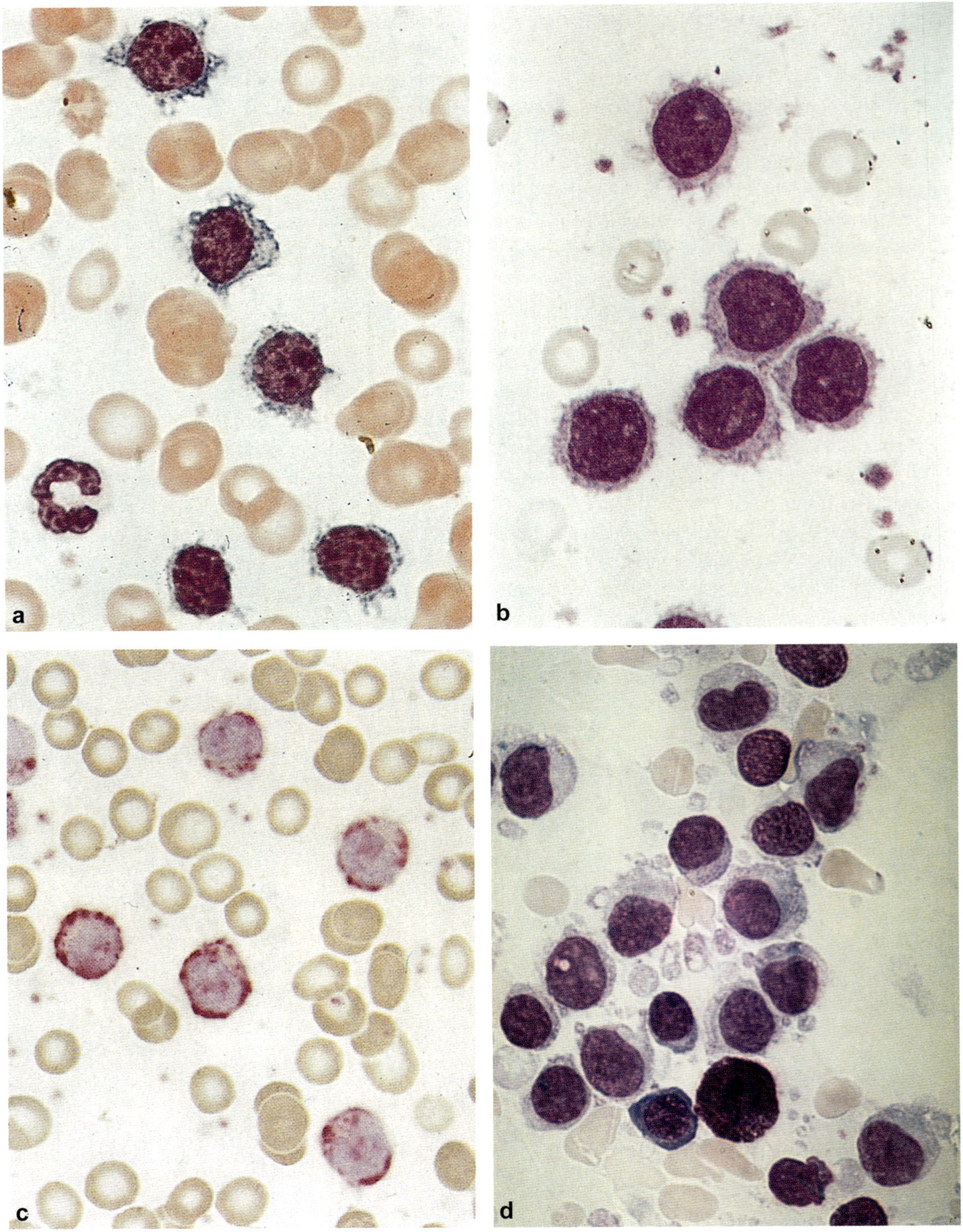

Abb. 5.55 Haarzell-Leukämie
a, b) Typischer Zellbefund im Blutausstrich
c) Nachweis tartratresistenter Saurer Phosphatase in Haarzellen (kein absolut obligater Befund!)
d) Haarzellen im Knochenmarkausstrich: Die Morphologie ist weniger gut zu identifizieren; im unteren Bilddrittel eine Gewebsmastzelle und ein basophiler Normoblast.

Variante der Haarzell-Leukämie

Die Erkrankung ähnelt in Knochenmark- und Milzhistologie der typischen Haarzell-Leukämie. Jedoch haben die in der Peripherie zirkulierenden Zellen einen runden oder ovalären Zellkern mit einem prominenten Nukleolus (ähnlich den Prolymphozyten) und ein leicht basophiles Zytoplasma. Die Patienten haben typischerweise eine erhebliche Leukozytose (50.000/µl) und haben keine Monozytopenie.

Plasmazell-Myelom (Multiples Myelom)

Das Multiple Myelom (➤ Abb. 5.56 und ➤ Abb. 5.57) ist eine Plasmazell-Neoplasie mit multifokaler Beteiligung des Skeletts und monoklonalem Immunglobulin im Serum. Die Skelettmanifestationen reichen von singulären, gutmüig verlaufenden Läsionen bis hin zu aggressivem Verlauf mit ausgedehnten Skelettdestruktionen mit Hyperkalzämie, teils auch extraossären Infiltraten. Die Knochenmarkinfiltration führt im fortgeschrittenen Verlauf zur Knochenmarkinsuffizienz, meist beginnend mit Anämie (➤ Tab. 5.27). Das monoklonale Immunglobulin findet sich bei 99% der Patienten in Serum oder Urin. In 50% liegt ein IgG-, in 20% ein IgA-Paraprotein vor. In 15% der Patienten finden sich leichte Ketten. Folgeerkrankungen können Hyperviskosität, Amyloidose und Niereninsuffizienz sein.

Ein Kernpunkt in der Diagnose der Plasmazell-Neoplasien ist die Knochenmarkdiagnostik mit Nachweis der Plasmazell-Infiltration. Neben der Zahl der Plasmazellen sind die Polymorphie der Plasmazellen bis hin zur Ausbildung von bizarren Zellen, die Neigung zur Mehrkernigkeit und die Bildung von Plasmazell-Nestern von Bedeutung.

Immunologisch exprimieren die Plasmazellen zytoplasmatisches Immunglobulin, jedoch nicht Oberflächen-Immunglobulin. B-Zellmarker fehlen meist (CD19–, CD20–). CD38 und CD79a sind meist positiv. Die Diskussion um molekulare und zytogenetische Risikofaktoren ist noch nicht abgeschlossen. Die Stadieneinteilung des Multiplen Myeloms wird heute nach dem International Staging System (29) vorgenommen. Die Einteilung nach Salmon und Durie (30) ist überholt.

In seltenen Fällen (1%) liegen nicht-sekretorische Myelome vor. Patienten mit indolenten und „smoldering" Myelomen erfüllen die Diagnosekriterien für ein Plasmazell-Myelom, sind jedoch asymptomatisch und haben keine Osteolysen, Niereninsuffizienz oder Hyperkalzämie. Einzelheiten sind in ➤ Tab. 5.25 aufgeführt.

Bei einer Plasmazell-Leukämie liegen >2000 Plasmazellen/µl oder >20% der peripheren Zellen im Differentialblutbild als Plasmazellen vor. Der Verlauf ist ungünstig.

Varianten des Plasmazell-Myeloms nach WHO (31)
• Nicht-sekretorisches Myelom
• Indolentes Myelom
• „Smoldering" Myelom
• Plasmazell-Leukämie

Monoklonale Gammopathie unsicherer Signifikanz (MGUS)

Die monoklonale Gammopathie unsicherer Signifikanz (MGUS) (➤ Abb. 5.56) definiert sich durch das Vorhandensein eines monoklonalen (M-)Proteins bei gleichzeitig fehlenden Kriterien für ein Multiples Myelom, einen M. Waldenström oder eine primäre Amyloidose. Diagnosekriterien sind in ➤ Tab. 5.26 aufgeführt. Die MGUS wurde früher auch benigne monoklonale Gammopathie genannt. Bei einem Teil der Patienten entwickelt sich jedoch ein Multiples Myelom (32).

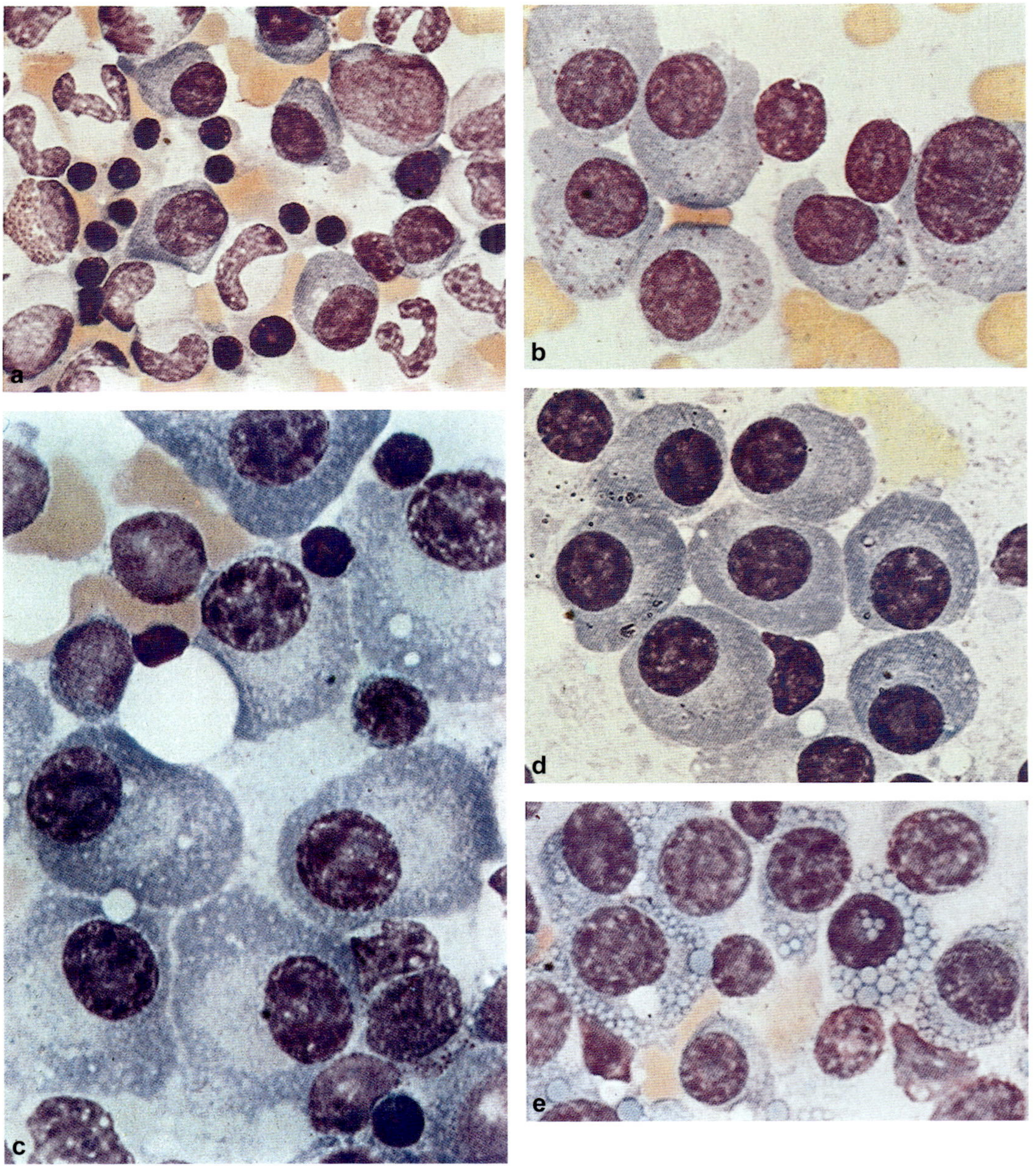

Abb. 5.56 Multiples Myelom, Plasmazell-Myelom und MGUS
a) Knochenmarkpunktat, MGUS: diskrete, kaum zu bemerkende Kernveränderungen an den mäßig vermehrten Plasmazellen
b) Knochenmarkpunktat, Bence-Jones-Myelom: deutlich entdifferenzierte Plasmazellen (= Myelomzellen); Zytoplasma azurgranuliert (selten)
c) Knochenmarkpunktat, IgA-Myelom: weitplasmatische Plasmazellen mit großem unreifem Zellkern, Verlust der typischen grobscholligen Chromatinstruktur normaler Plasmazellen; deutliche Nukleolen
d) Knochenmarkpunktat, IgG-Myeolom: Entdifferenzierungsgrad geringer als in b) und c).
e) Knochenmarkpunktat: Myelomzellen mit ausgeprägter Russell-Körper-Bildung (siehe auch ➤ Abb. 3.19 e, f, g, h)

Tab. 5.25 Diagnosekriterien für ein Plasmazell-Myelom (Multiples Myelom) nach WHO [31]

Die Diagnose eines Plasmazell-Myeloms erfordert mindestens • ein Major-Kriterium und ein Minor-Kriterium oder • drei Minor-Kriterien einschließlich (1) und (2). Zusätzlich zu den Kriterien müssen Symptome und progredienter Verlauf vorliegen.	
Major-Kriterien	
1.	Plasmazellen im Knochenmark >30%
2.	Bioptisch bewiesenes Plasmozytom
3.	M-Protein: Serum: IgG >35 g/l, IgA >20 g/l Urin: 1g/24h oder Bence-Jones-Protein
Minor-Kriterien	
1.	Plasmazellen im Knochenmark zwischen 10–30%
2.	M-Protein vorhanden, aber quantitativ geringer als oben aufgeführt
3.	Osteolysen
4.	Normale Immunglobuline <50% reduziert IgG <6,0 g/l, IgA <1,0 g/l, IgM <0,5 g/l

Tab. 5.26 Diagnosekriterien für die monoklonale Gammopathie unsicherer Signifikanz, das „smoldering" Myelom und das indolente Myelom nach WHO [31]

Monoklonale Gammopathie unsicherer Signifikanz (MGUS)
• M-Protein vorhanden, jedoch nicht den Kriterien eines Myeloms entsprechend • Plasmazellen im Knochenmark <10% • keine Osteolysen • keine einem Myelom entsprechenden Symptome
„Smoldering" Myelom
Die Kriterien entsprechen denen der MGUS (s. o.) bis auf: • M-Protein: Werte wie beim Multiplen Myelom (➤ Tab. 5.23) • Plasmazellen im Knochenmark 10–30%
Indolentes Myelom
Die Kriterien entsprechen denen des Plasmazell-Myeloms (➤ Tab. 5.23) bis auf: • M-Protein im Serum: IgG <70 g/l, IgA <5 g/l • nur wenige (≤3) Osteolysen, dabei keine Kompressionsfrakturen • normales Hb, Serum-Ca und Creatinin • keine Infektionen.

Tab. 5.27 Stadieneinteilung des Multiplen Myeloms entsprechend dem International Staging System [29]

Stadium	Kriterien	Medianes Überleben (Monate)
I	Serum β_2-Mikroglobulin <3,5 mg/l Serum Albumin ≥ 35 g/l	62
II	Weder Stadium I noch III, d. h. entweder • Serum-β_2-Mikroglobulin <3,5 mg/l, jedoch Serum Albumin <35 g/l oder • Serum-β_2-Mikroglobulin 3,5 bis <5,5 mg/l; Serum Albumin mit jedem Wert	44
III	Serum-β_2-Mikroglobulin >5,5 mg/l	29

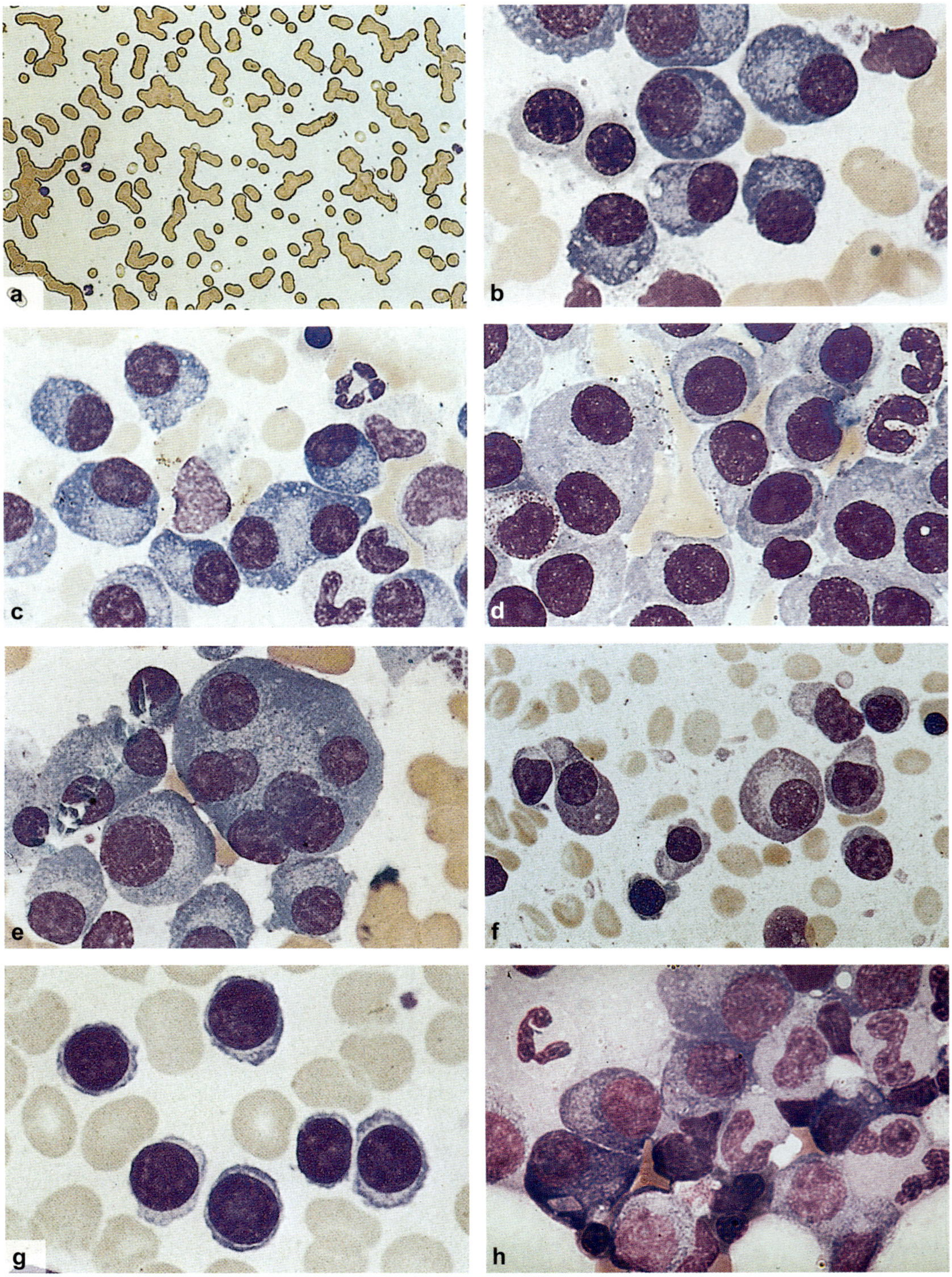
a
b
c
d
e
f
g
h

Follikuläres Lymphom

Das follikuläre Lymphom (FL) (➤ Abb. 5.58) ist eine Neoplasie der B-Zellen des Follikelzentrums (Zentrozyten und Zentroblasten). In der Histologie zeigt es zumindest partiell einen follikulären Aufbau. Die klassische Nomenklatur lautet M. Brill-Symmers. Follikuläre Lymphome befallen die Lymphknoten, das Knochenmark, die Milz und gelegentlich den Waldeyer-Ring. Eine Beteiligung des peripheren Blutes ist nicht so häufig.

Morphologisch ist eine Mischung aus Zentrozyten und Zentroblasten charakteristisch. Zentrozyten sind kleine bis mittelgroße Zellen mit länglichen, gewundenen oder eingekerbten Zellkernen. Das Zytoplasma ist leicht basophil. Die Zentroblasten sind größere Zellen mit rundem bis ovalärem Zellkern, gelegentich auch mit Einkerbung. Im homogenen Chromatin des Zellkerns sind ein bis drei peripher liegende Nukleoli sichtbar. Das Zytoplasma ist basophil.

Immunologisch sind die Zellen Oberflächen Ig positiv, Bcl2+, CD10+, CD5– und CD43–. Sie exprimieren B-Zell-Marker (CD19+, CD20+, CD22+, CD79a+). Zytogenetisch haben 70–95% der Fälle eine t(14;18)(q32;q21) mit einem BCL2-Rearrangement.

Mantelzellymphom

Das Mantelzellymphom ist eine B-Zell-Neoplasie mit monomorph kleinzelliger Morphologie. Die Zellen haben irregulär begrenzte Kerne. Sie ähneln den Zentrozyten der Follikelzentren, die jedoch meist weniger irreguläre Kernbegrenzungen haben (➤ Abb. 5.59). Klinisch sind bei der Erkrankung am häufigsten Lymphknoten betroffen, dann Milz und Knochenmark, aber auch der Gastrointestinaltrakt und der Waldeyer-Ring. Eine Ausschwemmung der Zellen ins Blut kommt vor allem bei aggressiven Verläufen vor. Die Prognose des Mantelzellymphoms ist ungünstig.

Immunologisch handelt es sich um B-Zellen mit Nachweis von Oberflächen-IgM ± IgD. Die Zellen sind CD5+, normalerweise CD10–, bcl-6 negativ, CD23 negativ bis schwach positiv. Alle Fälle sind positiv für bcl-2-Protein und praktisch alle exprimieren Cyclin-D1. In der Zytogenetik haben 70–95% der Fälle eine t(11;14)(q13;q32) mit Rearrangement des Cyclin-D1. Die Veränderung führt zur Deregulation des Zellzyklus.

Abb. 5.57 *(links)* Multiples Myelom
a) Typische kurzkettige Erythrozyten-Agglomeration (Pseudoagglutination) bei monoklonaler Gammopathie
b, c, d,) Multiples Myelom (Knochenmark), in c mit deutlichen Nukleolen
e) Knochenmarkpunktat: mehrkernige Myelomzelle
f) „Flammende" Plasmazellen (meist IgA-Typ)
g) Blutausstrich: Plasmazellen-Leukämie (die für Plasmazellen typische exzentrische Kernposition ist hier nicht so gut zu erkennen, da die Plasmazellen sehr klein sind)
h) Myelomzellen im Knochenmark, links unten kristalliner Einschluss in der Plasmazelle (seltener Befund).

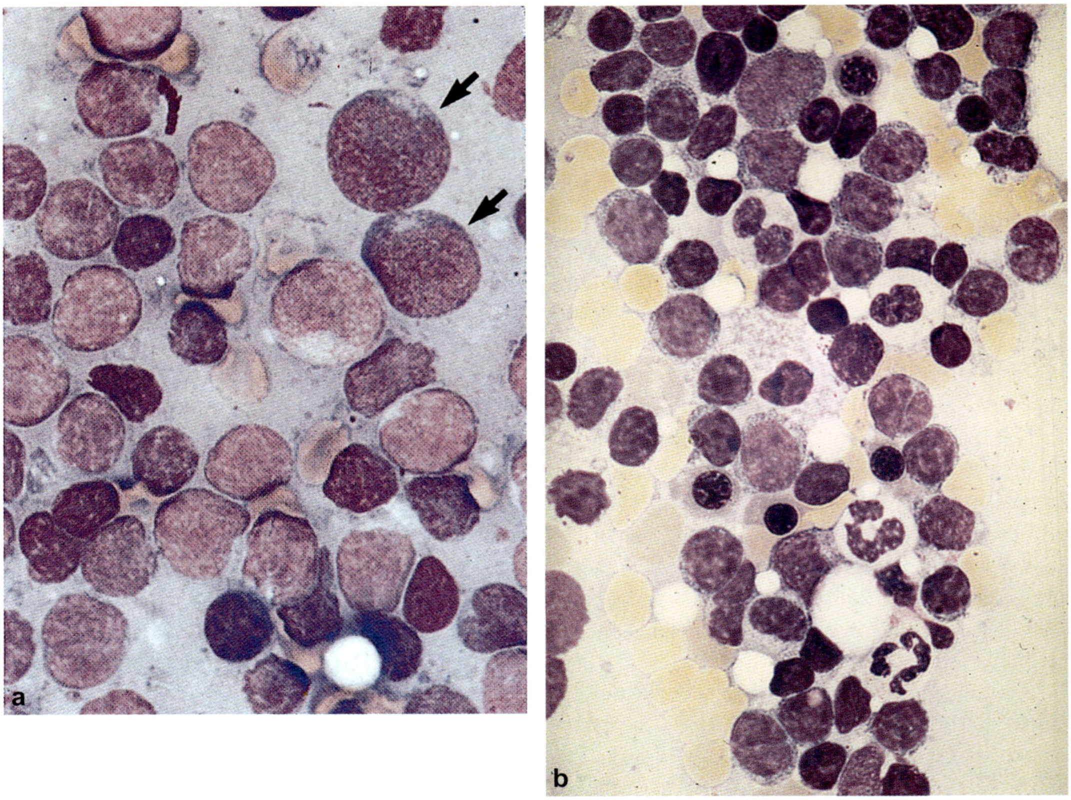

Abb. 5.58 Follikuläres Lymphom
a) Typische Lymphknotenzytologie mit Zentroblasten (↓); neben dunkler erscheinenden Lymphozyten zahlreiche diskret gekerbte Zentrozyten (Histologie: Prof. Lennert, Kiel)
b) Knochenmarkinfiltration durch follikuläres Lymphom: Zentrozyten (↓), Zentroblast (↓↓).

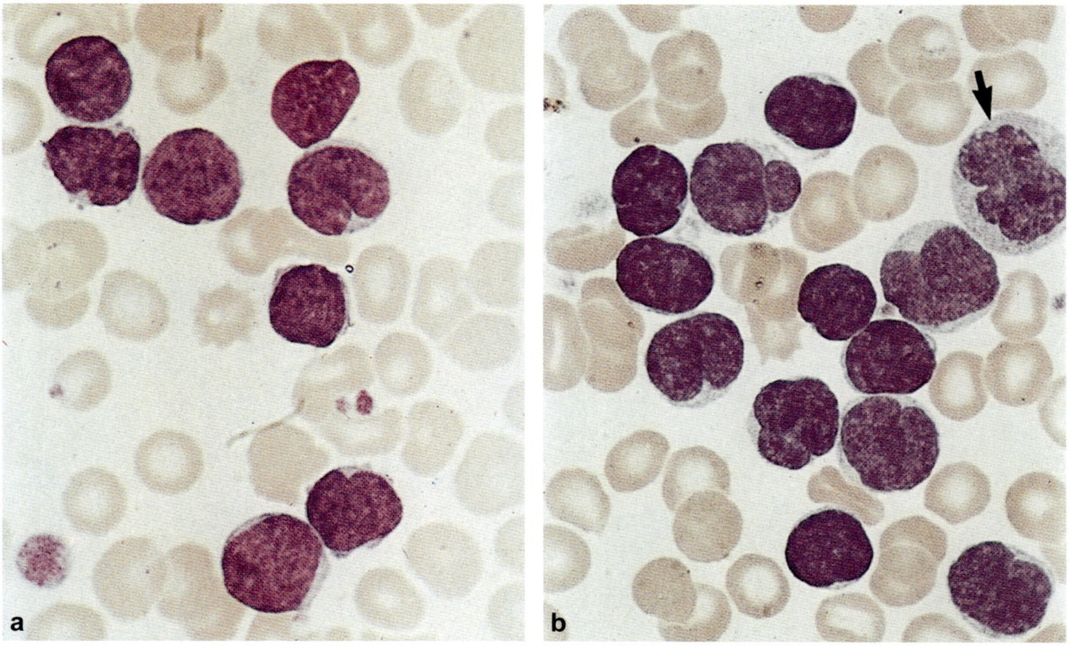

Abb. 5.59 Mantelzellymphom
a) Leukozytenkonzentrat: typische gekerbte Zellelemente (cleaved cells)
b) Leukozytenkonzentrat: morphologisch erkennbare Entdifferenzierung, Monozyt (→) (histologisch bestätigt: Prof. Lennert, Kiel).

Diffus großzelliges B-Zell-Lymphom

Das diffus großzellige B-Zell-Lymphom (bzw. Non-Hodgkin-Lymphom) ist eine aggressive Neoplasie, die unbehandelt rasch zum Tode führt. Mit moderner Chemotherapie ist die Heilungsrate hoch. Die Patienten weisen rasch progrediente meist große nodale und extranodale Tumormassen auf. Eine Beteiligung des Knochenmarks kann vorliegen, eine Ausschwemmung der Zellen ins Blut ist selten und meist ein Zeichen sehr ungünstigen Verlaufs.

Zytologisch finden sich große transformierte lymphoide Zellen (➤ Abb. 5.60). Es können zwei Varianten unterschieden werden, die allerdings zwischen verschiedenen Untersuchern nicht gut reproduzierbar sind. Die **zentroblastische Variante** setzt sich aus mittelgroßen bis großen lymphoiden Zellen mit rundlichen Kernen mit feinretikulärem Chromatin und bis zu 4 peripher liegenden Nukleoli zusammen. Das Zytoplasma ist basophil. Bei der **immunoblastischen Variante** sind >90% der Zellen Immunoblasten mit einem einzelnen großen zentral lokalisierten Nukleolus im Zellkern. Das Zytoplasma ist reichlicher und stärker basophil. Darüber hinaus gibt es noch eine **T-Zell-reiche Variante** und eine **anaplastische Variante**.

Immunologisch exprimieren die Zellen B-Zell-Antigene wie CD19, CD20, CD22 und CD79a. Es können aber in dieser Hinsicht auch Defekte bestehen. Oberflächen- oder zytoplasmatisches Immunglobulin kann in 50–75% der Fälle nachgewiesen werden.

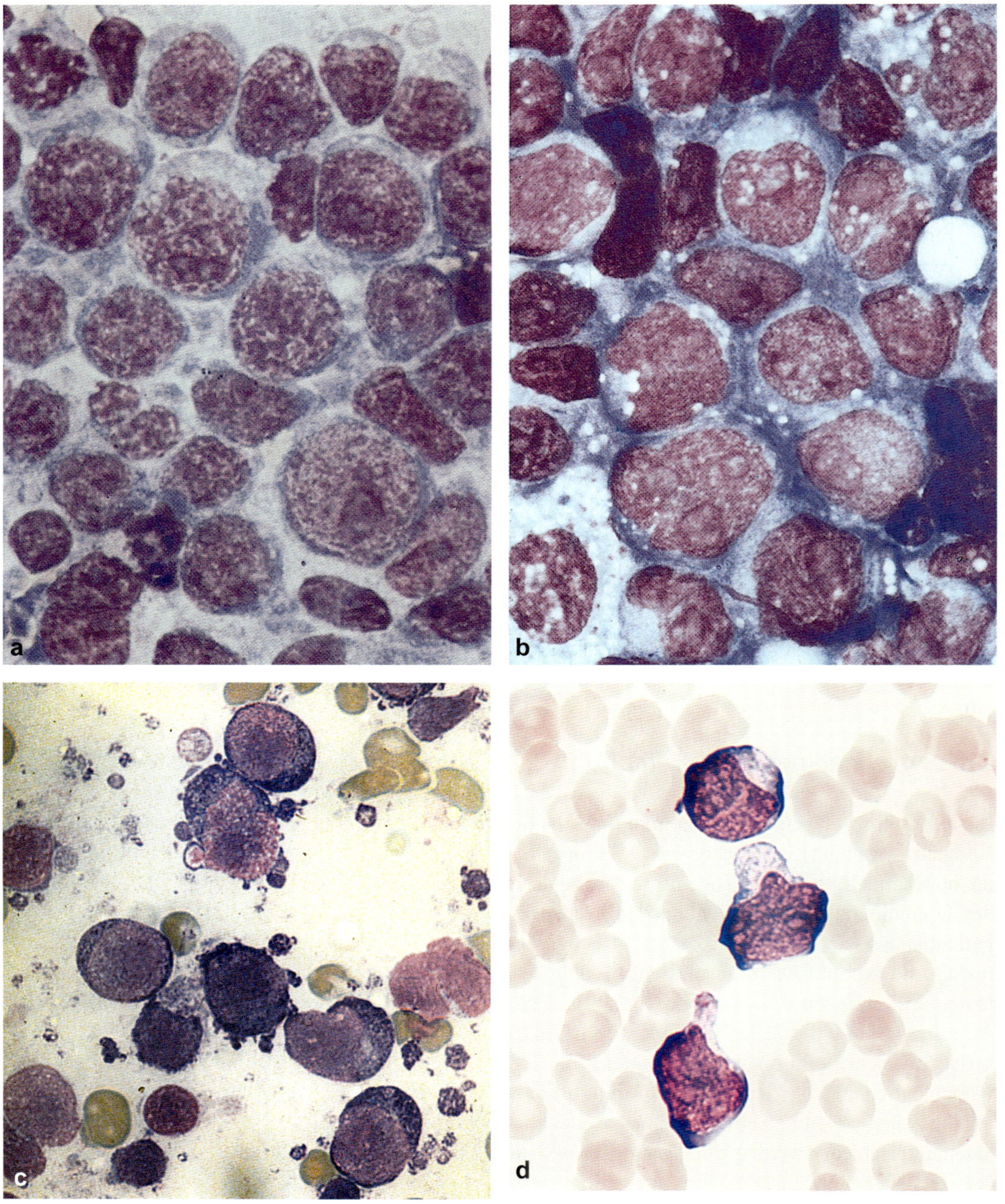

Abb. 5.60 Diffus großzelliges B-Zell-Lymphom
a) Zentroblastische Variante des diffus großzelligen NHL (Lymphknotentupfpräparat, histologisch bestätigt: Prof. Lennert, Kiel)
b) Immunoblastische Variante des diffus großzelligen NHL: hochgradig entdifferenzierte Immunoblasten mit z. T. stark vergrößerten Nukleolen (Lymphknotentupfpräparat, histologisch bestätigt: Prof. Lennert, Kiel)
c) Immunoblastische Variante des diffus großzelligen NHL: Lymphknotenzytologie; man beachte die großen, blassen, zentral gelegenen, singulären Nukleoli
d) Diffus großzelliges NHL mit leukämischem Verlauf: drei Zellen in der Peripherie

5.7.4 T-Zell- und NK-Zell-Neoplasien

T-Zell- und NK-Zell-Neoplasien machen etwa 12% aller diagnostizierten Non-Hodgkin-Lymphome aus. Sie werden ebenfalls in der WHO-Klassifikation erfasst und unterteilen sich in relativ viele seltene Subgruppen, die in diesem Buch zum großen Teil nicht näher besprochen werden können (➤ Tab. 5.28). Die überwältigende Mehrheit der Entitäten leitet sich aus immunologisch reifen oder post-thymischen T-Zellen ab. T-Zell- und NK-Zell-Neoplasien haben zum Teil gemeinsame immunologische und funktionelle Eigenschaften und werden daher in der Klassifikation zusammen geführt.

Nur wenige Entitäten haben eine gewisse praktische Bedeutung bei der Differentialblutbild- und Knochenmarkdiagnostik.

Tab. 5.28 WHO-Klassifikation der T- und NK-Zell-Neoplasien (adaptiert nach [33])

T-Vorläufer-Neoplasien	**Anteil in % an allen NHL**
Vorläufer T-lymphoblastische Leukämie (T-ALL) / T-lymphoblastisches Lym-phomLymphom:	1,7%
Reife (periphere) T-Zell- und NK-Zell-Neoplasien	**7,6%**
Leukämisch verlaufend / disseminiert	
T-Zell Prolymphozyten-Leukämie	<1%
T-Zell LGL (large granular lymphocyte) Leukämie	<1%
Aggressive NK-Zell-Leukämie	<1%
Adulte T-Zell-Leukämie/Lymphom	<1%
Kutan	
Mycosis fungoides	0,5%
Sézary Syndrom	
Primär kutanes anaplastisch großzelliges Lymphom	
Andere extranodale	
Extranodales NK/T-Zell-Lymphom, nasaler Typ	<1%
T-Zell Lymphom vom Enteropathie-Typ	<1%
Hepatosplenisches T-Zell-Lymphom	<1%
Subkutanes Panniculitis-ähnliches T-Zell Lymphom	<1%
Nodal	
Angioimmunoblastisches T-Zell-Lymphom	1,2%
Peripheres T-Zell-Lymphom unspezifiziert	3,7%
Anaplastisches großzelliges Lymphom (ALCL)	2,4%
Neoplasien unklarer Linienzordnung und Differenzierung	
Blastisches NK-Zell Lymphom	<1%

T-Zell Prolymphozytenleukämie

Die T-Zell-Prolymphozytenleukämie ist eine seltene und aggressive T-Zell-Leukämie. Klinische Manifestationen sind Befall des Knochenmarks, Ausschwemmung der Zellen in das periphere Blut, Befall der Lymphknoten, Leber, Milz und Haut. Die Prognose ist schlecht. Morphologisch handelt es sich um kleine bis mittelgroße Prolymphozyten. Immunologisch sind die Zellen CD2+, CD3+ und CD7+; die membranäre Expression von CD3 kann schwach sein. 60% der Fälle sind CD4+, CD8–; 25% sind CD4+, CD8+; 15% sind CD4–, CD8+.

T-Zell-LGL- (large granular lymphocyte) Leukämie

Die T-Zell-LGL-Leukämie ist eine seltene und heterogene Erkrankung. Morphologisch fällt eine anhaltende Vermehrung großer granulierter Lymphozyten zwischen 2000 und 20.000/µl im peripheren Blut auf. Die Erkrankung konzentriert sich auf Knochenmark, Blut, Leber und Milz. Es liegt eine ausgeprägte Neutropenie mit oder ohne begleitende Anämie vor. Autoimmunphänomene werden beobachtet. In den meisten Fällen ist der Verlauf indolent. Immunologisch liegen verschiedene Varianten vor.

Aggressive NK-Zell-Leukämie

Eine aggressiv verlaufende Erkrankung mit einem systemischen Befall durch NK-Zellen. Meist steht der Befall des Knochenmarks mit leukämischer Ausschwemmung, der Leber und der Milz im Vordergrund; jedoch sind auch weitere Manifestationen möglich. Die Patienten haben Allgemeinsymptome und Fieber. Die zirkulierenden NK-Zellen sind etwas größer als die normalen LGL und können etwas irregulär begrenzte Zellkerne besitzen. Sie haben ein reichliches, blass-basophiles Zytoplasma. Immunologisch sind die Zellen CD2+, CD3–, CD56++, CD16+, CD57+. EBV ist negativ, wenn auch die Erkrankung eine starke Assoziation mit EBV-Infekten aufweist.

Adulte T-Zell-Leukämie / T-Zell-Lymphom

Eine seltene, sehr aggressive Neoplasie, verursacht durch den schwerpunktmäßig in Japan, im karibischen Raum und Zentralafrika verbreiteten HTLV-1 Virus. Klinisch liegen meist eine ausgedehnte Beteiligung der Lymphknoten der Haut und ein leukämischer Verlauf vor. Verschiedene klinische Varianten sind möglich. Die Zellen sind in der Mikroskopie mittelgroß bis groß, haben oft ausgeprägt heterogene polylobulierte Zellkerne mit scholligem Chromatin und teils deutlich sichtbaren Nukleoli. Das Zytoplasma ist stark basophil. Daneben gibt es immer eine kleine Fraktion mehr blastenähnlicher Zellen. Immunologisch sind die Zellen CD2+, CD3+, CD5+, CD25+ und meist CD7–.

Mycosis fungoides und Sézary-Syndrom

Die **Mycosis fungoides** ist ein immunologisch reifes T-Zell-Lymphom, das mit Hautinfiltraten durch kleine bis mittelgroße T-Zellen mit gewundener Kernstruktur (cerebriform – gehirnförmig) beginnt. Es ist das häufigste primäre T-Zell-Lymphom der Haut. Nach Jahren der Begrenzung auf die Haut kann die Erkrankung mit tumorösem Befall der Haut und Erythrodermie fortschreiten und dann Manifestationen in Lymphknoten, Knochenmark, Leber und Milz ausbilden.

Das **Sézary-Syndrom** ist eine aggressive Variante der Mycosis fungoides. Es liegen Erythrodermie, Lymphknotenbefall und eine leukämischer Verlauf vor. Die Zellen sind mittelgroß, haben die erwähnten cerebriformen Zellkerne und ein blass-basophiles, nicht granuliertes Zytoplasma (➤ Abb. 5.61). Für die Diagnose eines Sézary-Syndroms ist der Nachweis der Zellen im peripheren Blut erforderlich. Ein einheitliches Kriterium für die erforderliche Anzahl der Zellen gibt es nicht [33]. Viele Studien gehen jedoch von einer für die Diagnose erforderlichen Mindestzahl von 1000/µl aus. Immunologisch sind die Zellen CD2+, CD3+, TCRβ+, CD5+ und CD7±. Die meisten Fälle sind CD4+; CD8+ Fälle sind selten.

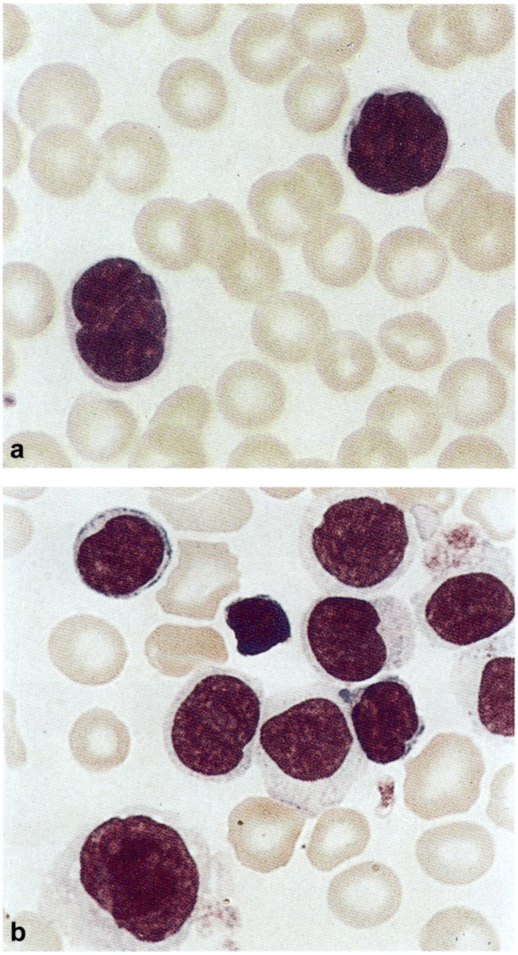

Abb. 5.61 Sézary-Syndrom bei Mycosis fungoides
a) Blutausstrich: typische cerebriforme Zellen (Präparat Prof. Löffler, mit Dank); b) Blutausstrich: typische cerebriforme Zellen.

5.7.5 Hodgkin-Lymphom (Lymphogranulomatose)

Hodgkin-Lymphome entstehen meist in den Lymphknoten der Zervikalregion und sind bei jungen Erwachsenen am häufigsten. Neben Lymphknotenmanifestationen können extranodale Tumormassen auftreten, Milz, Leber, und Knochenmark befallen sein. Auf die histologische Unterteilung des M. Hodgkin wird hier nicht weiter eingegangen.

Der Tumor enthält nur eine relativ geringe Menge an einkernigen und mehrkernigen Tumorzellen (Hodgkin- und Sternberg-Reed-Zellen) und weist eine deutliche Infiltration mit nicht-malignen inflammatorischen Zellen auf. Sternberg-Reed-Zellen sind sehr groß. Sie haben ein reichliches und leicht basophiles Zytoplasma und eine Lobulierung des Zellkerns in mindestens 2 Teile, oder sie sind mehrkernig. Hodgkin-Zellen sind die einkernige Variante dieser Tumorzellen. Auffällig sind die Riesen-Nukleoli („Eulenaugen“). Die Tumorzellen sind meist rosettenähnlich von T-Zellen umgeben (➤ Abb. 5.62).

Im Rahmen der Stadieneinteilung werden häufig Knochenmarkausstriche von Patienten mit M. Hodgkin untersucht. Der Nachweis eines Befalls in der Zytologie gelingt jedoch praktisch nie. Dies mag damit zusammenhängen, dass bei der häufigsten histologischen Variante des M. Hodgkin, der nodulären Sklerose, eine begleitende Fibrosierung auftritt. Sie verhindert, dass die Zellen ausgestrichen werden können. Eine häufige Verwechselungsmöglichkeit in der Zytologie besteht mit jungen Megakaryozyten.

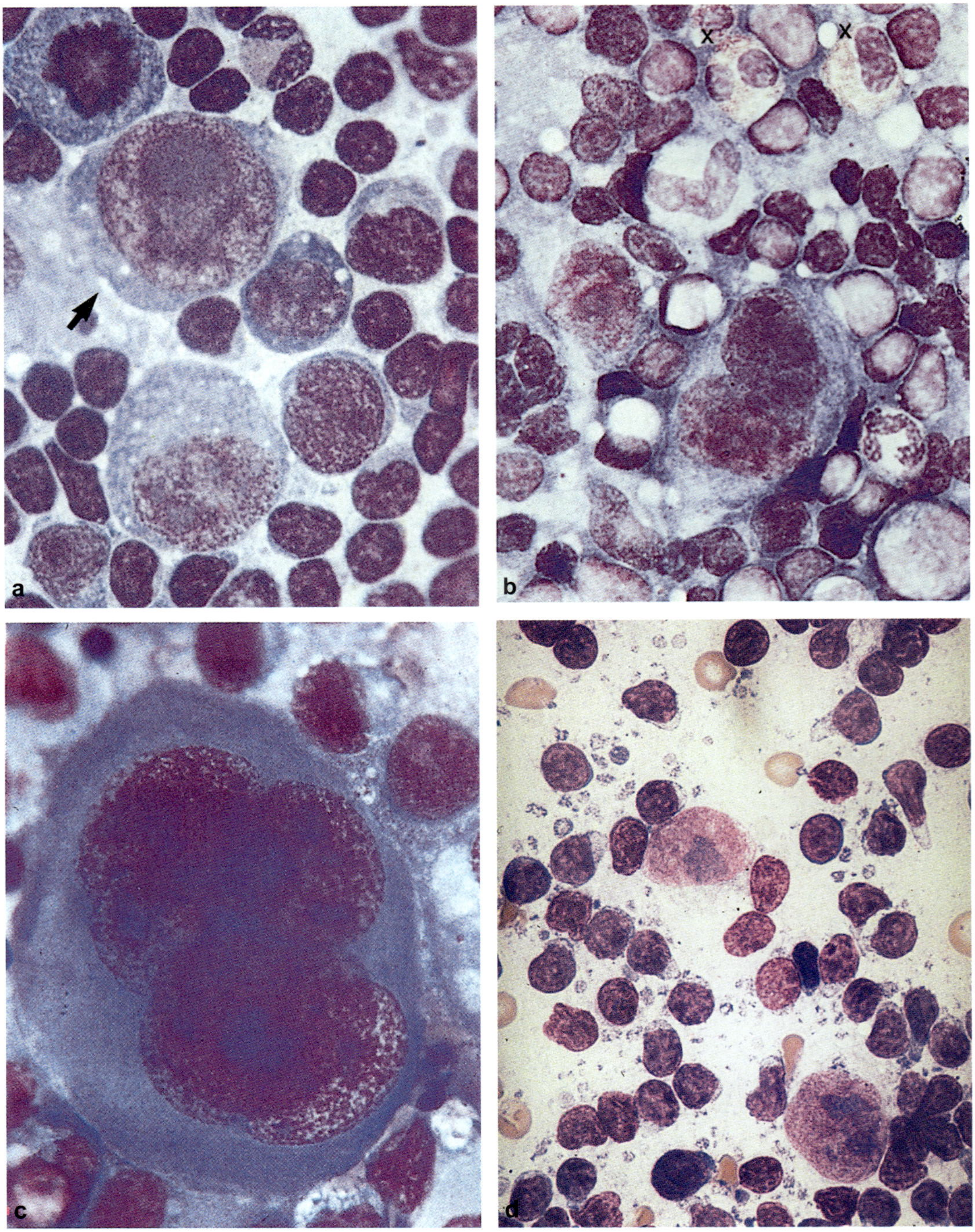

Abb. 5.62 Hodgkin-Lymphom
a) Lymphknotentupfpräparat: junge Hodgkin-Zelle (→), daneben reaktive lymphatische Infiltration
b) Typisches Lymphknotenzellbild mit Sternberg-Zelle und Eosinophilen (×) (Vergr. 400×)
c) Sternberg-Reed-Zelle
d) Lymphknotenzytologie (Übersicht): Lymphozyten und Hodgkin-Zellen.

KAPITEL

6 Solide Tumore im Knochenmark

Der Nachweis von Karzinomzellen oder Sarkomzellen im Knochenmarkpunktat gelingt seltener, als es der wirklichen Beteiligung des Knochenmarks am Metastasierungsgeschehen entspricht. Voraussetzung für eine möglichst hohe Ausbeute ist eine optimale Punktions- und Ausstrichtechnik und die voll-

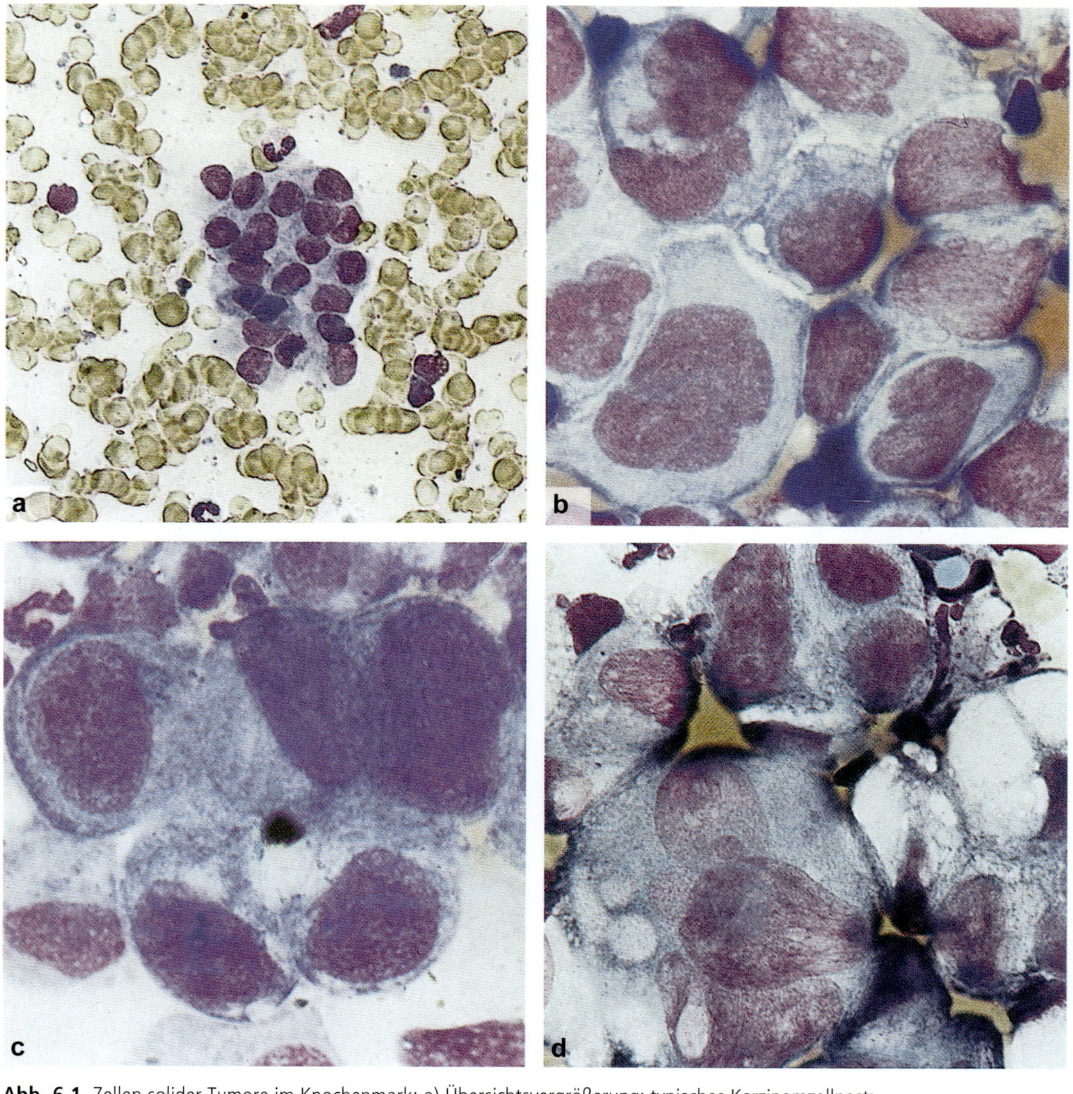

Abb. 6.1 Zellen solider Tumore im Knochenmark; a) Übersichtsvergrößerung: typisches Karzinomzellnest; b) Mammakarzinom-Metastase; c) Nichtkleinzelliges Bronchuskarzinom; d) Gallertkarzinom des Intestinaltraktes;

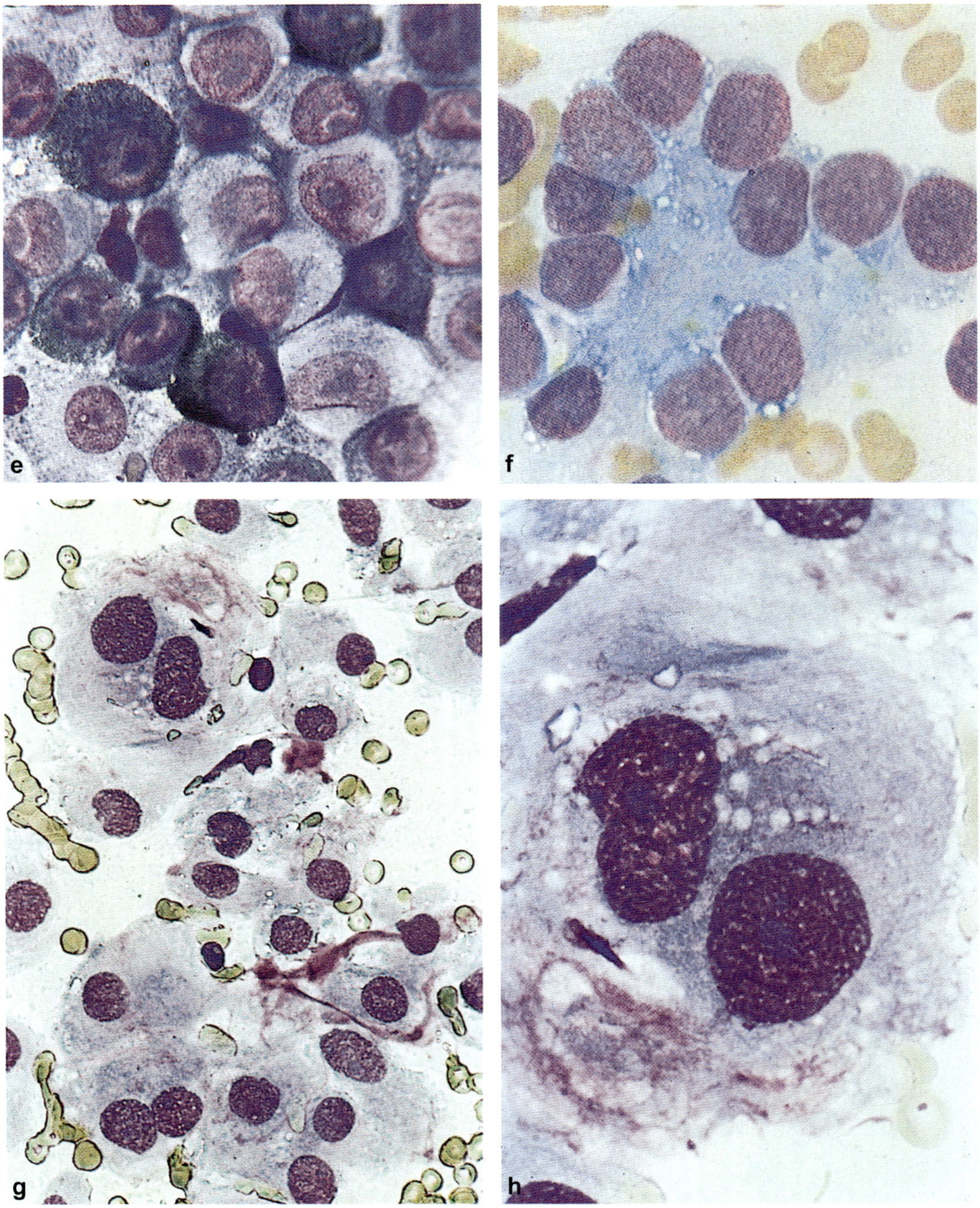

Abb. 6.1 Zellen solider Tumore im Knochenmark *(Fortsetzung)*
e) Melanom-Metastase
f) Ewing-Sarkom: typischer Tumorzellverband mit Vakuolisierung des Zytoplasmas
g) Hypernephrom-Metastase (Übersicht)
h) Hypernephrom-Metastase (Vergrößerung 1200 × aus g)

ständige Durchmusterung mehrerer Präparate bei Übersichtsvergrößerung.

Als typischer und diagnostisch verwertbarer mikroskopischer Befund gilt einzig und allein die nestförmige Gruppierung der Tumorzellen bei gut erhaltener Morphologie. Rückschlüsse auf die Organlokalisation des Primärtumors aufgrund zytomorphologischer Eigenschaften der einzelnen Tumorzellen sind sehr unsicher. Gute Möglichkeiten ergeben sich mit der Immunhistologie und Immunzytologie. In den Abbildungen sind die speziellen Organdiagnosen klinisch und histologisch gesichert (➤ Abb. 6.1).

(Hinweise auf leukämoide Blutreaktion bei Knochenmarkkarzinose ➤ Kap. 5.3.2.)

KAPITEL

7 Färbemethoden und immunzytologische Techniken

In der Folge werden Methoden der Zytochemie in klassischer Technik beschrieben. Für die praxisrelevanten Färbungen stehen heute großenteils kommerzielle Kits zur Verfügung.

7.1 Panoptische Färbung nach Pappenheim

Indikation und Bewertung

Darstellung der Zellen in Differentialblutbild- und Knochenmarkausstrichen

Technik

- Luftgetrocknete Blut- und Knochenmarkausstriche verwenden
- 5 min May-Grünwaldlösung
- gut spülen mit Wasser
- 20 min Giemsalösung (frisch angesetzt)
- gut spülen
- lufttrocknen.

Reagenzien

- May-Grünwaldlösung
- Giemsalösung: 4,5 ml Giemsastammlösung + 100 ml gepuffertes Aqua bidest
- Gepuffertes Aqua bidest. (pH 7,2):
  1,14 g $Na_2HPO_4 \times 2H_2O$ + 0,41 g KH_2PO_4 in 1000 ml Aqua bidest. lösen

7.2 Retikulozytensupravitalfärbung mit Brillantkresylblau

Indikation und Bewertung

Färbung für die Retikulozytenzählung. Je nach Labor ist noch ein manuell-mikroskopisches Vorgehen erforderlich, allerdings besteht in modernen Blutzellzählgeräten zunehmend die Möglichkeit zu einer zuverlässigen Retikulozytenzählung.

Technik

- 20 µl Blut und 20µl Brillantkresylblaulösung mit einer Hämoglobin-Pipette aufnehmen
- in Eppendorf-Hütchen einfüllen
- gründlich Durchmischen
- ca. 30 min später Ausstrich herstellen.

Reagenzien

- Brillantkresylblaustammlösung:
  1,5 g Brillantkresylblau Zinkchlorid-Doppelsalz (z. B. Merck Art. Nr. 1.01368 Certistain®) zu 100 ml einer isotonen Kochsalzlösung (0,85% NaCl) geben, filtrieren.
- Brillantkresylblaugebrauchslösung: Stammlösung 1 : 80 bis 1 : 200 mit NaCl 0,9% verdünnen. Die optimale Verdünnung muss in einem Vorversuch bestimmt werden.

7.3 Peroxidase-Reaktion (POX)

(POX-Reaktion nach Schäfer und Fischer, ohne Benzidin)

Indikation und Bewertung

Die Peroxidase ist das Leitenzym der Granulopoese. Die Peroxidasereaktion ist eine Färbung, die in allen hämatologischen Speziallaboren vorgehalten werden muss.

Reaktionsprodukt: rot-braun-granulär; in Eosinophilen gelb-braun. Die Reaktion fällt auch in Monozyten und ihren Vorläufern positiv aus. Keine positive Reaktion ist bei den unreifsten Vorläuferzellen zu erwarten (z. B. AML M0).

- Sichere Identifizierung normaler Elemente der Granulopoese (Ausnahme: früheste Myeloblasten), Monozyten (+)
- Lymphatische Zellen stets negativ!
- Abgrenzung der akuten myeloischen Leukämien (Ausnahmen: sehr unreife Vorläufer – AML M0), reine Erythroleukämien (M6b), Megakaryozytenleukämie
- Differentialdiagnose gegenüber der ALL.

NB: Sehr empfindliche Färbung gegenüber Immersionsöl und dessen Entfernung mit Xylol. Präparate sollten eingedeckt werden!

Technik

- 24 h alte Präparate verwenden
- 30 sec fixieren der luftgetrockneten Präparate in filtriertem 10%-igem Formolalkohol
- kurz abspülen mit Leitungswasser
- Präparate 15 min in der wie unten beschrieben hergestellten Färbelösung inkubieren
- in Leitungswasser spülen
- 10 min Gegenfärbung mit Mayers Hämalaun
- Reaktionsprodukt: rot-braun-granulär; in Eosinophilen gelb-braun.

Reagenzien

- Färbelösung: 10 mg 3-Amino-9-Äthylcarbazol in 6 ml Dimethylsulfoxid lösen und mit 50 ml 0,1 mol Michaelis-Puffer pH 7,4 und mit 0,5 ml 0,3%-igem H_2O_2 gut durchmischen, Aqua dest. ad 100 ml
- Mayers Hämalaun.

7.4 Sudan-Schwarz-B-Färbung

(Sudan-Schwarz-B-Färbung nach Lison)

Indikation und Bewertung

Die Sudan-Schwarz-B-Färbung ist eine Lipid-Färbung. Die Ergebnisse gehen weitgehend parallel mit der Peroxidase-Reaktion, da Sudan-Schwarz-Derivate in den Zellen oxidativ mit Phenolen gekoppelt werden. Diese Reaktion ist Peroxidase-abhängig. Dennoch gilt die POX-Reaktion als der Gold-Standard für die differentialdiagnostische Abgrenzung von Zellen der Granulopoese und Monopoese. Die Färbung ergibt ein schwärzlich granuläres Reaktionsprodukt.

Technik

- Luftgetrocknete Präparate 10 min in Formoldampf fixieren
- 10 min unter fließendem Leitungswasser spülen
- 30 min in Farbstoff-Puffer-Gemisch einstellen
- 3-mal in 70%-igem, jeweils erneuertem Alkohol bis zur Klarheit spülen
- Kernfärbung mit Giemsa
- Reaktionsprodukt: schwarz, granulär.

Reagenzien

- Formaldehydlösung
- Farbstofflösung: Sudan-Schwarz-B 0,3 g und Ethanol abs. 100 ml mischen und filtrieren (vor

Gebrauch 2 Tage bei Zimmertemperatur stehenlassen, häufiger schütteln)

- Pufferlösung:
  a) Phenol crist. 16 g in Ethanol abs. 30 ml lösen;
  b) $Na_2HPO_4 \times 12\ H_2O$ 0,3 g in 100 ml Aqua dest. lösen, bei 4 °C lagern; 15 ml Lösung
  a) + 50 ml Lösung
  b) mischen
- Farbstoff-Puffer-Gemisch: 60 ml Farbstoff- und 40 ml Pufferlösung mischen, filtrieren (2–3 Monate haltbar).

7.5 Zytochemischer Eisennachweis (Berliner-Blau-Reaktion)

(Berliner-Blau-Reaktion – Modifikation nach Heckner)

Indikation und Bewertung

Die Eisenreaktion ist nach wie vor eine essentielle Färbung für das hämatologische Speziallabor. Sie hat vor allem ihre Bedeutung beim Nachweis von Ringsideroblasten beim myelodysplastischen Syndrom. Die Färbung ergibt deutlich sichtbare blaue Granula.

- Feststellung des Speichereisens im Knochenmark
- Erkennung atypischer bzw. pathologischer Fe-Speicherung.

Technik

- Herstellung technisch einwandfreier Markausstriche und Bröckelquetschpräparate, die lufttrocknen müssen
- Fixierung 5 min in Methylalkohol; Lufttrocknung (auch jahrealte Präparate können noch der zytochemischen Fe-Reaktion unterworfen werden)
- 30 sec in Äther entfetten
- 5 min färben mit saurer (s. u.) Kaliumferrozyanidlösung
- 3-mal nacheinander mit Aqua dest. abspülen
- 1–2 min Kernfärbung mit Mayers Hämalaun.

Reagenzien

- 1%-ige Kaliumferrozyanidlösung, Haltbarkeit in dunklen 50-ml-Flaschen ca. 2 –3 Monate
- 37%-ige (rauchende) HCl. Erst unmittelbar vor der Färbung werden 0,5 ml der rauchenden HCl zu 50 ml der 1%-igen Kaliumferrozyanidlösung gegeben. Damit ist die saure Kaliumferrozyanidlösung für die Färbung bereitet.

7.6 PAS-Reaktion

(PAS-Reaktion nach Hotchkiss und McManus – Modifikation nach Heckner)

Indikation und Bewertung

Die PAS-Reaktion ist heute weitgehend als historische Methode zu betrachten. Durchführung nur noch unter speziellen Aspekten erforderlich.

- Glykogendarstellung in Lymphozyten schollig-granulär.
- Granulär-schollig positive Reaktion bei einem Teil der ALL, im lymphoiden Blastenschub der CML, granulär-positiv in jugendlichen Erythroblasten bei Erythroleukämien, gelegentlich in Monoblasten bei Monoblastenleukämie, manchmal diffuse Reaktion in Normoblasten bei Erythroleukämien.

Technik

- Fixieren 5 min in 10%-igem Formalin (Knochenmarkausstriche), danach 30 sec mit Äther entfetten.
- Präparat kurz in Leitungswasser stellen
- 10 min Oxidation in 0,5%-iger wässriger Perjodsäure-Lösung (frisch zubereitet) – unter Lichtabschluss!

- gründliches Waschen in Aqua dest.
- 20–30 min eintauchen in Schiff-Reagens (möglichst frisch zubereitet) – unter Lichtabschluss!
- 10–15 min in fließendem Leitungswasser spülen
- 1–2 min gegenfärben mit Mayers Hämalaun
- 10 min unter fließendem Leitungswasser bläuen
- trocknen lassen.

NB: Die Reaktion gelingt am besten an nicht ganz frischen Präparaten!

Reaktionsprodukt: karmesinrot, spezifisch ist eine grobkörnige, schollige Struktur.

Reagenzien

- Methanol z.A.
- Perjodsäure krist. z.A. (z. B. Fa. Merck Nr. 524) 0,5 g ad 100 ml Aqua dest.
- Schiff-Reagens nach Graumann
- Pararosanilin
- Natronlauge
- Kaliummetabisulfit
- Mayers Hämalaun
- Herstellung von Schiff-Reagens: 0,5 g Pararosanilin in 15 ml 1 N HCl durch Schütteln lösen; 0,5 g Kaliummetabisulfit in 85 ml Aqua bidest. lösen; zusammengießen und 24 h bei Zimmertemperatur im Dunkeln stehenlassen. Dann mit 300 mg Aktivkohle schütteln und abfiltrieren.

7.7 Saure Phosphatase-Reaktion (nach Löffler)

Indikation und Bewertung

Die Saure Phosphatase-Reaktion ist in weiten Teilen ebenfalls nur noch von historischer Bedeutung.

- Die Reaktion ist spezifisch für T-lymphoide Zellen, wenn eine fokale Anfärbung der Zellen mit dem orange-kräftigroten Reaktionsprodukt vorliegt.
- Positiv bei einigen T-ALL bzw. T-lymphoblastischem Lymphom.

Technik

- Luftgetrocknete Präparate, möglichst nicht älter als 8 Tage
- 30 sec fixieren in kaltem (4 °C) 60%-igem Azeton (unfixierte Präparate geben die besten Resultate)
- in Leitungswasser spülen
- 0,4 ml 4%-ige Pararosanilinlösung und 0,4 ml 4%-ige Natriumnitritlösung werden gemischt und mindestens 1 min stehengelassen. Die entstehende hellgelbe Hexazoniumpararosanilinlösung wird mit 30 ml Michaelis-Puffer pH 7,62 verdünnt und mit 2 N HCl auf einen pH von 5,0–5,1 gebracht.
- 10 mg Naphthol-As-Bi-Phosphat in 2 ml Dimethylsulfoxid lösen
- die Hexazoniumpararosanilinlösung (pH 5,0 –5,1) unter Rühren in die 2 ml Dimethylsulfoxid pipettieren und dann in eine Küvette filtrieren
- die Präparate in die Inkubationslösung einstellen für 4 h bei Raumtemperatur
- gründlich in Leitungswasser spülen
- Kernfärbung mit Hämalaun nach Mayer 5–10 min
- mindestens 15 min in fließendem Leitungswasser bläuen, dann lufttrocknen.

Reagenzien

- Azeton 60%
- 4%-ige Pararosanilinlösung
- 4%-ige wässrige Natriumnitritlösung
- Michaelis-Puffer pH 7,62
- Naphthol-As-Bi-Phosphat (bei –20 °C aufbewahren)
- Dimethylsulfoxid
- Hämalaun nach Mayer.

7.8 Saure Phosphatase-Reaktion mit Tartrathemmung

Indikation und Bewertung

Die Saure Phosphatase-Reaktion mit Tartrathemmung ist bei der Haarzell-Leukämie nützlich zur Identifikation der Zellen im Blutausstrich und Knochenmarkausstrich. Allerdings ist die Reaktion nicht beweisend und insofern nicht notwendige Voraussetzung für die Diagnose.

Technik

- Luftgetrocknete Präparate, möglichst nicht älter als 8 Tage
- 30 sec fixieren in kaltem (4 °C) 60%-igem Azeton (unfixierte Präparate geben die besten Resultate)
- in Leitungswasser spülen
- 0,4 ml 4%-ige Pararosanilinlösung und 0,4 ml 4%-ige Natriumnitritlösung werden gemischt und mindestens 1 min stehengelassen. Die entstehende hellgelbe Hexazoniumpararosanilinlösung wird mit 30 ml Michaelis-Puffer verdünnt. In dem Gemisch zusätzlich 225 mg Weinsäure lösen und mit 1 N NaOH auf einen pH von 5,0–5,1 bringen.
- 10 mg Naphthol-As-Bi-Phosphat werden in 2 ml Dimethylsulfoxid gelöst
- die Hexazoniumpararosanilinlösung (pH 5,0–5,1) unter Rühren in die 2 ml Dimethylsulfoxid pipettieren und dann in eine Küvette filtrieren
- die Präparate in die Inkubationslösung einstellen für 4 h bei Raumtemperatur
- gründlich in Leitungswasser spülen
- Kernfärbung mit Hämalaun nach Mayer 5–10 min
- mindestens 15 min in fließendem Leitungswasser bläuen, dann lufttrocknen.

Reagenzien

wie oben (➤ Kap. 7.7, Saure Phosphatase)
zusätzlich L-(+)-Weinsäure

7.9 Alpha-Naphthyl-Azetat-Esterase

(Unspezifische Esterase-Reaktion nach Löffler)

Indikation und Bewertung

Die unspezifische Esterase hat unter bestimmten Fragestellungen noch einen Stellenwert. Eine klassische Anwendung ist die Identifikation von monozytären oder myelomonozytären Vorstufen im Knochenmark bei Verdacht auf CMML.

- Reaktionsprodukt: braun-braunrot
- Identifizierung von Monozyten, ggf. ihrer Vorstufen (auch Makrophagen reagieren positiv!)
- Differenzierung akuter monozytärer und myelomonozytärer Leukämien.

Technik

- Dünne, luftgetrocknete Präparate, höchstens 8 Tage alt; Fixierung im Formoldampf (5 min) nicht unbedingt erforderlich
- 8 Tropfen 4%-ige Pararosanilinlösung und 8 Tropfen 4%-ige Natriumnitritlösung ca. 60 sec hexazotieren lassen
- zu diesem Gemisch 80 ml Phosphatpuffer pH 7,0 geben
- 20 mg Alpha-Naphthyl-Azetat in 2 ml Azeton lösen, dazu unter kräftigem Rühren Lösung aus dem vorhergehenden Ansatz geben
- Gemisch in eine Küvette filtrieren und Präparate 30 min bei Raumtemperatur inkubieren
- 10 min in Leitungswasser vorsichtig spülen
- Gegenfärbung mit Mayers Hämalaun 3 min
- 2 × 5 min in Leitungswasser bläuen, lufttrocknen lassen.

Reagenzien

- 4%-ige Pararosanilinlösung
- 4%-ige wässrige Natriumnitritlösung
- Phosphatpuffer pH 7,0 (z. B. Merck Nr. 9439)
- Azeton p.a.

- Alpha-Naphthyl-Azetat (z. B. Fa. Sigma Nr. 8505)
- Hämalaun nach Mayer.

7.10 Toluidinblaufärbung der Basophilen

(Toluidinblaufärbung der Basophilen nach Undritz)

Indikation und Bewertung

Darstellung der spezifischen Granulation von Blut- und Gewebsbasophilen. Die Granulation beider Arten, der Blut- und Gewebsbasophilen, ist rotviolett gefärbt infolge des starken metachromatischen Effektes der im Heparin veresterten anorganischen Schwefelsäure.

Technik

- Präparate 10 min fixieren
- gleichzeitig Färbung der luftgetrockneten Ausstriche auf der Färbebank durch Aufgießen des Toluidinblau-Methanols
- mit Leitungswasser spülen
- Lufttrocknen.

Reagenzien

Gesättigtes Toluidinblau-Methanol:
1 g Toluidinblau wird in 100 ml Methanol gelöst (unbegrenzt haltbar).

7.11 Immunzytologische Färbung auf membranständige Antigene (APAAP-Technik)

(Immunzytologische Färbung auf membranständige Antigene an Ausstrichpräparaten mit APAAP-Technik)

Indikation und Bewertung

Immunzytologische Verfahren sind in der Hämatologie in weiten Teilen durch die Durchflusszytometrie verdrängt worden. Ein wichtiger Grund ist die Möglichkeit zur Messung von mehereren Parametern auf einer Zellpopulation und der geringere Personalaufwand in der Durchführung der Technik. Unter speziellen Fragestellungen kann die Durchführung immunzytologischer Untersuchungen jedoch weiterhin sinnvoll sein, z. B. bei Vorandensein von nur wenig Material. Es ist eine Untersuchung mit verschiedenen Antikörpern unter verschiedenen Fragestellungen möglich.

Technik

Nicht mehr als 24 Stunden alte Ausstriche verwenden. Alternativ können Ausstriche in Aluminiumfolie eingehüllt und eingefroren werden, Haltbarkeit 1–2 Monate bei –20 °C, für längere Aufbewahrungszeiten bei –70 °C. Die Aluminiumfolie darf erst nach dem Auftauen der Präparate entfernt werden.

- Eine zellreiche Stelle markieren (mit Diamantstift und/oder mit Pap-Pen, SCI Science Services)
- Fixierung mit Glutaraldehyd 0,05% 7 min (die Zeit unbedingt einhalten, da es zur Inaktivierung der Marker kommt, Ausnahme: für CD33 mit Aceton 10 min fixieren)
- 4 × 30 sec waschen mit TBS-Puffer
- 30 min Inkubation mit ca. 15 Ml Primärantikörper (der Primärantikörper ist gegen die spezifischen Antigene gerichtet); die Verdünnung der Antikörper muss vorher im Labor ausgetestet werden.
- nach dem Auftragen aller 3 Antikörper (Primär-AK, Brücke, APAAP) jeweils vorsichtig schwenken
- 3 × 2 min waschen in TBS-Puffer
- 30 min Inkubation mit ca. 15 ml Brückenantikörper (1 : 25)
- 1 × 2 min waschen mit TBS-Puffer
- 30 min Inkubation mit ca. 15 ml APAAP-Komplex (1 : 50)
- 1 × 2 min waschen mit TBS-Puffer

- Inkubationsschritte mit Brückenantikörper und APAAP-Komplex 2-mal wiederholen mit einer Inkubationszeit von je 10 min
- 20 min Inkubation mit Färbelösung (Neufuchsin, Fa. Dako), 1 × 2 min waschen in TBS-Puffer
- fixieren mit Glutaraldehyd (0,05%) für 7 min
- 1 × 2 min waschen mit TBS-Puffer (eventuell trocknen)
- 2 sec Gegenfärbung mit Hämalaun
- 10 min bläuen mit Leitungswasser
- eindecken mit wässrigem Medium (Glycergel, Fa. Dako)

Reaktionsprodukt: leuchtend rot.

Reagenzien

- PBS-Puffer-Konzentrat:
  200,0 g NaCl
  5,0 g KCl
  28,75 g Na_2HPO_4 (ohne Kristallwasser)
  5,0 g KH_2PO_4 (ohne Kristallwasser)
  auf 1000 ml Aqua bidest. pH 7,4 mit HCl einstellen (Lagerung bei Zimmertemperatur)
- Gebrauchslösung:
  200 ml Konzentrat auf 5000 ml Aqua bidest. auffüllen
  pH 7,4 (falls nötig mit HCl einstellen)
- 0,05% Glutaraldehyd-Lösung:
  ≈ 1 ml 25%-ige Glutaraldehyd-Lösung auf 500 ml PBS-Puffer Gebrauchslösung geben
- 2% BSA zum Ansetzen der primären AK:
  0,4 g BSA + 20 ml TBS-Puffer + 0,2 ml 10% NaN_3
- TBS-Puffer-Konzentrat:
  200 mg NaCl
  85 g Tris
  auf 1000 ml Aqua dest.
  pH auf 7,6–7,7 mit ca. 40 ml rauchender HCl einstellen
- Gebrauchslösung:
  200 ml Konzentrat auf 5000 ml Aqua dest. auffüllen pH auf 7,6–7,7 mit rauchender HCl oder NaOH einstellen.

7.12 Immunzytologische Färbung auf Kernantigene (APAAP-Technik)

(Immunzytologische Färbung auf TdT und andere Kernantigene mit APAAP-Technik)

Indikation und Bewertung

Nachweis von Kernantigenen; es gelten die in ➤ Kap. 7.11 aufgeführten allgemeinen Anmerkungen.

Technik

- Auf den Präparaten Stellen mit ausreichender Zelldichte mit Diamantstift markieren
- 10 min in reinem Aceton bei 4 °C fixieren
- 1–2 min waschen in TBS-Puffer, das Präparat darf nun bis zur Fertigstellung nicht trocknen
- 60 min Inkubation mit ca. 15 ml primärem monoklonalem Antikörper 1 : 40
- nach dem Auftragen aller 3 Antikörper (Primär-AK, Brücke, APAAP) jeweils vorsichtig schwenken
- 3 × 2 min waschen in TBS-Puffer
- 30 min Inkubation mit ca. 15 ml Brückenantikörper (1 : 25)
- 1 × 2 min waschen mit TBS-Puffer
- 30 min Inkubation mit ca. 15 ml APAAP-Komplex (1 : 50)
- 1 × 2 min waschen mit TBS-Puffer
- Inkubationsschritte mit Brückenantikörper und APAAP-Komplex 2-mal wiederholen mit einer Inkubationszeit von je 10 min
- 20 min Inkubation mit Färbelösung
- 1 × 2 min waschen mit TBS
- 2 sec Gegenfärbung mit Hämalaun
- 10 min bläuen mit Leitungswasser
- eindecken mit wässrigem Medium (Mount-Quick, Aqueous)

Reaktionsprodukt: rote Granulation.

Reagenzien

- Primärantikörper: 1 : 40 gelöst in 2% BSA und 0,1% NaN_3 in TBS (DAKO-TdT, Code Nr. 771005)
- Brückenantikörper 1 : 25 gelöst in 2% BSA und 0,05% NaN_3 in TBS-Anti-Maus-Ig vom Kaninchen (DAKO, Code Nr. Z 25902)
- APAAP-Komplex: 1 : 50 gelöst in 2% BSA und 0,05% NaN_3 in TBS (Maus-Monoklonal DAKO, Code-Nr. D 65101); der APAAP-Komplex muss am Tag des Gebrauchs frisch verdünnt werden
- TBS-Puffer: wie unter ➤ Kap. 7.11
- Färbelösung:
  Alkalische-Phosphatase-Substrat
- Fast-Red-Methode: 2 mg Naphthol-AS-MX-Phosphat mit 0,2 ml Dimethylformamid lösen
  9,8 ml 0,1 m Tris-Puffer pH 8,2 zugeben (1,2114 g Tris/100 ml Aqua dest.; mit rauchender HCl pH 8,2 einstellen)
  10 ml 1 M Levamisole hinzugeben (0,24 g Levamisole auf 1 ml Aqua dest.)
- 10 mg Fast-Red-TR-Salz wird unmittelbar vor Gebrauch in obiger Lösung gelöst und auf die Objektträger gefiltert.

KAPITEL

8 Literatur

1. Stamminger G: Empfehlung des AK Laboratorium der DGHO zur Vereinheitlichung der Maßeinheiten in der Hämatologie. Hämatologie und Onkologie, Mitgliederrundschreiben der DGHO, 1998:9–13 (1998).
2. Wintrobe MM, Lee GR, Boggs DR, Bithell TC, Foester J, Athens JW et al.: Clinical Hematology. 8th ed., Lea and Febiger, Philadelphia 1981.
3. Blom B, Spits H. Development of human lymphoid cells. Ann Rev Immunol 24:287–320 (2006).
4. Praktische Blutzelldiagnostik. Instand-Schriftenreihe, Band 7. Springer Verlag, Berlin 1991.
5. Van Lochem EG, van der Velde VH, Wind HK, te Marvelde JG, Westerdaal NA, van Dongen JJ. Immunophenotypic differentiation patterns of normal hematopoiesis in human bone marrow: Reference patterns for age-related changes and disease-induced shifts. Cytometry B Clin Cytom 60:1–13 (2004).
6. Schleuning M: Parvovirus-B19-Infektionen: Sind es nur harmlose Ringelröteln? Dt Ärztebl 93:A2781–84 (1996).
7. Dinaner MC: The phagocyte system and disorders of granulopoiesis and granulocyte function. In: Nathan D, Orkin S: Hematology of infancy and childhood. Saunders, Philadelphia 2003.
8. Pathology & Genetics: Tumours of haematopoietic and lymphoid tissue. IARC Press, Washington 2001.
9. Bennett JM, Catovsky D, Daniel MT, Flandrin G, Galton DAG, Gralnik HR, Sultan C: Proposals for the classification of the myelodysplastic syndromes. A report of the French-American-British cooperative group. British Journal of Haematology 51:189–99 (1982).
10. Greenberg P, Cox C, LeBeau MM, Fenaux P, Morel P, Sanz G, Sanz M, Vallespi T, Hamblin T, Oscier D, Ohyashiki K, Toyama K, Aul C, Mufti G, Bennett J: International scoring system for evaluating prognosis in myelodysplastic syndromes. Blood 89:2079–88 (1997).
11. Shaw GR: Ringed sideroblasts with thrombocytosis. An uncommon mixed myelodysplastic/myeloproliferative disease of older adults. Br J Haematol 131:180–184 (2005).
12. Remacha AF, Nomdedeu JF, Puget G, Estivill C, Sarda MP, Canals C, Aventin A: Occurrence of the JAK2 V617F mutation in the WHO provisional entity. Myelodysplastic/myeloproliferative disease, unclassifiable-refractory anemia with ringed sideroblasts associated with marked thrombocytosis. Haematologica 91:719–20 (2006).
13. Szpurka H, Tiu R, Murugesan G, Aboudola S, Hsi ED, Theil KS, Sekeres MA, Maciejewski JP: Refractory anemia with ringed sideroblasts associated with marked thrombocytosis (RARS-T). Another myeloproliferative condition characterized by JAK2 V617F mutation. Blood 108:2173–81 (2006).
14. Bennett JM, Catovsky D, Daniel MT, Flandrin G, Galton DAG, Gralnik HR, Sultan C: Proposed revised criteria for the classification of acute myeloid leukemia. A report of the French-American-British cooperative group. Ann Intern Med 103:626–629 (1985).
15. Bennett JM, Catovsky D, Daniel MT, Flandrin G, Galton DAG, Gralnik HR, Sultan C: Criteria for the diagnosis of acute leukemia of megakaryocyte lineage (M7). A report of the French-American-British cooperative group. Ann Intern Med 103:460–462 (1985).
16. Bennett JM, Catovsky D, Daniel MT, Flandrin G, Galton DAG, Gralnick HR, Sultan C: A variant form of hypergranular promyelocytic leukaemia (M3). A report of the French-American-British cooperative group. Br J Haematol 44:169–170 (1980).
17. Bennett JM, Catovsky D, Daniel MT, Flandrin G, Galton DA, Gralnick HR, Sultan C: Proposal for

the recognition of minimally differentiated acute myeloid leukaemia (AML-MO). Br J Haematol 78:325–329 (1991).
18. Bennett JM, Catovsky D, Daniel MT, Flandrin G, Galton DAG, Gralnick HR, Sultan C: The morphological classification of acute lymphoblastic leukemia. Concordance among observers and clinical correlations. A report of the French-American-British cooperative group. Br J Haematol 47:553–561 (1981).
19. Bene MC, Gastoldi G, Knapp W, Ludwig WD, Matutes E, Orfao A, van't Veer MB (European Group for the Immunological Characterization of Leukemia – EGIL): Proposals for the immunologic classification of acute leukemias. Leukemia 9:1783–86 (1995).
20. Hoelzer D: Multizentrische Therapieoptimierungsstudie der akuten lymphatischen Leukämie bei Erwachsenen und Adoleszenten ab 15 Jahren mit Rituximab zur Prognoseverbesserung bei CD20-positiver Standard-Risiko-ALL. Begleitstudie zu der GMALL-Studie 07/2003. 2004.
21. Brunning RD, Flandrin G, Borowitz M, Swerdlow SH, Matutes E, Bennett JM et al.: Precursor B lymphoblastic leukaemia / lymphoblastic lymphoma (Precursor B-cell acute lymphoblastic leukaemia). In: Jaffe E , Harris NL, Stein H, Vardiman JW: Pathology & Genetics. Tumours of haematopoietic and lymphoid tissue. IARC Press, Washington pp 111–114, 2001.
22. Moorman AV, Harrison CJ, Buck GA, Richards SM, Secker-Walker LM et al.: Karyotype is an independent prognostic factor in adult acute lymphoblastic leukemia (ALL). Analysis of cytogenetic data from patients treated on the Medical Research Council (MRC) UKALLXII / Eastern Cooperative Oncology Group (ECOG) 2993. Trial Blood 109:3189–3197 (2006).
23. Harris NL: Mature B-cell neoplasms – Introduction. In: Jaffe E, Harris NL, Stein H, Vardiman JW: Pathology & Genetics. Tumours of haematopoietic and lymphoid tissue. IARC Press, Washington pp 121–126, 2001.
24. Müller-Hermelink HK, Montserrat E, Catovsky D, Harris NL: Chronic lymphocytic leukemia / small cell lymphocytic lymphoma. In: Jaffe E, Harris NL, Stein H, Vardiman JW: Pathology & Genetics. Tumours of haematopoietic and lymphoid tissue. IARC Press, Washington pp 127–130 2001.
25. Ghia P, Prato G, Scielzo C, Stella S, Geuna M, Guida G, Caligaris-Cappio F: Monoclonal CD5+ and CD5- B-lymphocyte expansions are frequent in the peripheral blood of the elderly. Blood 103:2337–42 (2004).
26. Marti GE, Rawstron AC, Ghia P, Hillmen P, Houlston RS, Kay N, Schleinitz TA, Caporaso N: Diagnostic criteria for monoclonal B-cell lymphocytosis. Br J Haematol 130:325–332 (2005).
27. Binet JL, Lepoprier M, Dighiero G, Charron D, D'Athis P, Vaugier G, Beral HM, Natali JC, Raphael M, Nizet B, Follezou JY: A clinical staging system for chronic lymphocytic leukemia – prognostic significance. Cancer 40:855–864 (1977).
28. Rai KR, Sawitsky A, Cronkite EP, Chanana AD, Levy RN, Pasternack BS: Clinical staging of chronic lymphocytic leukemia. Blood 43:789–795 (1974).
29. Greipp PR, San Miguel J, Durie BG, Crowley JJ, Barlogie B, Blade J, Boccadoro M, Child JA, Avet-Loiseau H, Kyle RA, Lahuerta JJ, Ludwig H, Morgan G, Powles R, Shimizu K, Shustik C, Sonneveld P, Tosi P, Turesson I, Westin J: International staging system for multiple myeloma. J Clin Oncol 23:3412–20 (2005).
30. Durie BG, Salmon SE: A clinical staging system for multiple myeloma. Correlation of measured myeloma cell mass with presenting clinical features, response to treatment, and survival. Cancer 36:842–854 (1975).
31. Grogan TM, Müller-Hermelink HK, van Camp B, Harris NL, Kyle RA: Plasma cell neoplasms. In: Jaffe E, Harris NL, Stein H, Vardiman JW: Pathology & Genetics. Tumours of haematopoietic and lymphoid tissue. IARC Press, Washington pp 142–156, 2001.
32. Kyle RA, Therneau TM, Rajkumar SV, Offord JR, Larson DR, Plevak MF, Melton LJ: A long-term study of prognosis in monoclonal gammopathy of undetermined significance. New England Journal of Medicine 346:564–569 (2002).
33. Jaffe ES, Ralfkiaer E: Mature T-cell and NK-cell neoplasms – Introduction. In: Jaffe E, Harris NL, Stein H, Vardiman JW: Pathology & Genetics. Tumours of haematopoietic and lymphoid tissue.: IARC Press, Washington pp 191–194, 2001.

Sachwortverzeichnis